« Je réponds à 1 500 questions sur les hormones, le métabolisme et la nutrition»

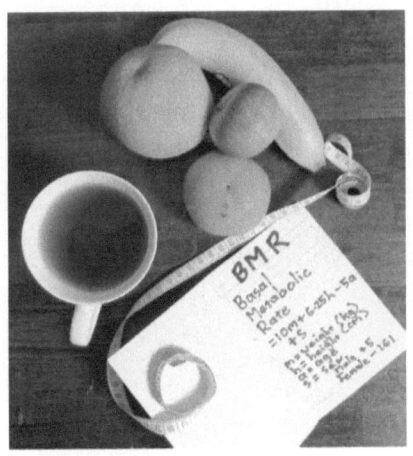

Dr. Mario Vega Carbó

Endocrinologue

Première édition, 2019

À ma tutrice, la docteure Silvia Marín, experte en nutrition
À mes parents, ma femme et mes enfants qui
m'empruntent à temps À mon cousin Miguel Carbó Riverón,
que Dieu le garde dans sa gloire Et toutes les personnes qu'il
a en bonne
santé votre atout le plus précieux

Table des matières

Introduction

La médecine et les termes spécifiques de la profession peuvent parfois être trop déroutants et difficiles à comprendre pour le grand public.

Les professionnels de la santé sont habitués aux détails techniques et oublient souvent, lors de leurs diagnostics et de leurs traitements, que les patients qu'ils ont devant eux ou leurs proches ne sont pas des collègues de travail qui traitent le même lexique.

À de nombreuses occasions, les personnes déjà dépassées par une maladie doivent comprendre clairement et de manière concise ce qui leur arrive, quelles sont les causes de leurs maux et comment elles devraient y faire face.

Pour les aider dans cette tâche, le Dr Mario Vega Carbó présente «Je réponds à 1 500 questions sur les hormones, le métabolisme et la nutrition» , un livre facile à lire et accessible à tous, dans le but de fournir des explications simples sur ces sujets.

A travers une série d'interviews, des expositions professionnelles dans un langage simple et didactique , l'origine des principales maladies du système endocrinien, les symptômes les plus communs, les risques et la meilleure façon de traiter les .

Le texte est divisé en douze parties, consacrées aux questions liées à la nutrition, à l'obésité, au diabète, à l'ostéoporose, à la petite taille des enfants, au développement sexuel précoce, aux troubles de la menstruation, à la stérilité, au dysfonctionnement de l'érectile, au gigantisme, aux taux anormaux de cholestérol et de triglycérides, au métabolisme de calcium, l'hyperthyroïdie, l'hypothyroïdie, l'hypertension artérielle et les tumeurs glandulaires .

En outre, il comporte des sections spéciales sur les troubles hormonaux les plus importants chez les enfants, les femmes enceintes et les personnes âgées, ainsi qu'un chapitre sur les régimes alimentaires et les conseils en alimentation pour prévenir et contrôler différentes maladies.

Nous vous invitons à lire ces pages et à entrer dans le monde du système endocrinien et de ses glandes, responsables de la production naturelle d'hormones qui régulent notre corps.

Le pourquoi de ce livre

L'importance de l'endocrinologie

Lorsqu'un patient reçoit un diagnostic concernant un problème hormonal, tel que le diabète ou un trouble de la thyroïde, il est courant que le médecin lui suggère de consulter un endocrinologue.

Face à ce scénario, de nombreuses personnes ont des doutes sur la nature de cette spécialité, sur sa fonction et sur la manière dont elle peut nous aider.

L'endocrinologie est une science relativement nouvelle qui a émergé au milieu du XXe siècle grâce aux progrès de la médecine liés au fonctionnement hormonal.

Son système cible est le système endocrinien, formé par les glandes responsables de la production naturelle d'hormones qui régulent notre corps et sont responsables de notre croissance et de notre développement, du métabolisme, de la reproduction, du sommeil, de la lactation et des aspects liés à notre santé. conduite, entre autres.

Pour en savoir plus sur cette spécialité, nous interrogeons Mario Vega Carbó, endocrinologue, avec plus de 20 ans d'expérience.

Docteur Mario,

1. Quelle est la fonction principale de l'endocrinologie?

Un endocrinologue est un médecin qui a étudié le système endocrinien et ses maladies et qui s'y spécialise. Sa fonction principale est de rétablir l'équilibre hormonal dans le corps lorsqu'il est affecté par diverses conditions ou maladies.

2. Quelles sont les principales glandes endocrines?

Les plus importants sont la thyroïde, la parathyroïde, le pancréas, les ovaires, les testicules, les surrénales et l'hypophyse ou l'hypophyse, qui produisent la plupart des hormones qui régulent notre corps. On les appelle glandes endocrines parce que la substance (hormone) qu'elles produisent passe dans le sang et y circule , atteignant les divers tissus dans lesquels l'hormone va agir pour réguler ses fonctions.

3. Quelles sont les maladies hormonales les plus courantes?

Parmi les plus fréquents on peut citer le diabète, l'ostéoporose, la petite taille chez les enfants, le développement sexuel précoce, la croissance anormale des seins, les troubles de la menstruation, l'infertilité, le dysfonctionnement érectile, l'obésité, la surcharge pondérale, le gigantisme, l'élévation du cholestérol et des triglycérides , hyperthyroïdie, hypertension artérielle, acné, excès de pilosité et cancer des glandes.

4. Qu'est-ce que le diabète sucré?

C'est l'une des maladies chroniques les plus courantes que traitent les endocrinologues. Cela est dû à un déficit de production d'insuline dans le pancréas, ce qui empêche un métabolisme correct du glucose, ce qui provoque son accumulation dans le sang.

On estime qu'environ 8% de la population adulte souffre de diabète et, si elle n'est pas traitée correctement, peut causer des problèmes cardiaques, rénaux, oculaires, des polyneuropathies (maladie du nerf périphérique) et des ulcères sévères du corps. les pieds

5. Quels sont les principaux symptômes du diabète sucré et comment est-il traité?

Les symptômes les plus courants sont une augmentation de la faim (polyphagie), de la soif (polydipsie) et du volume des urines (polyurie). En outre, il peut y avoir perte de poids, fatigue, maux de tête, nausées, vomissements, tachycardie, cicatrisation insuffisante, douleurs abdominales et vision floue.

En ce qui concerne le traitement, l'objectif est de rétablir un taux glycémique normal (taux de sucre dans le sang), pour lesquels il peut être nécessaire d'appliquer un substitut de l'insuline, des analogues de l'insuline ou des médicaments appelés antidiabétiques oraux.

D'autre part, comme un apport alimentaire excessif et un mode de vie sédentaire augmentent les risques de cette maladie, vous travaillez également sur un régime alimentaire particulier et sur l'adaptation d'un mode de vie plus sain.

6. Quels sont les troubles de la thyroïde?

La thyroïde est la glande responsable de la production d'hormones contrôlant le métabolisme, l'équilibre cardiovasculaire, la consommation d'énergie et la croissance corporelle.

Entre autres problèmes, la thyroïde peut produire plus ou moins d'hormones par rapport à celles dont le corps a besoin, en raison de l'apparition de nodules, d'un grossissement et d'une inflammation identiques (goitre) et même d'un cancer. Son contrôle et ses soins sont une autre des tâches principales des endocrinologues.

7. Quels autres types d'enquêtes courantes recevez-vous?

Un grand nombre des visites que nous recevons sont liées à des problèmes de poids, dus à l'excès et au manque, et liées à la sexualité. Les niveaux de cholestérol et de triglycérides dans le sang sont également connus sous le nom de dyslipidémie.

8. Enfin, pourquoi la consultation d'un endocrinologue est-elle importante?

Dans de nombreux cas, les traitements du diabète et de l'hypertension, par exemple, sont effectués en premier lieu par un médecin généraliste, sans consulter un endocrinologue, spécialiste des questions hormonales.

Cela peut avoir des conséquences à long terme et compliquer la santé du patient, générant toutes sortes de troubles et de dépenses. Par conséquent, l'intervention précoce d'un spécialiste est essentielle pour assurer des soins appropriés et prévenir ainsi les complications de ces maladies.

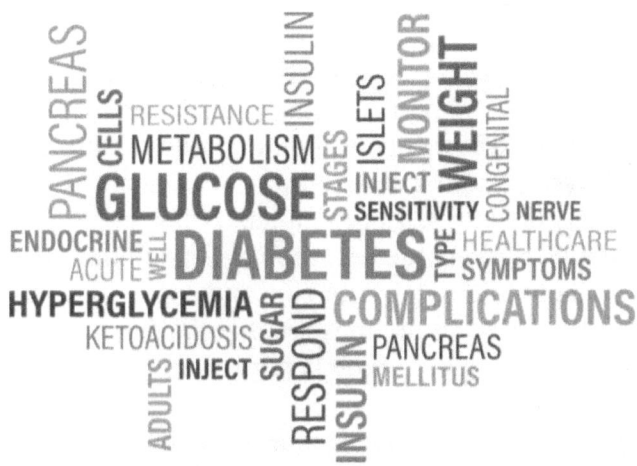

SECTION I. MÉTABOLISME

La première section de ce livre, intitulée Métabolisme , clarifie les questions les plus courantes dans trois domaines hautement interrogés et étudiés, non seulement parmi les professionnels de la santé, mais également parmi la population en général.

Tout d'abord, nous vous invitons à répondre à toutes vos questions sur la diététique . Cette science traite de l'étude de différents types d'aliments du point de vue de la physiologie et de la physiopathologie nutritionnelle. Dans cette première partie, vous connaîtrez les principaux types de régimes, leurs caractéristiques, avantages et inconvénients, pour qui et dans quelles situations ces régimes sont indiqués. En outre, vous trouverez les types de régimes recommandés en fonction des conditions ou des maladies de la personne.

La deuxième partie de cette section vous invite à connaître en profondeur la nutrition , un facteur déterminant dans l'émergence de nombreuses conditions bénéfiques et néfastes pour le corps. Nous aborderons les dyslipidémies, les troubles psychiatriques de l'alimentation, le syndrome métabolique et d'autres maladies pour lesquelles la nutrition est un facteur clé de son développement et de sa prévention.

Dans la troisième partie de cette section, nous discutons des conditions pathologiques qui affectent la santé et du fait que, bien que sa composante génétique soit présente, son développement est fortement influencé par le régime alimentaire et la nutrition. Nous parlons de diabète . Nous expliquerons les types les plus fréquents, leurs causes, critères de diagnostic, complications et mesures de traitement Alors profitez de cette première partie d'entrevues, Métabolisme .

Partie I. DIÉTÉTIQUE

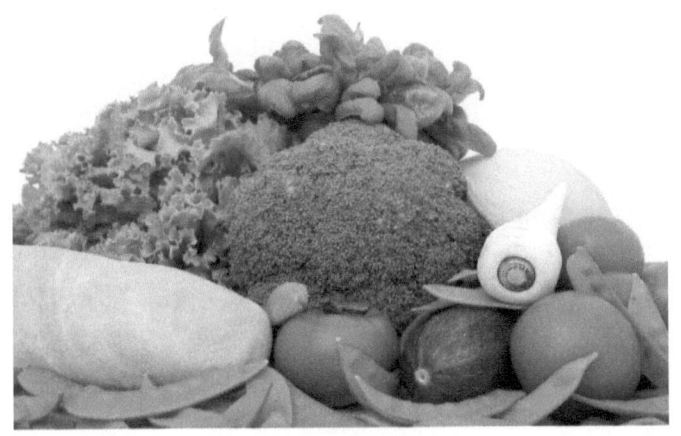

Chapitre 1. Alimentation saine

Clés d'une saine alimentation

Une alimentation saine et équilibrée permet au corps de recevoir les nutriments nécessaires à son fonctionnement et à sa croissance. Cela inclut les protéines, les glucides, les lipides, les vitamines, les minéraux et l'eau.Pour maintenir un poids santé, le régime alimentaire doit être adapté à chaque personne et à son contexte.

On estime qu'un adulte moyen devrait consommer environ 2 000 calories par jour, selon son mode de vie, son sexe, son âge et ses activités.En outre, des aspects particuliers de chaque personne doivent être pris en compte, par exemple s'il souffre d'hypertension, est cœliaque ou a un taux de cholestérol élevé, ou s'il est enceinte.

Manger sainement est plus simple qu'il n'y parait. Pour en savoir plus sur ce sujet, nous a interviewé le Dr Mario Vega Carbo, est pecialista en endocrinologie Cli Nica .

Docteur Mario,

1. Quelles sont les clés d'une alimentation saine?

Un facteur fondamental pour une bonne nutrition est la variété. Dans ce sens, il est important d'inclure les fruits et les légumes de toutes les couleurs dans le régime alimentaire; les grains entiers tels que l'avoine, le pain et le riz; lait écrémé et produits laitiers; fromage hypocalorique; poissons, crustacés, viandes maigres, volaille et œufs; et les noix, les haricots et les graines.
Au contraire, il est essentiel de limiter le sel, le sucre, l'alcool, les graisses saturées et trans, ainsi que les aliments transformés.

En outre, vous devez également boire beaucoup d'eau et rechercher des solutions de remplacement pouvant être achetées facilement dans les magasins et adaptées au goût et au budget de chaque personne.

2. Comment obtenez-vous un bon équilibre nutritionnel?

Pour cela, il est important d'ingérer l'énergie nécessaire, sans excès ni déficit. On estime qu'entre 55 et 60% du total devraient être fournis par les glucides, entre 25 et 30% par les graisses et entre 10 et 15% par les protéines.

À cela, il faut ajouter la consommation de vitamines, de minéraux, de fibres et d'eau.

De plus, il est important de distribuer de la nourriture tout au long de la journée, si possible en 5 repas: petit-déjeuner, milieu du matin, déjeuner, collation de l'après-midi et dîner.

3. Quelles recommandations peut-on donner pour préparer un petit-déjeuner sain?

Pour bien commencer la journée avec énergie, il est important de préparer un petit-déjeuner complet comprenant du lait écrémé, des fruits et des grains entiers, qui, en raison de leur plus grande contribution en fibres, contribue à contrôler l'appétit, le cholestérol sanguin et la digestion.

Si vous choisissez des pains et des biscuits, vous devriez choisir des versions allégées, à faible teneur en graisse.

Certaines options peuvent inclure du lait écrémé, du pain brun clair, du pain grillé tartiné de fromage écrémé et de la confiture diététique, du yogourt aux céréales et une salade ou des smoothies aux fruits.

4. Comment préparer des déjeuners et des dîners sains?

Lors de la préparation d'un plat équilibré et sain, il est important que la moitié soit composée de légumes; un quart pour la viande, le poulet, le poisson ou les œufs; et l'autre quart concerne les céréales, les pommes de terre, les patates douces et les légumineuses cuites.

Poitrine de poulet grillée, filet de poisson, churrasquito de porc grillé, crêpes, milanes au soja ou burger maison maigre ou aux lentilles.

Ils peuvent être accompagnés de salades de feuilles vertes ou de tomates, de roquette, de carottes et de concombres; citrouille cuite au four; ou des aubergines grillées.

Pour le dessert, vous pouvez consommer toutes sortes de fruits, tels que banane, pomme, kiwi, orange, mandarine ou poire ou gelée légère.

5. Que pouvez-vous manger pendant les collations?

Les collations sont essentielles pour régler l'anxiété pendant la journée et éviter de picorer entre les repas. Il est important qu'ils contiennent des propositions de sucre libre, faible en sucre, en gras saturés ou sans sucre .

Certaines options saines sont les fruits, le yogourt léger avec des céréales ou une portion de fruits secs, notamment les amandes, les noix, les noisettes, les pistaches, les châtaignes et les arachides.

6. Comment pouvez-vous éviter de manger du sucre?

Sur la base d'un régime de 2 000 calories par jour, il est conseillé de consommer moins de 50 grammes de sucre. Pour limiter sa consommation, il est important d'éviter les boissons gazeuses et les jus de fruits commerciaux, d'opter pour des aliments naturels plutôt que pour les aliments industriels, de réduire la consommation de sucreries et d'utiliser un édulcorant en infusion.

7. Pourquoi la consommation de sodium devrait-elle être limitée?

L'excès de sodium peut entraîner une rétention hydrique, une hypertension artérielle, une insuffisance cardiaque et une insuffisance rénale prolongée, il est donc recommandé de consommer moins de 2 grammes de sel par jour.

8. Est-ce que manger végétarien est sain?

Oui, c'est une option très saine et recommandée. On mentionne souvent qu'il peut avoir des carences nutritionnelles, mais si le plan alimentaire est exécuté correctement, il peut être très complet et nutritif, et fournir des niveaux plus élevés d'antioxydants, de fibres, de folate et de composés phytochimiques.

En outre, la nutrition végétarienne contribue à réduire les niveaux de graisses saturées et de cholestérol sanguin, ainsi que les risques de cardiopathie, d'obésité, d'hypertension, de mauvais cholestérol, de diabète et de certains types de cancer.

9. À qui sont destinés les compléments nutritionnels?

Ces suppléments sont utilisés pour compléter un régime alimentaire sain, mais pas pour le remplacer. Si une personne mange correctement et est en bonne santé, ils ne sont pas nécessaires.

Toutefois, dans certains cas, les suppléments peuvent être utiles pour fournir des nutriments plus spéciaux, par exemple aux personnes âgées, aux femmes enceintes ou aux personnes souffrant de troubles de l'alimentation.

Chapitre 2. Le régime méditerranéen

Le régime méditerranéen est un style de nourriture qui suit les coutumes culinaires des pays riverains de la mer Méditerranée, en particulier l'Espagne et l'Italie.

Il réduit généralement la consommation de viande et de glucides et augmente celui de légumes et de graisses monoinsaturées. Il se caractérise également par l'utilisation d'huile d'olive dans sa préparation et pour être accompagné d'un verre de vin rouge.

Sa mise en œuvre peut aider à générer des taux de glycémie stables, à réduire le cholestérol et les triglycérides et à réduire les risques de développer une maladie cardiaque et d'autres problèmes de santé.

Pour en savoir plus sur ce sujet, nous interrogeons Mario Vega Carbó, endocrinologue, avec plus de 20 ans d'expérience.

Docteur Mario,

1. Quelle est la base du régime méditerranéen?

Il se caractérise par des plats à base de légumes, avec seulement de petites quantités de bœuf et de poulet, et davantage de portions de grains entiers, de fruits et légumes frais, de noix et de légumineuses.

Les plats comprennent généralement de nombreux poissons, crustacés et autres aliments riches en fibres, préparés avec de l'huile d'olive et assaisonnés simplement, sans sauce ni jus de viande. Pour cela, des herbes et des épices sont utilisées à la place du sel.

Contrairement aux aliments traditionnels, les céréales et les légumes sont à la base des plats, tandis que les viandes sont les accompagnements.

Les pâtes, le riz, les noix et le pain sont également importants. Les grains de la région sont généralement des grains entiers et contiennent généralement très peu de gras trans.

2. Quels aliments NE SONT PAS habituellement utilisés dans ce régime?

Dans le régime méditerranéen, la viande rouge, les œufs, les bonbons et les gâteaux ne sont consommés qu'en très petites quantités ou ne font pas directement partie du plan alimentaire.

En outre, le beurre est remplacée par l' huile d' olive, grâce à l' acide oléique et ses matières grasses végétales réduit le risque de blocages dans les artères, et est riche en caroténoïdes et la vitamine E .

D'autre part, ce régime décourage la consommation de graisses saturées et d'huiles hydrogénées (graisses trans), qui contribuent aux maladies cardiaques.

3. Pourquoi ce régime est-il recommandé?

Ce type de régime offre généralement une alimentation variée, saine et équilibrée, avec une faible teneur en graisses saturées et en sucres et une abondance de vitamines et de fibres, ce qui en fait une option saine pour le cœur et les autres organes du corps. .

En outre, le régime méditerranéen a été associé à une incidence moindre de cancers et de maladies de Parkinson et d'Alzheimer .

Par contre, les poissons comme le maquereau, le touladi, le hareng, les sardines, le germon et le saumon sont des sources importantes d'acides gras oméga-3.

4. Quelles sont les lacunes du régime méditerranéen?

Dans de nombreux cas, les niveaux de fer et de calcium peuvent être réduits par la faible consommation de viande et de produits laitiers.

En outre, les graisses contenues dans l'huile d'olive et les noix peuvent contribuer à la prise de poids.

En ce qui concerne le vin, il est conseillé de le prendre uniquement pendant les repas et avec modération.

Chapitre 3. Régime végétarien

Le régime végétarien est un type d'aliment à base de légumes, de fruits, de grains entiers, de pois, de légumineuses, de graines et de noix.

Cela peut inclure des œufs et des produits laitiers ou non, selon le type de végétarisme. Au contraire, généralement, aucun type de viande, de volaille, de fruits de mer ou de poisson n'est consommé.

Ce type de régime est très sain et recommandé pour prévenir les maladies à tout âge.

Plusieurs fois, il est mentionné que le régime végétarien peut avoir des carences nutritionnelles, mais si le plan alimentaire est exécuté correctement, il peut être très complet et nutritif, et fournir des niveaux plus élevés d'antioxydants, de fibres, de folate et de composés phytochimiques.

Pour en savoir plus sur ce sujet, nous a interviewé le Dr Mario Vega Carbo, est pecialista en endocrinologie Cli Nica .

Docteur Mario,

1. Combien de types de régimes végétariens existe-t-il?

Il existe plusieurs types, mais nous pouvons les diviser en 6 groupes:

1) Végétariens ou végétariens totaux: ne consommez que des aliments à base de plantes, à l'exclusion des protéines animales et des produits dérivés, tels que les œufs, les produits laitiers et le miel.

2) Les lacto-ovo-végétariens: ils suivent un régime alimentaire à base de plantes et incluent des produits laitiers et des œufs.

3) Ovo-v Egetarians: évitez de manger de la viande rouge, du poulet, du poisson et des produits laitiers, mais mangent des œufs.

4) Les lacto-végétariens: ne consommez pas d'œufs mais de produits laitiers.

5) Pesco-végétariens: évitez de manger de la viande rouge et du poulet, mais consommez du poisson, des fruits de mer, des œufs et des produits laitiers.

6) Semi-végétariens: ils mangent des plantes, du poulet, du poisson, des produits laitiers et des œufs. Ils n'incluent pas la viande rouge.

2. Pourquoi les gens optent-ils pour un régime végétarien?

Les raisons pour lesquelles les gens optent pour ce type de régime sont variées. Parmi les plus courantes figurent le désir d'améliorer la santé et l'alimentation, le souci du bien-être des animaux, le désir d'éviter une consommation excessive de ressources environnementales et le respect de l'environnement.

3. Quels sont les principaux avantages de ce type de nourriture?

Le régime végétarien aide à réduire les niveaux de graisses saturées et de cholestérol sanguin, ainsi que les risques de maladie cardiaque, d'obésité, d'hypertension, de mauvais cholestérol, de diabète et de certains types de cancer. En outre, il augmente la consommation de fibres, de potassium et de vitamine C.

4. Est-il conseillé de nourrir les enfants avec un régime végétarien?

Oui, un régime végétarien personnalisé et bien planifié est sain à toutes les étapes de la vie: nourrissons, enfants, adolescents, femmes enceintes et adultes plus âgés. En outre, suivre un tel régime pendant l'enfance aide à établir des habitudes alimentaires saines qui se poursuivront tout au long de la vie.

5. Ce régime a-t-il des carences nutritionnelles?

Pas nécessairement. Si le plan d'alimentation est fait correctement, il peut être très complet et nutritif. Pour cela, il est important de consommer une grande variété d'aliments, notamment des protéines, du fer, du calcium, du zinc, de la vitamine B12 et des acides gras oméga-3.

6. Comment les végétariens peuvent-ils obtenir ces nutriments?

Les protéines peuvent être obtenues à partir d'aliments à base de soja, de légumineuses, de haricots, de lentilles, de noix, de noix, de graines et de grains entiers. S'ils consomment des produits laitiers, du poisson et des œufs, ils peuvent également les obtenir à partir de là.

Le fer peut être consommé à partir de haricots secs et de pois, de lentilles, de légumineuses, de brocolis, d'épinards, de choux, de prunes, de raisins secs, de noix, de grains entiers et de pains et céréales enrichis. À son tour, la consommation d'aliments riches en vitamine C, tels que les tomates, le chou, le brocoli, les pommes de terre, les agrumes, les poivrons et les fraises, augmente l'absorption de fer.

Quant au calcium, dans le cas des pesco-végétariens, il peut être obtenu à partir de sardines et de saumon en conserve, ou de produits laitiers comme le lait, le yogourt et le fromage, destinés aux lacto-végétariens. En outre, il est également présent dans les légumes vert foncé, tels que le navet, le chou et le brocoli; oranges, figues, tofu, amandes, noix du Brésil, graines de tournesol, haricots blancs et aliments enrichis comme les céréales, le jus d'orange et le riz.

La vitamine B12 est quant à elle présente dans les œufs, les produits laitiers, les crustacés, le saumon et le thon. Les végétaliens peuvent le consommer à partir de levure alimentaire et d'aliments enrichis, tels que les produits à base de céréales et de soja.

La vitamine D peut être obtenue par l'exposition au soleil, le jaune d'œuf, certains poissons, certaines céréales et margarines, ainsi que par les aliments enrichis, tandis que le zinc est présent dans les haricots, les légumineuses, les pois chiches, le germe de blé et des produits dérivés. soja, noix et graines telles que les amandes et les cacahuètes, fruits de mer, yaourt et fromage.

Enfin, les acides gras oméga-3 peuvent être consommés dans les poissons riches en graisses, noix et graines, haricots, graines de lin moulues, huiles de soja et aliments enrichis.

7. Quelles autres recommandations faut-il prendre en compte dans ce type d'alimentation?

Avant de commencer un régime végétarien, une transition progressive est recommandée, dans laquelle la consommation de viande est réduite et celle de fruits et légumes est augmentée.

Lors de la préparation des plats, la variété est importante, en plaçant des légumes de différentes couleurs et toujours une source de protéines. Choisissez également des aliments enrichis pour obtenir une grande variété de nutriments.

Au contraire, il est conseillé d'éviter les aliments riches en matières grasses, en sucre et en sodium, les aliments frits, les boissons gazeuses sucrées, les noix grillées et additionnés de sel, de beurre, de margarine et d'huiles végétales raffinées.

Si nécessaire, des compléments nutritionnels doivent être ajoutés au régime alimentaire, en particulier chez les végétaliens.

Chapitre 4. Régime végétalien

Le régime végétalien est un type de régime à base de légumes, de fruits, de grains entiers, de pois, de légumineuses, de graines et de noix.

Il n'inclut pas les protéines de viande ou d'origine animale, ni les produits dérivés tels que les œufs, les produits laitiers, la gélatine ou le miel.

Bien qu'il s'agisse d'une option d'alimentation saine, il est important de porter une attention particulière à la planification de l'alimentation pour vous assurer d'obtenir tous les nutriments nécessaires. Dans certains cas, les végétaliens peuvent avoir besoin de prendre des suppléments de vitamine B12, de fer, d'iode et d'acides gras oméga-3.

Pour en savoir plus sur ce sujet, nous interrogeons le docteur Mario Vega Carbó, médecin cubain spécialiste en endocrinologie .

Docteur Mario,

1. Quels sont les avantages et les inconvénients d'un régime végétalien?

Ce type de régime aide à réduire les niveaux de cholestérol total et LDL, à perdre du poids, à réduire la consommation de sucre, à augmenter l'action antioxydante, à améliorer l'arthrose et l'arthrite et à réduire les risques de maladie cardiaque, d'hypertension, de diabète et de certains types de cancer

Au contraire, si le régime alimentaire est très strict ou mal planifié, il peut être plus difficile d'obtenir certains nutriments essentiels pour le corps.

2. Quels aliments devraient être inclus dans un régime végétalien?

Pour être suffisant du point de vue nutritionnel, le régime alimentaire doit comprendre une grande variété d'aliments. Parmi eux des fruits; les légumes; les tubercules tels que les pommes de terre et les patates douces; les noix telles que les amandes, les noisettes, les noix, les pignons de pin et les pistaches; des céréales telles que le quinoa, le millet, le sarrasin, le riz, l'amarante, l'avoine, la polenta, les pâtes et le couscous; graines de lin, de sésame, de chanvre et de tournesol moulues; les légumineuses telles que les lentilles, les pois chiches, les pois et les haricots; et protéines végétales transformées, telles que le tofu, le seitan et le tempeh

3. Quel serait un exemple simple d'un régime végétalien?

Au petit-déjeuner, les végétaliens peuvent manger une pomme ou une banane; un smoothie kiwi, orange et ananas ou pomme, carotte et pamplemousse; une poignée de noix; ou un toast à la tomate, du tofu naturel et de l'origan.

Au milieu de la matinée, vous pouvez consommer un verre de lait végétal avec des céréales de muesli, un pain grillé intégral avec de la salade et des biscuits végétaliens, une mangue ou un verre de lait végétal avec des flocons de maïs.

Parmi les options de déjeuner, vous pouvez choisir entre une assiette de lentilles avec du riz et de la citrouille; hamburgers de légumes avec salade; pois sautés à l'oignon et au poivre; boulettes de flocons d'avoine à la tomate et au thym naturel;

salade de haricots blancs avec oignons, poivrons et carottes; houmous avec des tranches de concombre; riz basmati bouilli avec tomates frites ou soja texturé au curry.

En ce qui concerne la collation, vous pouvez opter pour une banane, une mandarine, une portion de melon d'eau, une pomme, une poire, deux pêches, des graines de tournesol, des amandes, des noisettes, des noix, des arachides naturelles ou un pain de muesli.

Enfin, pour le dîner, consommez du céleri et des carottes râpées avec du fromage végétalien, une omelette aux oignons et aux courgettes, une crème végétalienne au chocolat, une salade de pois chiches, du riz et du tofu accompagnés de légumes, des légumes sautés au seitan, des spaghettis au sanfaina et des filaments de soja texturés des haricots en conserve, de la salade caprese ou de la pizza végétalienne.

Les options sont variées et dépendent du goût et de l'imagination particuliers conférés à chaque personne.

4. Quels aspects nécessitent une attention particulière dans un régime végétalien?

Si vous choisissez d'éviter tous les aliments d'origine animale, il est important de consommer suffisamment de protéines, de fer, de calcium, de zinc, de vitamines B12 et D, d'iode et d'acides gras oméga-3.

Si vous suivez un régime alimentaire très strict, vous devez être très attentif aux signes de problèmes de nutrition, tels que changements de poids, de la peau ou des cheveux.

Il est également recommandé de procéder à des contrôles médicaux au moins une fois par an pour s'assurer de l'absence de tout déficit nutritionnel.

5. Comment les végétaliens peuvent-ils obtenir de la vitamine B12 et des acides gras oméga-3?

La vitamine B12, nécessaire à la production de globules rouges et à la prévention de l'anémie, se trouve presque exclusivement dans les produits d'origine animale. Il en va de même pour les acides gras oméga-3, qui améliorent la santé cardiaque et le fonctionnement du cerveau.

Il est donc important que les végétaliens consomment des céréales et des produits à base de soja enrichis avec ces produits, ou qu'ils envisagent de prendre des suppléments nutritionnels. Les graines de lin fraîchement moulues, la farine et l'huile de lin sont également des sources d'oméga-3.

6. Que devriez-vous garder à l'esprit en ce qui concerne la consommation de fer?

Le fer est très important pour l'énergie et le bon fonctionnement des globules rouges. L'absorption de ce minéral est plus difficile à partir de sources végétales, il est donc nécessaire de manger une plus grande quantité et de l'accompagner d'aliments riches en vitamine C, qui favorisent sa digestion.

Les végétaliens peuvent le consommer à partir de haricots et pois secs, lentilles, légumineuses, brocolis, épinards, choux, prunes, raisins secs, noix, grains entiers et céréales enrichies.

Chapitre 5. Régime hypercalorique

Le régime hypercalorique est un plan nutritionnel visant à ingérer plus de calories que l'activité physique brûlée, dans le but de prendre du poids.

Tout comme l'obésité est très dangereuse pour la santé, l'extrême maigreur l'est aussi.

Prendre du poids lorsque vous avez un métabolisme très actif, une activité physique intense, un problème de santé, la malnutrition, le stress ou un autre type de désordre peuvent être très complexes. Par conséquent, le régime hypercalorique doit être équilibré et personnalisé, en cherchant non seulement à augmenter le nombre de calories, mais également la qualité et la quantité de ce qui est mangé.

Pour en savoir plus sur ce sujet, nous avons interrogé le médecin cubain Mario Vega Carbó, spécialiste en endocrinologie clinique .

Docteur Mario,

1. Comment traite-t-on l'extrême minceur?

Si la maigreur est causée par une maladie, il convient de la traiter. Si le patient est en bonne santé et ne présente pas de pathologies associées, un régime hypercalorique peut être prescrit et chercher à réduire la dépense énergétique.

Pour cela, il est recommandé de consommer des pâtes, des noix, du miel, du riz brun, des huiles, des viandes, du poisson, des œufs, des produits laitiers, des fruits et des légumes, dans les proportions suggérées par un nutritionniste.

2. Combien de calories faut-il consommer dans un régime hypercalorique?

Étant donné que chaque personne a besoin de quantités différentes de calories en fonction de son âge, de sa structure physique, de son sexe et de son niveau d'activité, il n'existe pas de modèle standard à suivre, mais chacune doit définir son objectif de manière particulière.

Cette valeur doit être définie après une étude nutritionnelle approfondie et la prise de poids doit être lente et progressive.

3. Que faut-il prendre en compte lors de la planification d'un régime hypercalorique?

Un régime alimentaire qui cherche à prendre du poids devrait avoir un apport calorique supérieur de 20 à 50% à la normale, en augmentant progressivement.

Pour cela, il cherchera à augmenter la consommation de glucides et de protéines et, dans une moindre mesure, de matières grasses, car elles provoquent un sentiment de satiété accru. La même chose est des aliments riches en fibres.

Cependant, toute planification doit toujours être faite en recherchant une alimentation saine, car la malbouffe, les bonbons et autres produits contenant des graisses nocives ou des sucres raffinés peuvent augmenter les risques de maladies telles que l'artériosclérose, le diabète, l'hypertension, l'hypercholestérolémie. et hypertriglycéridémie, entre autres.

4. Quels aliments est-il recommandé d'inclure dans un régime hypercalorique?

Parmi les aliments caloriques sains et nutritifs, on peut citer l'avocat, le fromage de chèvre, le soja, les olives noires, le saumon, les noix, le chocolat noir, la noix de coco fraîche, la banane, les noisettes, les raisins secs, Graines de citrouille, orge, pois chiches, huile d'olive ou de tournesol, œufs, miel, mayonnaise et beurre.

Les viandes qu'il est recommandé de consommer sont blanches, tandis que les fruits et légumes doivent être cuits et non crus.

En ce qui concerne les produits laitiers, il est conseillé d'inclure les nombres entiers. Le yaourt peut être accompagné de noix, de graines, de levure de bière, de poudre de cacao, de confiture ou de miel, tandis que le lait en poudre peut être utilisé pour enrichir la purée.

D'autre part, les pâtes, le riz, les céréales et les pommes de terre peuvent être consommés quotidiennement.

5. Quels aliments faut-il éviter dans un régime hypercalorique?

Bien qu'ils puissent contenir beaucoup de calories, certains aliments ne sont pas sains. Il est donc préférable de les éviter. Parmi eux, on peut citer les boissons gazeuses et les boissons sucrées, l'alcool, les pâtisseries industrielles, les snacks frits, les saucisses, les biscuits, les pizzas précuites et les sauces ultra-transformées.

D'autre part, la température des aliments que vous mangez ne devrait pas être très élevée, car plus ils sont chauds, plus ils satisfont.

De même, avant le plat principal, il n'est pas recommandé de manger des salades ou des soupes, car elles diminuent l'appétit et vous font manger moins.

Il est également important de ne pas sauter de repas et d'ajouter une ou deux collations entre eux. Il est préférable de répartir la consommation en 5 ou 6 coups tout au long de la journée, plutôt que d'en faire 2 ou 3 très copieux.

6. Quels autres aspects faut-il prendre en compte pour accompagner ce régime?

Parallèlement au régime alimentaire, il est important de contrôler le stress, qui est souvent le principal facteur de perte de poids. Pour cela, vous pouvez pratiquer des techniques de relaxation ou de yoga.

En ce qui concerne l'exercice physique, il est bénéfique pour la santé et contribue à aiguiser l'appétit et à développer la masse musculaire. Cependant, dans les cas d'extrême minceur, il est recommandé de suivre des programmes d'entraînement modérés, tels que la musculation douce, en évitant les exercices d'aérobic qui activent le métabolisme et brûlent les graisses.

En revanche, les suppléments de vitamines ne sont pas recommandés, car dans les cas de maigreur constitutionnelle, il n'ya généralement pas de carences nutritionnelles ni de malnutrition.

Enfin, si nécessaire, des médicaments peuvent être administrés pour stimuler l'appétit.

Chapitre 6. Régime hypocalorique

Le régime hypocalorique est un plan nutritionnel visant à consommer moins de calories que l'activité physique quotidienne, dans le but de perdre du poids.

Pour cela, la première chose à faire est de définir un niveau de référence de calories basé sur le métabolisme de base et le degré d'usure physique de la personne.

Un système de menus est ensuite organisé, situé en dessous de ce nombre, de sorte que le corps est obligé de consommer des calories provenant du tissu adipeux, réduisant ainsi son volume.

Pour en savoir plus sur ce sujet, nous interrogeons Mario Vega Carbó, endocrinologue, avec plus de 20 ans d'expérience professionnelle .

Docteur Mario,

1. Combien de calories faut-il consommer dans un régime hypocalorique?

L'objectif principal de ce régime est de consommer moins de calories que ce qui est utilisé pendant la journée. Parce que chaque personne a besoin de quantités différentes en fonction de son âge, de sa structure physique, de son sexe et de son niveau d'activité, il n'existe pas de modèle standard à suivre, mais chacune doit définir son objectif calorique d'une manière particulière.

Pour cela, il est conseillé de consulter un nutritionniste spécialisé pour étudier chaque cas, définir un régime alimentaire personnalisé et définir les objectifs à suivre.

2. Quels types d'aliments sont généralement inclus dans ces types de régimes?

La plupart incluent une grande variété de fruits et de légumes, car ils ont un pouvoir nutritionnel élevé et une faible densité calorique.

Les aliments hypocaloriques comprennent les carottes, les fraises, les asperges, le céleri, les brocolis, les courgettes, les pastèques, les melons d'eau, les champignons, le chou-fleur, le concombre, les aubergines, les tomates et les épinards. cerises, cresson, myrtilles, courge, poitrine de dinde, poire, laitue, kiwi, artichauts, orange, pamplemousse, fromage frais, olives, yaourt naturel, pomme, Prune, ananas, roquette, pêche, saumon et thon.

3. Quels aliments essayez-vous d'éviter?

Parmi les aliments qui sont généralement évités dans ce régime figurent les pommes de terre frites, les viandes rouges, les pâtes, la pizza, la margarine, les huiles végétales raffinées, les fast foods, les produits ultra-transformés, les aliments frits, les boissons gazeuses, Boissons gazeuses et alcool.

4. Que faut-il prendre en compte lors de la planification d'un régime hypocalorique?

Il est important que le plan soit équilibré et englobe tous les groupes d'aliments. Pour ce faire, vous devez disposer d'une bonne quantité de protéines, de lipides, afin de couvrir l'apport de vitamines liposolubles et d'acides gras essentiels, de fibres et de microcomposants.

De cette manière, il est recherché que la faible teneur en calories ne limite pas certains éléments nutritifs du régime alimentaire.

5. Quelles sont les limites de ce type de nourriture?

Le problème avec ce régime est qu'au fil du temps le métabolisme s'adapte à la diminution calorique. Pour une question de survie, le corps à recevoir moins de calories consomme aussi moins.

Le corps réduit également la dépense énergétique. L'activité physique a donc tendance à diminuer car nous sommes plus fatigués et plus paresseux. Pour cette raison, la perte de poids diminue, car la consommation de calories contenues dans nos réserves diminue progressivement.

Dans de nombreux cas, lorsque le régime est abandonné, en consommant plus de calories, le corps, qui s'est déjà habitué à travailler avec moins, stocke les excès de graisse, ce qui lui permet de reprendre du poids.

6. Pour qui le régime hypocalorique n'est-il pas recommandé?

Ce régime n'est pas recommandé aux personnes souffrant de maladie cardiaque, d'accident vasculaire cérébral récent, de maladie psychiatrique ou ayant des antécédents de troubles de l'alimentation tels que boulimie ou anorexie, d'infections, de traitements entraînant une perte de protéines, de diabète à tendance cétose et chez les femmes enceintes ou qui allaitent.

7. Pourquoi les régimes hypocaloriques «miracles» devenus à la mode ne sont-ils pas recommandés?

Ces régimes magiques sont très dangereux, car ils n'ont généralement pas d'approbation médicale ou scientifique et ne contiennent généralement pas tous les nutriments essentiels.

En outre, ils sont la cause de l'échec des patients dans leur tentative de perdre du poids, de se décourager et de retomber dans des pratiques préjudiciables à leur santé.

Chapitre 7. Régime cétogène

Le régime cétogène ou céto est un type de nutrition pauvre en glucides et très riche en matières grasses, ce qui entraîne une modification de la source d'énergie et de l'état métabolique.

Le glucose est le principal carburant des muscles, du cerveau et d'autres tissus du corps. Lorsqu'il y a pénurie de sucre dans le sang, le corps crée de petites molécules appelées cétones, à utiliser comme énergie. Ces produits chimiques sont produits dans le foie et brûlent les graisses.

Lorsque trop peu de glucides et des quantités modérées de protéines sont consommés, les niveaux d'insuline sont réduits et le corps commence à fonctionner presque exclusivement avec le carburant fourni par les cétones. Cela vous fait brûler beaucoup de graisse, ce qui vous aide à perdre du poids et offre d'autres avantages potentiels pour la santé.

Pour en savoir plus sur ce sujet, nous interrogeons Mario Vega Carbó, spécialiste en endocrinologie , qui travaille comme endocrinologue au bureau Vega & Vado.

Docteur Mario ,

1. ¿ C OW comprend un régime cétogène?

Il est composé de 65 à 75% de matières grasses, entre 15 et 25% de protéines et entre 5 et 10% de glucides.

Dans ce cas, en limitant la quantité de glucides et de protéines métabolisées, l'énergie est obtenue à partir des graisses consommées et stockées dans le corps.

2. Quels aliments devraient être consommés avec ce régime?

Les aliments autorisés sont ceux qui contiennent de la graisse et des protéines. Parmi eux, on peut citer les légumes avec peu de glucides, tels que les épinards, le concombre, le chou-fleur, le brocoli, les asperges, le chou, les tomates et les oignons; poissons riches en matières grasses, tels que le saumon, la sardine, le maquereau, la truite, le thon, la colombe et l'espadon; les viandes et les saucisses, telles que le poulet, la dinde et les viandes grasses; les oeufs; la mayonnaise; les produits laitiers gras, tels que la crème de lait, le beurre, le fromage de chèvre, le cheddar, la mozzarella ou le yogourt sans sucre; les noix et les graines, telles que les noix, les amandes, les graines de citrouille et de chia; et les huiles d'olive, de noix de coco ou d'avocat.

En ce qui concerne la boisson, l'idéal est l'eau, mais vous pouvez également boire du café, du thé et du maté, de préférence sans édulcorant.

3. Quels aliments ne devraient pas être consommés dans le régime cétogène?

Pour obtenir la cétose, le plus important est d'éviter de manger des glucides. Idéalement, maintenez votre consommation en dessous de 40 grammes par jour.

Parmi les aliments qu'il convient de limiter, il y a les fruits, notamment les figues, les raisins, les mangues, les cerises, les bananes, les mandarines, les oranges et les pommes; les légumes et tubercules avec de l' amidon ; pain, pâtes alimentaires, farine, pizza et riz; les céréales ; les légumes; bonbons et gâteaux; produits laitiers faibles en gras; boissons gazeuses sucrées, jus de fruits et alcool; aliments transformés et aliments préparés.

4. Quels sont les avantages de ce type de nourriture?

Parmi ses avantages, il convient de noter qu'il vous permet de perdre du poids plus rapidement que les régimes basés sur la consommation de peu de matières grasses et de nombreuses protéines. De plus , la circulation des corps cétoniques dans le corps génère une plus grande absence de faim, ce qui contribue à réduire les apports.

D'autre part, pour les diabétiques, il réduit le taux de sucre dans le sang, améliore la sensibilité à l'insuline et diminue la graisse corporelle et l'obésité.

Pendant ce temps, dans certains cas d'épilepsie infantile, ce régime réduit également la fréquence des crises d'épilepsie, tandis que la réduction de la consommation de sucre peut aider à réduire le risque de cancer.

5. Quels inconvénients ce régime peut-il apporter?

Parmi ses principaux inconvénients figurent la faible contribution des vitamines, des minéraux et des fibres, en limitant la consommation de fruits et de légumes.

Parmi les autres symptômes, cela peut entraîner constipation, indigestion, fatigue, difficultés de concentration, maux de tête et insomnie.

En outre, il est également courant de souffrir de mauvaise haleine en raison de la forte production de corps cétoniques.

D'autre part, cette forme de nutrition n'est pas recommandée aux personnes souffrant de problèmes hépatiques ou cardiaques, car elle peut entraîner le développement d'arythmies.

Enfin, en limitant une grande quantité de nourriture, elle n'est généralement pas durable à long terme.

Chapitre 8. Régime DASH pour abaisser la tension artérielle

Le régime DASH, « Approches diététiques pour arrêter l'hypertension», est un type de régime visant à réduire la pression artérielle.

C'est une option à faible teneur en sodium qui comprend de nombreux fruits, légumes, céréales complètes, protéines laitières et maigres.

Sa mise en œuvre peut réduire les risques de crise cardiaque, d'accident vasculaire cérébral, d'ostéoporose et de calculs rénaux, et permet de contrôler le diabète et d'améliorer le taux de cholestérol. En outre, il sert également à perdre du poids.

Pour en savoir plus sur ce sujet, nous interrogeons Mario Vega Carbó, spécialiste en endocrinologie, qui travaille comme endocrinologue au bureau Vega & Vado.

Docteur Mario,

1. Qu'est-ce que l'hypertension artérielle et quelles en sont les conséquences possibles?

La pression artérielle est la force exercée par le sang qui circule contre les parois des artères. L'augmentation de l'hypertension artérielle survient, un trouble dont souffre un tiers de la population adulte.

Si elle n'est pas traitée, elle peut entraîner de graves complications, telles qu'une crise cardiaque, un accident vasculaire cérébral, des lésions rénales et visuelles.

2. Comment fonctionne le régime DASH et quels types d'aliments cela inclut-il?

Ce régime réduit l'hypertension en réduisant la quantité de sodium consommée par jour et en ajoutant une variété d'aliments riches en potassium, en calcium, en magnésium et en fibres.

Leurs plats comprennent de nombreux légumes, fruits, produits laitiers faibles en gras, céréales complètes, légumineuses, graines, noix, huiles végétales, poisson, volaille et viandes maigres. Le potassium, présent dans les pommes de terre, les épinards et les bananes, aide à contrôler la pression artérielle.

3. Quels aliments sont évités dans le régime DASH?

Dans ce régime, le sel, les graisses saturées et les graisses totales sont évités , ce qui réduit la consommation de viande rouge, de produits laitiers entiers, d'aliments frits, de sucreries et de boissons sucrées et alcoolisées.

4. Quel est l'apport en sodium recommandé?

Il est généralement recommandé de réduire votre consommation à 2 300 milligrammes par jour. Si le patient souffre déjà d'hypertension, de diabète ou de maladie rénale ou s'il a plus de 50 ans, l'idéal est de consommer moins de 1 500 milligrammes par jour.

5. Comment pouvez-vous réduire votre consommation de sel?

Pour réduire sa consommation, il est recommandé d'assaisonner les aliments avec des herbes et des épices, du citron, du citron orange, de l'orange ou du vinaigre.

Évitez également les aliments en conserve ou rincez-les à l'eau et vérifiez les étiquettes des produits achetés pour connaître leur teneur en sodium.

Il est également recommandé de réduire les aliments et les condiments riches en sel, tels que les cornichons, les olives, les saucisses, la moutarde et les sauces tomate et soja; et ne l'ajoutez pas lors de la cuisson du riz, des pâtes ou des céréales chaudes.

6. Combien de portions de chaque aliment devraient être consommées par jour avec ce régime?

On estime que 6 à 8 portions de céréales (pain, céréales, riz, pâtes), 4 à 5 portions de légumes (tomates, carottes, brocolis, patates douces, légumes), 4 à 5 portions de fruits (banane, orange, pomme, poire, kiwi, melon d'eau, mandarine, fraise), 2 à 3 portions de produits laitiers (lait, yaourt, fromage), moins de 6 portions de viandes maigres, volaille et poisson, et 2 à 2 3 portions de graisses et d'huiles.

De plus, 4 à 5 portions de noix, graines et légumineuses (amandes, graines de tournesol, haricots, pois, lentilles) et moins de 5 portions de friandises (gelée, confiture, sorbet, limonade, glaces) peuvent être consommées par semaine. fruits, bonbons, biscuits sucrés faibles en gras).

7. Quel conseil peut-on donner à quelqu'un qui souhaite mettre en œuvre le régime DASH?

La première chose que l'on puisse dire, c'est que vous n'essayez pas de changer votre alimentation du jour au lendemain, mais le faites progressivement.

Ensuite, vous devriez commencer à penser à la viande en tant que partie du repas et non en tant que plat principal. Au contraire, vous devriez cesser de voir les légumes comme un plat d'accompagnement et comprendre que bien accompagné peut être la base de la nourriture.

Pendant ce temps, pour commencer à manger plus de fruits, vous pouvez les ajouter aux céréales du petit-déjeuner ou aux flocons d'avoine ou les choisir en guise de dessert pour le déjeuner ou le dîner, ou comme collation.

8. Le régime DASH offre-t-il tous les nutriments nécessaires?

Oui, quand il est bien planifié et personnalisé, il constitue un régime alimentaire sain pour les adultes et les enfants. Étant faible en gras saturés et riche en fibres, il est fortement recommandé à tous de manger en apportant tous les nutriments nécessaires.

9. Quels autres aspects sont importants pour accompagner ce régime?

En plus de prendre soin de la nourriture, pour un meilleur contrôle de la tension artérielle, il est également recommandé de faire de l'exercice régulièrement, de maintenir un poids corporel adéquat, de boire beaucoup d'eau, de ne pas fumer et de contrôler le stress.

Par contre, si la personne prend des médicaments pour traiter l'hypertension, elle devrait continuer à les prendre dès qu'elle suit le régime DASH.

Chapitre 9. Comptage des glucides pour contrôler le diabète

Le comptage des glucides est une technique de planification des repas visant à contrôler le niveau de glucose dans le sang.

Il est spécialement conçu pour les personnes atteintes de diabète et implique de garder une trace des aliments consommés chaque jour.

Les glucides sont l'un des principaux nutriments présents dans les aliments et comprennent les sucres, les amidons et les fibres.

Certains sont en bonne santé, comme ceux qui proviennent de fruits, de légumes et de grains entiers, et d'autres moins, comme ceux que l'on trouve dans les aliments et les boissons avec sucres ajoutés.

Pour en savoir plus sur ce sujet, nous interrogeons le Dr Mario Vega Carbó, spécialiste en endocrinologie, avec plus de 20 ans d'expérience.

Docteur Mario,

1. Comment fonctionne le comptage des glucides et à quoi sert-il?

Les aliments contenant des glucides peuvent augmenter la glycémie, car l'organisme les convertit rapidement en sucre.

En comptant la quantité consommée par jour, il est possible de définir une limite maximale permettant de contrôler les niveaux de cette substance dans le corps.

De nombreux aliments contenant des glucides sont nutritifs et jouent un rôle fondamental dans une alimentation saine. Le but n'est pas de les éliminer de la nourriture, mais de chercher à manger la bonne quantité.

2. Comment ce compte est-il effectué?

Les glucides sont comptés par grammes. Pour effectuer cette mesure, il est nécessaire de connaître les aliments qui les contiennent et de calculer le nombre de grammes consommés dans chaque portion afin d'obtenir une quantité quotidienne totale.

Votre médecin peut vous apprendre à déterminer les valeurs ou vous pouvez suggérer un régime alimentaire spécial en fonction du taux de glucose que vous souhaitez atteindre.

3. Quels aliments contiennent des glucides?

Les glucides sont présents dans une grande quantité de nourriture. Parmi eux, on peut citer les céréales, telles que le pain, les nouilles, les pâtes, les craquelins, les céréales et le riz; les fruits, tels que les pommes, les bananes, les mangues, les melons et les oranges; les produits laitiers, tels que le lait et le yogourt; les légumineuses, telles que les haricots, les lentilles et les pois; des bonbons, tels que des gâteaux, des biscuits, des bonbons et autres desserts; jus de fruits, sodas et boissons pour sportifs; et les légumes, tels que les pommes de terre, le maïs et les pois.

4. Quels aliments n'en contiennent pas?

La viande rouge, le poisson, la volaille, la plupart des fromages, les œufs, les noix et les huiles ne contiennent pas de glucides.

5. Combien de glucides devraient être consommés par jour?

La quantité idéale dépend de chaque personne, en tenant compte de son mode de vie, de son sexe, de son âge, des activités qu'elle exerce et du fait qu'elle souffre ou non de certaines maladies.

En moyenne, on peut estimer que la consommation de glucides de la plupart des gens devrait représenter entre 45 et 60% du total des calories consommées par jour.

Un gramme de glucides fournit environ 4 calories. Pour une alimentation de 1 600 calories par jour, on pourrait suggérer, par exemple, environ 200 grammes de glucides, ce qui représenterait 50% des calories totales.

Pour la plupart des adultes atteints de diabète, une alimentation d'environ 135 grammes par jour est recommandée, mais chaque personne doit avoir son propre objectif en glucides.

6. Comment pouvez-vous calculer la quantité de glucides?

Pour ce faire, vous devrez examiner les étiquettes des informations nutritionnelles des aliments normalement consommés, afin de connaître la quantité de glucides par portion.

Il est également possible d'obtenir ces informations dans des livres ou sur des sites Web, en consultant un nutritionniste ou en utilisant des balances ou des tasses à mesurer.

Par exemple, et pour avoir comme base, il y a environ 15 grammes de glucides dans un petit fruit, une demi-tasse de fruits en conserve, une tranche de pain, une demi-tasse de flocons d'avoine, un tiers de tasse de nouilles ou de riz et 5 biscuits salé

Au fur et à mesure que la personne se familiarise avec la nourriture et ses grammes, le décompte deviendra plus facile.

7. Comment est-il possible de savoir si le comptage des glucides est efficace?

Idéalement, vérifiez régulièrement votre glycémie pour vous assurer qu'elle est élevée, normale ou basse.

Si elles sont très élevées, le patient peut être amené à modifier son régime alimentaire ou son mode de vie.

Chapitre 10. Régime d'index glycémique

Le régime basé sur l'index glycémique est un plan nutritionnel régi par la manière dont les aliments influent sur le taux de sucre dans le sang.

Ce qui est généralement recherché est de consommer ceux qui contiennent des glucides qui sont moins susceptibles d'entraîner une augmentation de la quantité de glucose dans le corps. Ce régime peut être très utile pour perdre du poids et prévenir ou contrôler des affections chroniques telles que le diabète ou l' hypercholestérolémie et les maladies cardiovasculaires.

L'index glycémique est un système de classification qui attribue un numéro aux aliments et sert d'outil pour faire de meilleurs choix alimentaires.

Pour en savoir plus sur ce sujet, nous interrogeons Mario Vega Carbó, spécialiste en endocrinologie, qui travaille comme endocrinologue au bureau Vega & Vado.

Docteur Mario,

1. Comment mesure-t-on l'index glycémique?

En général, on obtient ce chiffre en comparant l'augmentation d'un taux de sucre dans le sang par rapport au glucose pur, représentée par le nombre 100. Les valeurs sont divisées en trois catégories: faible indice glycémique, compris entre 1 et 55 ; moyen, allant de 56 à 69; et grand, 70 ou plus.

2. Quels aliments sont dans chaque catégorie?

Parmi les légumes à faible indice glycémique, on trouve les légumes à feuilles vertes, la plupart des fruits, les carottes crues, les pois chiches, les lentilles et les céréales à base de son.

Dans la catégorie moyenne figurent le maïs sucré, les bananes, l'ananas cru, les raisins secs, les céréales à l'avoine et le pain de seigle.

Entre temps, on peut citer le riz et le pain blanc, les pommes de terre et le miel.

3. Quels sont les effets de l'index glycémique sur l'appétit?

On estime que les aliments à indice glycémique élevé provoquent une augmentation rapide de la glycémie et, par conséquent, génèrent rapidement une augmentation de l'appétit. Au contraire, on pense que ceux qui ont un niveau bas retardent cette sensation de faim, qui les fait manger moins. Cependant, les études scientifiques sur ce sujet n'ont pas donné de résultats décisifs sur ce sujet.

4. Quelles sont les limites de cet outil?

L'indice glycémique ne reflète pas les quantités et les portions qui doivent être consommés pour chaque aliment. Par exemple, certains ont une valeur élevée, mais peu de glucides digestibles, vous devriez donc en manger beaucoup pour augmenter significativement le taux de sucre.

D'autre part, les liquides et la cuisson prolongée augmentent son taux d'absorption, tandis que les teneurs élevées en graisse ou en fibres le diminuent.

En bref, son influence sur la glycémie dépend également d'autres facteurs, tels que le mode de préparation, le traitement et la combinaison avec d'autres aliments.

5. Comment ce problème est-il résolu?

Pour remédier à cette difficulté, le concept de "charge glycémique" a été développé. C'est une valeur numérique qui indique l'évolution de la glycémie en ingérant une portion habituelle d'un aliment, ce qui permet de mieux en prévoir les effets. La charge glycémique est également divisée en trois catégories: faible (1 à 10), moyenne (11 à 19) et élevée (20 ou plus).

6. Quels sont les principaux facteurs à prendre en compte dans l'alimentation saine d'un diabétique?

Certaines clés sont: limiter les aliments à forte teneur en sucre; manger de petites portions tout au long de la journée; porter une attention particulière à la quantité de glucides ingérés et chercher à maintenir la même proportion quotidiennement; consommez une grande variété d'aliments entiers, de fruits et de légumes; manger moins de graisses saturées; et évitez le sel et l'alcool.

7. Pour une personne diabétique, quelle méthode de contrôle est la plus sûre, la comptabilisation des glucides ou l'index glycémique

On estime généralement que le nombre de glucides dans le régime permet un meilleur contrôle du taux de sucre dans le sang que l'index glycémique. Mais bien appliquées, les deux méthodes sont efficaces.

Chapitre 11. Régime alimentaire et dyslipidémie

L'hypercholestérolémie et l'hypertriglycéridémie augmentent le risque de maladies cardiaques et circulatoires, de crises cardiaques, d'accidents vasculaires cérébraux et de problèmes du foie ou des reins.

Les deux affections impliquent une augmentation des graisses qui circulent dans le sang et sont généralement liées à un excès de poids, à une alimentation malsaine et au manque d'exercice physique. Une alimentation équilibrée, avec un faible apport en graisses saturées, est essentielle pour prévenir l' athérosclérose et réduire la pression artérielle et la résistance à l'insuline.

Pour en savoir plus sur ce sujet, nous interrogeons Mario Vega Carbó, spécialiste en endocrinologie, qui travaille comme endocrinologue au bureau Vega & Vado .

Docteur Mario,

1. Quelles sont les clés d'un régime alimentaire pour un patient atteint de dyslipidémie?

Dans un premier temps, il devrait contenir peu de calories et de matières grasses, en particulier saturées, et éviter également la consommation de sucre, de glucides raffinés et d'alcool. Il est important de remplacer les viandes par des options plus saines, telles que les huiles d'olive et les poissons comme le maquereau ou le saumon, et d'augmenter la consommation de glucides complexes riches en fibres. En outre, pour compléter le régime alimentaire, vous devez faire de l'exercice régulièrement, boire beaucoup d'eau, éliminer le surpoids et arrêter de fumer.

2. Quels aliments sont recommandés dans ces cas?

Pour ce régime, vous devriez choisir des produits à base de lait écrémé, de la volaille et des viandes maigres sans graisse visible ni peau, et consommer beaucoup de fruits, de légumes et de salades.

Il faut également privilégier le poisson bleu (sardines, anchois, thon, saumon et maquereau) par rapport à la viande rouge et remplacer les blancs d'œufs par des jaunes d'œufs.

Les légumineuses doivent être à faible teneur en matière grasse et pour aromatiser , vous pouvez utiliser des herbes, de la moutarde, du vinaigre ou du citron.

En outre, le pain de blé entier, les céréales raffinées ou à grains entiers, le riz, les pâtes, la farine et la semoule sont également autorisés, tandis que le sucre peut être remplacé par la saccharine.

3. Quels aliments devraient être évités dans ce régime?

Évitez le lait entier, les produits laitiers et les aliments riches en glucides simples tels que le sucre, le miel, les gelées, les bonbons, les fruits au sirop, les confitures, les compotes et produits de pâtisserie, les pâtisseries et des pâtisseries.

Vous ne devriez pas non plus manger d'aliments précuits, tels que du poisson frit, du poulet pané, des croquettes, des collations, de la lasagne, des ragoûts et des pizzas, ou de la crème glacée. En outre, vous devriez éviter le bœuf, le bœuf, le porc et l'agneau, les saucisses, les frites, le beurre, la margarine, la mayonnaise et le ketchup, ainsi que les aliments séchés.

D'autre part, la consommation d'alcool, de boissons non alcoolisées et de jus de fruits commerciaux devrait être limitée.

4. Quels sont les types de cuisson recommandés?

Cuire à la vapeur et à la vapeur (bouillie ou pochée), grillé, grillé, cuit au four ou au micro-ondes, ou papillote sont recommandés. Au contraire, les beignets, panés, panés, les ragoûts et les ragoûts doivent être évités.

En outre, il est conseillé d'utiliser de l'huile d'olive extra vierge dans la préparation des plats et de contrôler la quantité de sel pour la cuisson.

5. Quels autres aspects faut-il prendre en compte dans ce régime?

Pour les personnes ayant des taux de cholestérol ou de triglycérides anormaux, il est important de lire les étiquettes des produits qu'elles achètent.

Lorsqu'ils indiquent qu'ils ont été "fabriqués avec de la graisse végétale", sans préciser le type, ils ont très probablement été préparés avec de l'huile de palme ou de noix de coco, qui ne sont pas recommandables pour ces patients.

Par ailleurs, il est recommandé d'éviter les aliments contenant des acides gras trans, des graisses hydrogénées et des aliments riches en sodium.

Chapitre 12. Régime alimentaire pour l'acide urique élevé

La goutte est un type d'arthrite qui se produit lorsque l'acide urique s'accumule dans le sang et provoque une inflammation des articulations.

Il se caractérise par des accès de douleur soudains et intenses, dans lesquels la zone touchée gonfle, rougit et chauffe sans raison apparente.

Le plus commun se produit dans le gros orteil, ce qui peut être très gênant et se manifester pendant la nuit, ce qui provoque la personne à se réveiller soudainement de la gêne.

Suivre un régime qui limite la production d'acide urique et augmente son élimination peut aider à contrôler la maladie.

Pour en savoir plus sur ce sujet, nous avons interviewé le médecin cubain Mario Vega Carbo, spécialiste en endocrinologie Cli Nica .

Docteur Mario,

1. Qu'est-ce que l'acide urique?

Il est un composé organique qui se forme lorsque désintègre métabolisme des purines, qui sont des substances qui se trouvent dans certains aliments et boissons.

Les purines sont nécessaires pour régénérer les cellules du corps et leur excès est éliminé dans l'urine sous forme d'acide urique.

Lorsqu'il reste dans la circulation sanguine, il crée des cristaux dans les articulations qui provoquent une inflammation et beaucoup de douleur.

2. Comment une bonne alimentation peut-elle aider au traitement de la goutte?

Manger certains aliments et certaines boissons et en éviter d'autres peut contribuer à réduire les taux d'acide urique dans le sang.

Bien que le régime ne guérisse pas la maladie et ne remplace pas les médicaments, il peut réduire les attaques récurrentes et la progression des lésions articulaires.

Il aide également à perdre du poids et à éviter l'obésité, ce qui augmente les risques de souffrir de cette maladie.

3. Quels aliments devraient être inclus dans ce régime?

Parmi les aliments recommandés figurent les fruits, les légumes et les grains entiers qui fournissent des glucides complexes.

Parmi les fruits, les cerises, les pommes, les fraises, les framboises, les myrtilles et les fruits rouges en général sont particulièrement conseillés . Egalement des agrumes, tels que l'orange, le citron, le pamplemousse, le citron vert ou la mandarine.

En ce qui concerne les légumes, ceux qui aident le plus à réduire l'acide urique sont les artichauts, les oignons, les citrouilles, le céleri et les carottes.

Le poisson et la viande peuvent être consommés à des doses modérées, le poulet, la dinde, le lapin, la sole, le merlu et la morue fraîche étant les plus recommandés.

D'autre part, les produits laitiers doivent être faibles en gras et en lait écrémé.

Les autres aliments pouvant être inclus dans le régime alimentaire sont les pommes de terre, les noix, les huiles de tournesol ou de maïs, et les céréales, telles que le riz, le blé et les produits à base de celles-ci.

En ce qui concerne les boissons, en plus de l'eau, la consommation de café est recommandée, ce qui pourrait aider à réduire les risques de goutte.

Si vous voulez boire de l'alcool, le vin peut être une bonne option.

4. Quels aliments et quelles boissons devraient être évités?

Dans ce régime, il est important d'éviter les aliments au sirop de maïs riches en fructose et les graisses saturées présentes dans les viandes rouges comme le veau, le porc, le bœuf ou l'agneau; viande de volaille; des saucisses telles que des saucisses ou des saucisses; et produits laitiers riches en matières grasses.

D'autre part, le foie, les reins, les gésiers, les anchois, les crustacés, le saumon, les sardines et le thon ont une teneur élevée en purines, ils ne doivent donc pas être consommés.

En ce qui concerne les légumes, les asperges et les épinards sont découragés.

En outre, il est important de limiter les aliments sucrés, tels que les céréales sucrées, les produits de boulangerie, les pâtisseries industrielles et les sucreries, ainsi que les aliments déshydratés, tels que les soupes aux enveloppes.

Aussi l'huile de soja et le saindoux.

En ce qui concerne les boissons, il est recommandé d'éviter l'alcool, en particulier la bière et les spiritueux, les boissons sucrées et les jus de fruits naturellement sucrés.

5. Que devriez-vous manger et boire pendant une crise de goutte?

Dans ces cas, il est important de boire beaucoup d'eau; limiter la viande rouge, le poisson et le sucre, et manger des protéines avec modération.

Pour aider à réduire rapidement l'acide urique, vous pouvez consommer du lait et des produits laitiers faibles en matières grasses, des œufs, des céréales, des fruits et des légumes faibles en purines.

Évitez également les boissons alcoolisées, les jus de fruits et les boissons sucrées.

6. Quelles autres recommandations sont importantes?

Pendant ce régime, il est conseillé de manger de petites portions environ 5 ou 6 fois par jour et de boire beaucoup d'eau pour maintenir une bonne hydratation et favoriser l'élimination de l'acide urique dans les urines.

De plus, il est recommandé de manger avec modération et de faire de l'exercice régulièrement pour éviter le surpoids.

Enfin, il peut également être nécessaire de prendre des suppléments de vitamine C, qui aident à réduire les niveaux d'acide urique.

Chapitre 13. Régime alimentaire en cas de lithiase rénale

La lithiase rénale, également appelée «calculs» dans les reins, est une affection causée par la présence de calculs urinaires.

Elle prend naissance lorsque l'urine contient une concentration élevée de sels minéraux qui ne sont pas dilués correctement.

Ses symptômes les plus fréquents sont une douleur intense dans le bas du dos, du sang ou l'élimination du sable, des sueurs, des nausées et des vomissements en cas de crise de la douleur.

Un régime alimentaire approprié, tel que le régime DASH déjà abordé dans un autre chapitre, peut aider à prévenir les calculs rénaux

Pour en savoir plus sur ce sujet, nous avons parlé à Mario Vega Carbó, spécialiste en endocrinologie, actuellement endocrinologue au bureau Vega & Vado.

Docteur Mario,

1. Que peut-on faire pour prévenir la lithiase rénale?

Le plus important est de toujours garder le corps bien hydraté. Dans ce sens, il est conseillé de boire entre 2 et 3 litres d'eau par jour pour garder l'urine diluée, ce qui rend difficile la formation de calculs.

En revanche, une urine jaune foncé indique que vous ne buvez pas suffisamment de liquide.

En outre, il est également recommandé de mener une vie saine et de faire de l'exercice, car l'obésité et le mode de vie sédentaire augmentent les possibilités de générer une lithiase.

Pour ce qui est du régime alimentaire, il est essentiel d'éviter le sel et le sodium, les sucres, l'alcool, les excès de viande et les protéines animales. Ceux-ci incluent le boeuf, le poulet, le porc, le poisson et les oeufs. En outre, le café, le thé et les boissons non alcoolisées devraient également être réduits.

Au contraire, un régime pauvre en graisses et la consommation de citrons et d'oranges, dont le citrate empêche la formation de calculs, sont recommandés

2. Combien de types de calculs rénaux existe-t-il?

Les calculs peuvent être divisés en 4 types. Les plus fréquents, entre 75 et 80%, sont formés d'oxalat ou de calcium, les 20 à 25% restants correspondant à l'acide urique, à la struvite et à la cystine. Le traitement individuel dépend du type de calcul.

3. Dans le cas du calcul de l'oxalate de calcium, quel régime faut-il suivre?

Si le patient dispose d'un tel calcul, il est recommandé de réduire la quantité de sel et de sodium dans son régime en le limitant à moins de 2 400 milligrammes par jour.

Il est généralement déconseillé de réduire de manière significative l'apport en calcium, car cela peut entraîner une perte osseuse et l'ostéoporose. Il est conseillé de ne manger que 2 ou 3 portions par jour d'aliments tels que le lait, le fromage, le yogourt et le tofu.

En ce qui concerne l'oxalate, les aliments comme les cacahuètes, le thé, le café instantané, les betteraves, les haricots, la rhubarbe, les mûres, les framboises, les fraises, le chocolat, les raisins, les légumes à feuilles sombres, la semoule, les noix, le tofu, les patates douces et la bière doivent être limités.

4. Dans le cas du calcul de l'acide urique, quel régime faut-il suivre?

Dans ce cas, il est recommandé d'éviter l'alcool; les anchois; les asperges; levure de bière ou levure de bière; le chou-fleur; les sauces; les champignons; les huiles; les abats, tels que le foie, les reins ou les gésiers; Sardines et épinards.

Il est également conseillé de limiter la consommation de protéines animales dans chaque repas et les aliments gras tels que les vinaigrettes, les glaces et les aliments frits.

Au contraire, il est bon d'inclure suffisamment de glucides, citrons et oranges dans le régime alimentaire. Remplacez également la viande par des aliments à base de plantes riches en protéines, tels que légumineuses, aliments à base de soja, noix ou fruits secs et graines de tournesol.

5. Comment éviter les calculs de cystine et de struvite?

Boire beaucoup de liquide, en particulier de l'eau, est la meilleure chose à faire pour éviter ces types de cailloux.

Dans le cas des calculs de cystine, il est également recommandé de limiter les aliments sources de méthionine, tels que les œufs, les fromages, le poisson, les noix et les haricots.

6. Comment pouvez-vous réduire votre consommation de sel?

Pour réduire sa consommation, il est recommandé d'assaisonner les aliments avec des herbes et des épices, du citron, du citron orange, de l'orange ou du vinaigre.

Évitez également les aliments en conserve ou rincez-les à l'eau et vérifiez les étiquettes des produits achetés pour connaître leur teneur en sodium.

Il est également recommandé de réduire les aliments et les condiments riches en sel, tels que les cornichons, les olives, les saucisses, la moutarde et les sauces tomate et soja; et ne l'ajoutez pas lors de la cuisson du riz, des pâtes ou des céréales chaudes.

7. Les suppléments de vitamines ou de minéraux peuvent-ils générer l'apparence de calculs?

Il n'a pas été démontré que les vitamines B avaient des effets nocifs chez les personnes souffrant de calculs rénaux. Cependant, l'utilisation de vitamines C et D, d'huiles de foie de poisson et de suppléments minéraux contenant du calcium peut augmenter le risque de formation de calculs. Par conséquent, avant de les utiliser, il est recommandé de consulter le diététicien.

Chapitre 14. Régime alimentaire pour maladie rénale chronique

L'insuffisance rénale chronique implique une perte progressive de la fonction rénale. Ces deux organes sont responsables de la filtration du sang et de l'élimination des déchets et de l'excès d'eau du corps par l'urine.

Le diabète et l'hypertension artérielle sont les principales causes de ces problèmes de santé. Plusieurs fois, il ne présente aucun symptôme tant que ses conséquences ne sont pas graves. Lorsque les reins perdent la capacité d'éliminer les déchets et les liquides, le patient doit subir une dialyse ou une greffe d'organe. Une bonne alimentation peut aider à contrôler et à prévenir ses dommages.

Pour en savoir plus sur ce sujet, nous interrogeons Mario Vega Carbó, spécialiste en endocrinologie, qui travaille comme endocrinologue au bureau Vega & Vado.

Docteur Mario,

1. Comment un changement de régime peut-il aider ces patients?

Tout ce que nous mangeons et buvons affecte notre santé. Le fait de maintenir un poids adéquat et de suivre un régime alimentaire équilibré peut aider à contrôler la tension artérielle et le diabète et à prévenir les maladies rénales.

En outre, la limitation des liquides et la consommation d'aliments pauvres en protéines, en potassium, en phosphore et en autres électrolytes peuvent empêcher la détérioration de ces organes.

2. Quel est le but de ce régime?

Il cherche à maintenir un équilibre entre les niveaux d'électrolytes, de minéraux et de liquides dans le corps.

De plus, chez les personnes nécessitant une dialyse, l'objectif est de réduire l'accumulation de déchets et de limiter les fluides, ce qui est très important car ces patients urinent très peu.

3. Quelles sont les principales suggestions nutritionnelles?

Habituellement, dans ces cas, une alimentation pauvre en protéines est recommandée, car elle oblige les reins à travailler dur et peut les endommager.

Certains aliments faibles en protéines sont les fruits, les légumes, le pain, les pâtes et le riz. Au contraire, la viande rouge, le poulet, le poisson et les œufs doivent être évités.

Pour remplacer ces nutriments, vous pouvez consommer plus de glucides en tant que source d'énergie. Cependant, des options saines doivent être recherchées, en évitant les sucres et les boissons gazeuses.

En ce qui concerne les graisses, les acides gras monoinsaturés et polyinsaturés sont recommandés, tels que l'huile d'olive, l'arachide et l'huile de maïs, qui aident à protéger le cœur.

Au contraire, les saturés (viande rouge, beurre, lait et ses dérivés) et trans (frits, gâteaux, biscuits) qui peuvent augmenter le niveau de cholestérol et les risques de maladie cardiaque doivent être évités.

4. Que devrait-on faire avec le phosphore, le calcium et le potassium?

Les reins sont également responsables de l'équilibre des sels et des minéraux qui circulent dans le sang, tels que le calcium, le phosphore, le sodium et le potassium.

Lorsque ces organes ne fonctionnent pas correctement, les niveaux de phosphore peuvent être trop élevés et faire baisser les niveaux de calcium, générant des os plus faibles.

Par conséquent, ce régime limite généralement les aliments riches en phosphore, tels que le lait, le yogourt et le fromage. En outre, le patient peut avoir besoin de prendre des suppléments de calcium et de vitamine D pour contrôler l'équilibre entre ces deux produits chimiques dans le corps.

En ce qui concerne le potassium, lorsque les reins ne fonctionnent pas bien, ils peuvent également s'accumuler et générer des rythmes cardiaques anormaux. Dans ces cas, il est recommandé d'éviter les oranges, les kiwis, les bananes, les melons, les prunes, les asperges, les avocats, les pommes de terre et les tomates, entre autres aliments riches en ce produit chimique.

5. Pourquoi est-il important de limiter la consommation de sodium?

La limitation en sodium aide à contrôler l'hypertension, prévient la soif accrue et empêche le corps de retenir un excès de liquide.

Pour réduire sa consommation, il est recommandé d'assaisonner les aliments avec des herbes et des épices, du citron, du citron orange, de l'orange ou du vinaigre.

Évitez également les aliments en conserve ou rincez-les à l'eau et vérifiez les étiquettes des produits achetés pour connaître leur teneur en sodium.

6. Comment gérer la consommation de liquides dans ce régime?

Comme je l'ai dit précédemment, lorsque le patient est sous dialyse, il est nécessaire de limiter sa consommation entre les sessions pour éviter toute accumulation dans le corps.
Si cela n'est pas contrôlé, un excès de liquide peut être généré dans le cœur et les poumons et rendre la respiration difficile, ce qui nécessite une assistance médicale immédiate.
Pour réduire sa consommation, il est conseillé d'éviter les aliments salés et de se rafraîchir pendant les journées chaudes.

7. Quels autres conseils nutritionnels peuvent être donnés aux patients atteints d'insuffisance rénale chronique?

Généralement, lorsque cette affection est avancée, les patients sont généralement anémiques et doivent consommer plus de fer. Certains aliments riches en ce minéral sont le foie, le boudin, les noix, les légumineuses et les légumes à feuilles vertes.

D'autre part, en plus de suivre un régime alimentaire sain, il leur est conseillé de contrôler les portions, de manger lentement et d'éviter les excès.

Chapitre 15. Régime alimentaire pour G astrite et efflux de R G astro-œsophagien

La gastrite est une inflammation de la muqueuse muqueuse de l'estomac, ce qui provoque des douleurs dans l'abdomen, des nausées et parfois des vomissements.

Pour sa part, le reflux est une condition dans laquelle l'acide gastrique retourne dans l'œsophage, irritant sa muqueuse et provoquant une acidité et une régurgitation des aliments et des liquides.

En raison de leurs symptômes et de leurs complications, ces affections provoquent généralement un manque d'appétit et un désir de manger.

Suivre un régime approprié peut faciliter la digestion et éviter ce type d'inconfort.

Pour en savoir plus sur ce sujet, nous avons parlé à Mario Vega Carbó, spécialiste en endocrinologie , actuellement endocrinologue au bureau Vega & Vado.

Docteur Mario,

1. Quelles sont les directives à suivre pour les personnes souffrant de gastrite ou de reflux?

Il est conseillé à ces types de patients d'éviter de consommer de l'alcool et des aliments copieux, lourds ou épicés, qui pourraient aggraver leurs symptômes.

Il leur est également conseillé de manger lentement, en petites quantités, de bien mastiquer les aliments et de répartir la consommation en 4 ou 5 repas par jour.

En outre, il est important de réduire les aliments et la cuisson à haute teneur en matières grasses, et de ne pas manger les aliments à des températures extrêmes, ou très froids ou très chauds, car ils peuvent augmenter les irritations.

2. Quels types d'aliments sont recommandés pour ces patients?

Dans ce régime, il est important d'inclure de nombreux fruits et légumes, qui fournissent des antioxydants, des vitamines B et des fibres végétales. Aussi le riz et les pommes de terre et les légumineuses à la cuisson douce.

En ce qui concerne les produits laitiers, il est recommandé d'utiliser du lait écrémé ou demi-écrémé, du fromage frais et des yaourts légers ou écrémés.

Pour sa part, la viande blanche est idéale, comme le poulet ou la dinde sans peau et le poisson blanc.

Les aliments riches en acides gras Oméga 3, tels que le saumon ou le maquereau, ont une fonction anti-inflammatoire, il est donc bon de les inclure.

Pour boire le meilleur, c'est toujours l'eau, et vous pouvez aussi boire des bouillons doux décongelés et des infusions digestives comme le fenouil, la camomille ou la mélisse.

3. Quels types d'aliments ne sont pas recommandés?

Dans ce régime, vous devriez éviter les aliments riches en sel ou en sucre, les produits laitiers gras, les fruits immatures ou acides, les agrumes, les pâtisseries, les pâtisseries, les saucisses, les glaces et le bœuf ou le bœuf.

Assaisonnements épicés, sauces grasses, ragoûts, aliments frits, chocolat, pains au lait entier et aux carminatifs, tels que fenouil, menthe, basilic, coriandre, carotte, noix Noix de muscade ou sauge.

Par ailleurs, certaines personnes peuvent avoir une intolérance aux légumes flatulents (artichaut, chou, chou-fleur, brocoli, ail, concombre et oignon) ou aux aliments acides tels que les tomates.

En ce qui concerne les boissons, en plus de l'alcool, il convient d'éviter le thé, le café et les sodas.

4. Quel type de cuisine est recommandé pour ces cas?

Cookings il est recommandé de la vapeur bouillie à la feuille, four micro - ondes ou. Au contraire, vous devez éviter les aliments grillés et frits.

5. Quels autres aspects sont importants pour prévenir ces maux?

Il est également recommandé de ne pas fumer, de maintenir un poids santé et de gérer le stress, car il augmente les acides gastriques. De même, ne portez pas de vêtements serrés et ne vous allongez pas et ne vous endormez pas après avoir fini de manger, mais attendez 2 ou 3 heures.

En ce qui concerne les liquides, l'idéal est de les consommer entre les repas et non pas pendant, afin d'éviter l'augmentation du volume de l'estomac.

Enfin, il est conseillé de relever la tête du lit d'environ 10 centimètres pour obtenir une inclinaison minimale du tronc entier, afin de prévenir les risques de reflux.

Chapitre 16. Régime alimentaire pour le foie gras et la cirrhose

Le foie est le centre métabolique du corps et est responsable de l'assimilation des nutriments contenus dans les aliments, du stockage de l'énergie ainsi que de l'élimination et du filtrage des substances toxiques.

Parmi les maladies qui peuvent l'affecter, l'une des plus courantes est celle du foie gras, qui peut être alcoolique ou non, selon que cela est lié ou non à sa consommation. Lorsque l'affection hépatique devient chronique et irréversible, il en résulte une cirrhose, qui provoque des cicatrices et des nodules dans les tissus, qui rendent difficile le fonctionnement de l'organe.

Aujourd'hui, l'obésité est la principale cause de cette maladie, dépassant même l'alcool. Un régime alimentaire qui vous aide à perdre du poids peut réduire les graisses, l'inflammation et la fibrose du foie.

Pour en savoir plus sur ce sujet, nous avons consulté le Dr Mario Vega Carbó, spécialiste en endocrinologie, responsable du bureau Vega & Vado.

Docteur Mario,

1. Comment l'obésité influence-t-elle le développement du foie gras non alcoolisé?

C poule une personne gagne du poids en excès de graisse accumule dans différentes parties du corps , y compris le foie. En se développant, il provoque une inflammation de l'organe qui, s'il est maintenu dans le temps, peut provoquer la mort d'une partie du tissu hépatique.

Chaque fois que cette glande subit une blessure, elle tente de se réparer et génère une cicatrice qui en gêne le fonctionnement.

Lorsque 70 pour cent du foie est dans cet état, il apparaît la cirrhose, dont la seule solution est de greffe.

2. Quels sont les symptômes du foie gras?

En général, il s'agit d'une maladie silencieuse qui présente peu ou pas de symptômes. Lorsqu'ils apparaissent, le patient peut ressentir une fatigue ou une douleur dans le côté supérieur droit de l'abdomen.

3. Comment un régime peut-il aider à contrôler ces problèmes de santé?

La perte de poids combinée à une alimentation saine et à de l'exercice physique peut aider à prévenir cette maladie, à protéger le foie et à améliorer son fonctionnement.

4. Quels sont les changements alimentaires recommandés?

Il est conseillé à ces patients d'éviter presque totalement la consommation de graisse, car ils sont responsables de l'inflammation du foie.

En outre, ils devraient modérer leur apport en glucides et augmenter celui des fruits, des légumes et des légumineuses, car ils constituent une source naturelle de vitamines et de minéraux dont le corps a besoin pour fonctionner.

En revanche, ils doivent éviter le sel, qui aggrave l'accumulation de liquides et l'enflure du foie, des sucres et de l'alcool.

Il leur est également conseillé de limiter la taille des portions et de consommer des aliments qui aident à améliorer la purification de l'organe, tels que l'artichaut et la spiruline.

5. Quels types de graisses existe-t-il et quels sont les plus recommandés?

Les principaux types de graisses sont les suivants: 4: les graisses saturées, présentes dans la viande rouge, le beurre, les graisses végétales, le lait et leurs dérivés; le trans, présent dans les biscuits et les gâteaux cuits dans le commerce et dans les aliments frits tels que les beignets et les frites; monoinsaturés, qui sont dans les huiles d'olive, d'arachide et de canola; et polyinsaturés, présents dans les huiles de maïs et de corde, certains types de noix et les poissons gras comme le saumon ou le maquereau. Dans ce régime, l'idéal est de remplacer les acides gras saturés et trans par des acides gras monoinsaturés et polyinsaturés, en particulier des acides gras oméga-3.

6. Quels autres conseils nutritionnels peuvent être donnés à ces patients?

La Méditerranée est un régime recommandé pour les patients atteints de stéatose hépatique ou de cirrhose, qui se caractérise par des repas à base de légumes, avec seulement de petites quantités de bœuf et de poulet, et davantage de portions de céréales complètes, de fruits et légumes frais, de noix et de légumineuses. .

Il réduit généralement la consommation de viande et de glucides et augmente celui de légumes et de graisses monoinsaturées, ce qui contribue à perdre du poids.

Par ailleurs, il est conseillé d'ajouter à votre alimentation des aliments à faible indice glycémique, tels que les légumes à feuilles vertes, la plupart des fruits, les carottes crues, les pois chiches, les lentilles et les céréales à base de son; et évitez les hauts lieux, tels que le riz, le pain blanc, les pommes de terre et le miel.

En outre, ils prennent des suppléments de vitamines, en particulier les complexes B, C et E, qui agissent comme des protecteurs contre l'inflammation du foie.

Enfin, lors de la cuisson, il est recommandé d'utiliser de l'huile d'olive et d'éviter les autres graisses.

Chapitre 17. Régime alimentaire pour FODMAP du côlon irritable

Le syndrome du côlon ou du côlon irritable est un trouble fonctionnel chronique du tube digestif qui provoque des douleurs abdominales, une enflure et des gaz. Les personnes atteintes de cette maladie peuvent alterner des périodes de constipation et de diarrhée. Les causes de cette maladie ne sont pas tout à fait claires. Il peut apparaître après une infection bactérienne intestinale, par des parasites, ou être la conséquence de niveaux élevés de stress et de nervosité.

Le régime FODMAP, basé sur l'exclusion de certains aliments difficiles à absorber du régime alimentaire, est destiné à en atténuer les symptômes.

Pour en savoir plus sur ce sujet, nous avons interviewé Mario Vega Carbó, endocrinologue, avec plus de 20 ans d'expérience.

Docteur Mario,

1. Quel est le régime FODMAP?

Le nom FODMAP désigne le sens anglais des oligosaccharides, des disaccharides, des monosaccharides et des polyols fermentables ("Oligosaccharides fermentables, Disaccharides, Monosaccharides And Polyols").

Tous ces glucides sont caractérisés par le fait qu'ils ne sont pas complètement digérés par l'intestin, mais se dirigent vers le côlon, où ils produisent des gaz qui provoquent une distension abdominale. Par conséquent, ce régime cherche à les éliminer du régime alimentaire afin d'éviter ces conséquences.

2. Comment se déroule la mise en œuvre de ce régime?

Dans un premier temps, tous les aliments sont éliminés avec des glucides fermentescibles, dans le but d'atteindre une stabilité digestive. Ensuite, une fois les symptômes améliorés, de petites quantités de ces aliments peuvent être introduites progressivement pour vérifier la tolérance individuelle à chacun d'eux.

Sur cette base, un plan nutritionnel est établi, aussi varié, complet et équilibré que possible pour continuer dans le temps, en ne limitant que les causes de troubles graves.

3. Quels sont les aliments à éviter dans le régime FODMAP?

Parmi les aliments contenant des glucides fermentescibles, il convient de limiter le lait et ses dérivés, tels que le fromage et le yogourt; céréales de blé, d'orge, de seigle, d'avoine et de riz brun; ail, artichauts, aubergines, oignons, chou, asperges, laitue, poivrons, poireaux et betteraves; olives, avocat, canneberge, cerise, prune, framboise, fraise, pomme, mangue, pêche, melon, mûre, poire, melon d'eau et raisin; toutes les légumineuses sauf le soja; amandes et noisettes; saucisses, charcuterie, hamburgers et saucisses de porc, de veau, de dinde ou de poulet; le beurre; et du sucre, du chocolat et du miel.

En outre, il est recommandé d'éviter l'excès de fibres, en particulier si vous souffrez de diarrhée, et de produits contenant du gluten. Aussi les pâtisseries, bonbons, biscuits, crèmes anglaises, crème glacée, sauces, bouillons, boissons gazeuses et alcool.

4. Quels aliments sont autorisés dans ce régime?

Parmi les aliments à consommation gratuite figurent les produits laitiers avec ou sans faible teneur en lactose; céréales de maïs, de blé et de riz raffiné et de quinoa; bette à carde, courgette, courge, épinard, concombre, tomate et carotte; noix de coco, kiwi, citron, orange, mandarine, fruit de la passion, ananas et banane; les noix; le soja; fruits de mer, mollusques, poissons blancs et bleus, viandes blanches et rouges; les oeufs; l' huile d' olive et de tournesol et de la margarine. D'autre part, il est recommandé d'augmenter la consommation d'eau.

5. Combien de temps est-il conseillé de suivre le régime FODMAP?

Il est recommandé de suivre la première phase du régime, qui est la plus restrictive, pendant six semaines tout au plus, jusqu'à ce que la stabilité de la digestion soit atteinte. Il est déconseillé de le poursuivre à long terme pour éviter les carences nutritionnelles, car cela limite de nombreux produits considérés comme fondamentaux.

Ensuite, il est important d'introduire progressivement d'autres aliments en fonction de la tolérance individuelle.

6. A quelles autres fins ce régime peut-il être utilisé?

En plus de l'intestin irritable, le régime FODMAP peut aider à traiter la colite ulcéreuse, la maladie de Crohn et d'autres malaises intestinaux.

7. Quels autres aspects sont importants pendant ce traitement?

En plus de prendre soin des aliments, pour améliorer le syndrome du côlon irritable, il est également recommandé de faire de l'exercice régulièrement, de boire beaucoup d'eau et de contrôler le stress au moyen de techniques de relaxation ou de yoga.

Chapitre 18. Régime de protection biliaire

La vésicule biliaire est un organe en forme de sac dans lequel s'accumule la bile produite par le foie. Ce liquide facilite la digestion et la décomposition des graisses présentes dans les aliments en acides gras pouvant être absorbés.

Une bonne alimentation peut prévenir les symptômes de colique et de dyspepsie biliaire, ainsi que la formation de calculs.

En outre, il permet également une meilleure récupération des patients après une cholécystectomie, une intervention chirurgicale au cours de laquelle l'organe est prélevé lorsqu'il est infecté, enflammé ou bloqué par une lithiase.

Pour en savoir plus sur ce sujet, nous avons consulté le Dr Mario Vega Carbó, spécialiste en endocrinologie , qui travaille au bureau Vega & Vado.

Docteur Mario,

1. Quelles sont les principales recommandations nutritionnelles pour protéger la vésicule biliaire?

Tout d'abord, vous devriez essayer de limiter la graisse sous toutes ses formes, en consommant au maximum environ 40 grammes par jour, de préférence d'origine végétale.

De plus, le régime alimentaire doit être riche en glucides (riz, pâtes, pommes de terre, légumineuses et pain), en fruits et légumes.

Parmi les autres aliments, des infusions chaudes et douces de thé et de camomille sont recommandées; lait écrémé en petites quantités; soupes de bouillon de légumes bien cuites; bouillie, lentilles et bouillie de maïs; purée de pommes de terre ou de légumineuses; boeuf, lapin, poulet, dinde ou bélier; le jambon maigre; et poisson blanc faible en gras.

2. Quels autres aliments sont recommandés dans ce régime?

À ceux déjà mentionnés, nous pouvons ajouter du lait écrémé, du yaourt naturel, du fromage frais, du pain blanc ou grillé, du riz blanc, des pâtes simples (sans œuf), des biscuits de type Maria et des fruits rôtis ou compotés.

D'autre part, pour protéger la vésicule biliaire, il est également conseillé de manger lentement, en petites quantités, de bien mâcher et de diviser la prise en 4 ou 5 repas par jour.

3. Quels aliments devraient être évités?

Dans ce régime, vous devriez éviter les viandes grasses, telles que l'agneau, le porc, le poulet et toutes les saucisses; le chocolat et la confiture de coings; poisson bleu ou en conserve; fruits de mer; oeufs durs ou frits; fromages gras et fermentés; les noix; margarines et beurres de légumes; Alcool et boissons gazeuses.

Egalement plats flatulents (chou, chou-fleur, brocoli, légumineuses entières tamisées, concombre et oignon cru) ou épicés, pâtisseries, pâtisseries et pâtisseries, en particulier industrielles et copieuses.

Quant au lait et à ses dérivés, il convient de les écrémer.

4. Quel type de cuisine est recommandé?

Ceux avec faible teneur en graisse incorporés, sans friture et sans chauffage au-dessus de 100 degrés sont recommandés.

Certaines options sont à la vapeur, à l'eau, cuites au four, grillées, grillées ou enveloppées dans du papier végétal ou en aluminium.

D'autre part, l'huile d'olive est préférable à celle d'autres graines, telles que le tournesol, le maïs et le soja.

En outre, il est recommandé d'éviter les ragoûts et d'éliminer les sauces.

5. Comment prévenir la lithiase biliaire?

Pour prévenir la formation de calculs, il est important de ne pas sauter de repas et de maintenir un poids santé, de réduire le nombre de calories ingérées et de faire de l'activité physique régulièrement.

Dans le cas où il est nécessaire de perdre du poids, la perte doit être lente, car si elle est effectuée rapidement, elle peut augmenter les risques de lithiase.

Quant au régime alimentaire, il doit être faible en gras, en cholestérol et en fibres. Il faut donner la priorité aux aliments d'origine végétale, qui contiennent peu de calories, moins de matières grasses et beaucoup de fibres.

Chapitre 19. Régime alimentaire pour le contrôle et la prévention des maladies de la thyroïde

La thyroïde est l'une des glandes les plus importantes du corps et son activité influence le métabolisme et la plupart des fonctions du corps, telles que la fréquence cardiaque et la pression artérielle.

La présence normale d'hormones dans l'organisme est essentielle à la croissance et au développement sains de l'enfant et au bon fonctionnement du cerveau tout au long de la vie. L'hypothyroïdie, l'hyperthyroïdie et le goitre sont parmi les problèmes les plus courants qui peuvent toucher la glande.

Une bonne alimentation peut aider à contrôler et à prévenir ce type de maux.

Pour en savoir plus sur ce sujet, nous interrogeons Mario Vega Carbó, spécialiste en endocrinologie clinique .

Docteur Mario,

1. Quelles directives nutritionnelles peuvent être suivies pour prévenir les dommages à la thyroïde et l'hypothyroïdie?

Premièrement, il est important de renforcer la consommation d'aliments contenant de l'iode et du sélénium, qui aident la glande à fonctionner correctement. L'iode est présent dans les poissons, les algues, les homards, le thon, la poitrine de dinde, les sardines, les fruits de mer, le pain, les œufs, le lait de vache, les fromages, les yaourts, les glaces, le sel de table iodé et les produits à base de soja. Pour sa part, le sélénium est obtenu dans les graines de cajou et les noix.

En ce qui concerne les matières grasses, il convient d'augmenter la consommation de celles de bonne qualité, telles que celles fournies par l'avocat, l'huile d'olive ou de canola, le quinoa, le saumon et les noix en général.

D'autre part, il est également bon de manger beaucoup de glutathion, un antioxydant, qui renforce le système immunitaire de la thyroïde. Cela se trouve dans les asperges, le brocoli, l'ail, le pamplemousse et la pêche, et peut également être consommé sous forme de suppléments. De plus, il est recommandé de consommer des probiotiques et des aliments fermentés de qualité.

2. Quels aliments devraient être évités?

D'une part, vous devez cesser d'utiliser des stimulants tels que la caféine, l'alcool et le sucre, qui augmentent le stress, ce qui peut être nocif pour la thyroïde. En outre, des précautions doivent être prises avec les goitrogènes, les substances présentes dans les légumes crucifères et certains fruits. Ceux-ci ont la capacité de bloquer l'absorption et l'utilisation de l'iode, ralentissant l'activité thyroïdienne, et peuvent favoriser le développement du goitre.

3. Quels sont les goitrogènes les plus courants?

Parmi les aliments qui contiennent cette substance sont les brocolis, choux de Bruxelles, mil, moutarde, chou, chou-fleur, radis, chou frisé, pêches, arachides, navets, épinards, amandes, Canneberges, fraises et cresson.

4. Ces aliments devraient-ils être éliminés de l'alimentation?

Beaucoup de ces aliments sont riches en vitamines et en minéraux, en plus d'antioxydants, il est donc déconseillé de les supprimer définitivement de l'alimentation. L'important est de ne pas les manger crus, il faut donc les cuire à l'avance pour réduire l'effet goitrogène.

5. Quels types de viandes sont les plus recommandés?

Il est préférable de consommer de la viande blanche, comme du poulet ou du poisson, qui contient plus de protéines.

6. Quels aliments affectent l'absorption de l'hormone thyroïdienne?

Le soja, ainsi que les aliments et les suppléments qui en contiennent, peuvent diminuer la quantité d'hormones absorbées par l'organisme. De plus, le café et certains aliments enrichis en fibres alimentaires peuvent nuire à l'absorption de la lévothyroxine.

7. Dans quels cas est-il conseillé de suivre un régime riche en iode?

Comme je l'ai mentionné précédemment, l'iode aide la glande à fonctionner correctement et constitue un élément nécessaire à la production d'hormones thyroïdiennes. Sa carence peut produire une hypertrophie de la thyroïde (goitre) et une hypothyroïdie.

Au contraire, les personnes souffrant d'hyperthyroïdie doivent contrôler leur consommation, car leur consommation peut aggraver leurs symptômes.

De même, une alimentation pauvre en ce minéral peut être recommandée pour augmenter l'efficacité d'un traitement à l'iode radioactif.

8. Que faut-il prendre en compte dans un régime alimentaire pour l'hyperthyroïdie?

Ce régime devrait chercher à augmenter la consommation de certains aliments réduisant l'activité de la thyroïde et à éviter ceux qui l'encouragent. Pour bloquer l'absorption et l'utilisation d'iode, les aliments contenant les goitrogènes mentionnés ci-dessus peuvent être consommés.

En outre , les aliments riches en acides cafféiques et chlorogéniques, qui réduisent l'activité de la thyroïde. Parmi eux, on peut citer le céleri, l'orange, le citron, la carotte, la prune, l'aubergine et les raisins.

En outre, les produits laitiers et autres aliments riches en calcium et en fer sont recommandés. Egalement une augmentation de l'apport en protéines et en calories pour lutter contre le catabolisme. Au contraire, en plus des aliments contenant de l'iode, il convient d'éviter les boissons énergisantes et les viandes grasses.

Pendant ce temps, le complément alimentaire à la spiruline est contre-indiqué si vous souffrez d'hyperthyroïdie.

Chapitre 20. Régime alimentaire pour le syndrome des ovaires polykystiques

Le syndrome des ovaires polykystiques est un trouble fréquent chez les femmes en âge de procréer, qui ont un taux élevé d'hormones de type androgène dans leur corps.

Ses principaux signes sont les menstruations irrégulières, la croissance excessive des poils dans les zones de distribution masculine, l'acné sévère et la stérilité. En outre, cette affection implique généralement d'autres troubles métaboliques tels que l'hyperinsulinémie, la résistance à l'insuline, des taux de cholestérol et de triglycérides élevés et des troubles de l'alimentation .

Un régime alimentaire spécial et une activité physique régulière peuvent aider à réduire vos symptômes.

Pour en savoir plus sur ce sujet, nous interrogeons Mario Ve ga Carbó, endocrinologue ayant plus de 20 ans d'expérience.

Docteur Mario,

1. Comment une alimentation adéquate peut-elle contrôler cette condition?

Les femmes obèses sont plus susceptibles de développer le syndrome des ovaires polykystiques et chez elles, les symptômes de la maladie sont généralement plus graves. Par conséquent, un régime alimentaire qui permet de maintenir un poids adéquat et sain est important pour prévenir et atténuer ses signes.

D'autre part, chez les femmes qui ont une résistance à l'insuline, le contrôle des niveaux de cette hormone par la nourriture peut aider à restaurer la fonction ovarienne, les cycles menstruels et la fertilité.

2. Quel est le régime alimentaire pour le syndrome des ovaires polykystiques?

En général, dans ces cas, il est recommandé d'utiliser un régime pauvre en glucides qui vous permette de perdre du poids et de contrôler la glycémie, améliorant ainsi la résistance à l'insuline. Pour cela, l'idéal est de consommer ceux qui ont un faible index glycémique et qui sont riches en protéines et en graisses saines avec une action anti-inflammatoire.

3. Quels types d'aliments sont généralement inclus dans ce régime?

Parmi les aliments à faible indice glycémique, on trouve les légumes à feuilles vertes, la plupart des fruits, les carottes crues, les pois chiches, les lentilles et les céréales à base de son. En outre, le régime alimentaire comprend généralement de la viande blanche sans agent de conservation, du foie de veau, du poisson bleu, de la farine de blé entier et d'autres aliments riches en fibres.

Au sein de la consommation de protéines, l'idéal est qu'il soit composé à 50% d'animaux et à 50 autres de légumes, et que l'on puisse trouver ces derniers dans les légumineuses, le soja, le quinoa , les noix et les graines.

4. Quels aliments sont généralement réduits dans ces cas?

Dans ce régime, on évite généralement les farines raffinées, le riz, le pain blanc, les pommes de terre, le miel, ainsi que les aliments et les boissons riches en sucre, qui présentent un indice glycémique élevé.

Il est également important de réduire les produits laitiers, les céréales sans gluten, les huiles végétales, les biscuits, les gâteaux et les desserts, les fast foods, les pâtisseries industrielles et les produits ultra-transformés.

5. Quels autres aspects sont importants dans ce régime?

Il est recommandé à ces personnes de manger de petites portions tout au long de la journée, de respecter un horaire de nutrition régulier et de ne pas consommer plus de 4 heures sans rien ingérer, ce qui pourrait favoriser la décompensation du taux de sucre dans le sang et du taux d'insuline.

En outre, il leur est également conseillé d'inclure dans chaque repas une source de protéines à faible teneur en matière grasse, qui aide à contrôler l'appétit. Certaines options sont des œufs cuits, du poisson ou du poulet.

Enfin, si nécessaire, on peut prescrire aux femmes atteintes de ce syndrome des suppléments de magnésium, du picolinate de chrome, des acides gras oméga-3 et des graines de lin pour compléter le régime alimentaire.

Chapitre 21. Régime sans gluten pour les coeliaques

Un régime alimentaire sans gluten est un régime alimentaire qui exclut cette protéine et est spécialement conçu pour les personnes atteintes de la maladie coeliaque. Le gluten est une substance présente dans le blé, l'orge et le seigle, que l'on peut également trouver dans les vitamines, les suppléments, les produits pour les cheveux et la peau, les dentifrices et les rouges à lèvres.

Lorsqu'un coeliaque le consomme, le système immunitaire s'en trouve endommagé et enflamme l'intestin grêle, ce qui provoque entre autres des symptômes tels que diarrhée, douleurs abdominales, anémie et constipation.

Pour en savoir plus sur ce régime, nous consultons le Dr Mario Vega Carbó, spécialiste en endocrinologie, responsable du bureau Vega & Vado.

Docteur Mario,

1. Quels aliments sont généralement inclus dans un régime sans gluten?

Lors de la planification de ce régime, il est important de porter une attention particulière aux ingrédients de la nourriture et à son contenu nutritionnel.

Parmi ceux qui peuvent être consommés sans problème figurent les fruits et les légumes, les haricots, les graines et les noix sous leur forme naturelle et non transformée; les oeufs; veau ou porc frais, volaille, poisson et fruits de mer; et la plupart des produits laitiers faibles en gras.

Par contre, parmi les céréales, les amidons et les farines autorisés sont l'amarante, la marante, le sarrasin, le maïs, le lin, le mil, le quinoa , le riz, le sorgho, le soja, le tapioca et le tapioca.

Pendant ce temps, les édulcorants comprennent les gelées; les confitures; La miel; beurre d' arachide ; amidon de maïs; sucre brun, blanc ou glaçage; et comme assaisonnements d'épices et d'herbes; le sel; la poivre; olives; moutarde et vinaigres distillés.

2. Quels aliments ne sont pas autorisés?

Dans ce régime, vous devriez éviter tous les aliments et les boissons contenant du blé, de l'orge, du seigle et, dans certains cas, de l'avoine.

Tous les dérivés du blé tels que la farine de Grahan ou de levure, la gale, le farro, le kamut, l'épeautre et la semoule doivent également être exclus.

De plus, sauf indication contraire, la bière n'est pas recommandée. Pain; les saucisses; les brevets; fromages fondus, râpés ou à tartiner; gâteaux et tartes; les bonbons; les céréales; les hôtes de la communion; biscuits sucrés; les frites; le malt; les pâtes; hot-dogs et viande et poisson en conserve; les sauces; chocolat et cacao; les glaces; vinaigrettes; mélanges de riz assaisonnés; des soupes ou des bouillons et de la volaille marinés avec des huiles ou des graisses.

3. Comment savoir si un aliment ou une boisson contient du gluten?

Lorsque vous achetez des aliments transformés, vous devez lire attentivement les étiquettes des produits car ils contiennent du blé, de l'orge, du seigle ou du triticale, n'importe quel ingrédient dérivé ou s'ils ont été transformés.

4. Quels sont les effets de ce régime sur les coeliaques et pendant combien de temps doit-il être suivi?

La maladie cœliaque n'a pas de traitement curatif, le régime sans gluten doit donc être strictement suivi tout au long de la vie.

Les soins nutritionnels sont généralement efficaces chez la plupart des patients qui présentent une amélioration des symptômes après deux semaines, une normalisation sérologique entre 6 et 12 mois et une récupération des villosités intestinales autour de 2 ans.

5. Quels sont les avantages de ce régime pour les personnes non coeliaques?

Bien que certaines personnes prétendent que ce régime peut améliorer la santé en général, vous aider à perdre du poids, à augmenter votre énergie et vos performances sportives, il n'ya pas assez de preuves médicales ou scientifiques pour le confirmer.

D'autre part, ce régime est utile pour ceux qui ont une sensibilité au gluten non liée à la maladie cœliaque ou à l'allergie au blé.

6. Quels risques ce type de nourriture peut-il apporter?

De nombreux aliments contenant du gluten fournissent d'importantes vitamines et autres nutriments, tels que le fer, le calcium et les fibres, qui doivent être remplacés par d'autres.

Au contraire, beaucoup de ceux qui n'ont pas cette protéine ont une teneur plus élevée en matières grasses et en sucre, donc des alternatives saines devraient être choisies.

7. Quelles autres précautions les coeliaques doivent-ils suivre avec de la nourriture?

Si vous avez des doutes sur la présence ou non de gluten dans un aliment, il est conseillé de ne pas le manger.

En ce qui concerne les produits manufacturés, transformés ou emballés, les étiquettes doivent être soigneusement contrôlées, tandis que celles fabriquées à la main ou celles dans lesquelles leurs ingrédients ne peuvent pas être contrôlés, il est recommandé de les jeter.

Chapitre 22. Régime sans lactose

Le régime sans lactose est un régime alimentaire qui exclut ce sucre présent dans le lait des mammifères et d'autres produits laitiers.

Il est spécialement conçu pour les personnes intolérantes à cette substance, qui survient généralement lorsque l'intestin grêle ne produit pas assez de l'enzyme lactase.

Cela crée des difficultés à digérer le sucre du lait, à produire des gaz, des ballonnements, des crampes et des diarrhées.

Manger un régime sans lactose n'est pas difficile, même si souvent les produits laitiers sont très présents dans notre régime alimentaire, il est donc nécessaire de prendre des précautions particulières.

Pour en savoir plus sur ce sujet, nous avons consulté le Dr Mario Vega Carbó, spécialiste en endocrinologie, avec plus de 20 ans d'expérience .

Docteur Mario,

1. Quels sont les principaux aliments contenant du lactose?

Parmi les aliments contenant cette substance, on peut citer le lait de mammifère, évaporé, condensé et la crème de lait; le beurre; la crème; le fromage; les yaourts; les glaces; le flan; riz au lait; la mousse; et chocolat au lait.

En outre, la margarine, les crèmes, les soupes, les purées, le pain, les saucisses, les plats précuits, les beignets de viande, les vinaigrettes, les gâteaux et les tartes, les céréales enrichies, peuvent contenir du lactose biscuits, substituts de chocolat, boissons alcoolisées, dentifrice, suppléments de vitamines et certains médicaments.

2. Quels aliments sont autorisés dans ce régime?

Les aliments sans lactose comprennent les fruits naturels, les noix, le poisson et les fruits de mer, les céréales, les œufs, le miel, la marmelade, les pommes de terre, le riz, les pâtes, les légumes, les légumineuses et la viande blanche. et boissons rouges et à base de soja, noix de coco et flocons d'avoine.

3. Comment savoir si un aliment contient du lactose?

Lorsque vous achetez des aliments, vous devez lire attentivement les étiquettes des produits, car ils indiquent si ils contiennent ou non du lactose. Dans de nombreux cas, cette substance est ajoutée à des aliments tels que le pain, les sauces et les collations. Il est donc important de revoir chaque élément en particulier.

4. Ce régime peut-il inclure du lait et des produits adaptés sans lactose?

Oui, le lait adapté et les produits sans lactose, tels que les fromages, les crèmes, les beurres, les yaourts et les crèmes anglaises, peuvent être consommés sans problème.

La lactase est ajoutée artificiellement à ces aliments, ce qui signifie qu'elle ne contient plus de lactose, mais du glucose et du galactose, des sucres que l'organisme peut digérer sans problèmes.

Ces produits conservent tous les nutriments de l'aliment d'origine. Ils sont donc fortement recommandés aux personnes intolérantes à cette substance.

5. Comment les personnes intolérantes au lactose peuvent-elles consommer des produits laitiers sans avoir d'inconfort digestif par la suite?

D'une part, il y a les produits adaptés sans lactose que j'ai mentionnés auparavant.

Une autre option consiste à rechercher les produits laitiers les plus tolérés et à les consommer à très faible dose tout au long de la journée. La plupart des personnes à faible taux de lactase peuvent boire jusqu'à une demi-tasse de lait sans symptômes.

Parmi les produits laitiers qui sont plus faciles à digérer sont le lait de beurre, fromages durs tels que la Suisse ou le cheddar, les produits fermentés comme le yaourt t , les formules de lait de chèvre et de soja ou de riz pour les petits enfants.

Il est également possible de prendre un médicament avec l'enzyme lactase, qui aide à digérer plus de lactose sans être dérangé.

6. Quelles sont les précautions à prendre dans ce régime?

S'il est décidé d'éliminer complètement les produits laitiers, il est important de rechercher des aliments alternatifs riches en mêmes nutriments que le calcium, la vitamine D, la riboflavine et d'autres protéines afin d'éviter les carences.

Le calcium, par exemple, peut être obtenu à partir de sardines et de saumon en conserve; crevette les légumes vert foncé, tels que le navet, le chou et le brocoli; les oranges; les figues; tofu, amandes; noix brésiliennes; graines de tournesol; et haricots blancs.

Si nécessaire, vous pouvez prendre des suppléments de calcium avec de la vitamine D.

7. Que se passe-t-il si une personne intolérante au lactose le consomme?

Lorsque cela se produit, la personne peut présenter une série de symptômes désagréables tels qu'un gonflement, une diarrhée, des nausées et des gaz , qui diminuent leur intensité lorsque le corps élimine le lactose non digéré.

Partie II NUTRITION

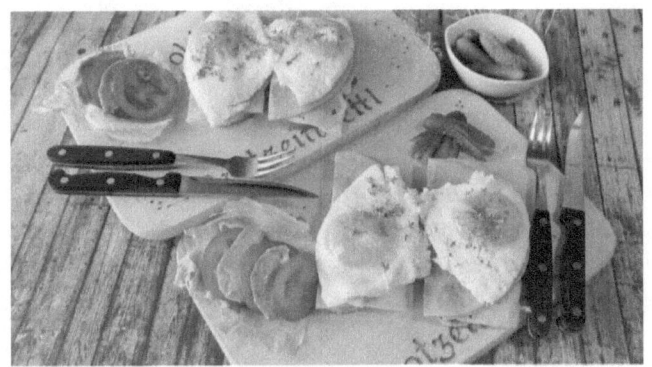

Chapitre 23. Les perturbateurs endocriniens

Les contaminants «invisibles» qui affectent notre santé

Nous vivons avec eux tous les jours. Les perturbateurs endocriniens sont présents dans l'air, sur terre, dans l'eau, dans les boissons, dans les aliments, dans les articles de nettoyage et d'hygiène personnelle, dans les insecticides et dans un grand nombre d'autres produits. Le pire, c'est que, à notre insu, ils affectent sérieusement notre corps et notre santé, ainsi que celle de nos enfants.

Nous parlons de perturbateurs endocriniens, une série de substances chimiques ou biologiques, généralement produites par l'homme, qui altèrent les glandes responsables de la sécrétion naturelle des hormones qui régulent notre corps.

Entre autres conséquences, cela peut entraîner des modifications neurologiques et comportementales, nuire au fonctionnement de la thyroïde, nuire à la santé de la reproduction, affaiblir le système immunitaire et altérer le développement sexuel. En outre, cela peut augmenter les risques de diabète, d'obésité et de certains types de cancer.

Pour en savoir plus sur ce sujet, nous avons interrogé le médecin cubain Mario Vega Carbó, spécialiste en endocrinologie clinique .

Docteur Mario,

1. Qu'est-ce que le système endocrinien et quelle est sa fonction?

Le système endocrinien est l'ensemble des organes et des tissus responsables de la sécrétion d'hormones, qui sont libérés dans le sang pour réguler certaines des fonctions de notre corps, telles que la vitesse de croissance, le métabolisme, le développement des organes sexuels et des aspects connexes. de notre comportement C'est l'un des trois systèmes les plus importants d'intégration et de régulation de notre corps, avec les systèmes nerveux et immunitaire.

2. Que sont les perturbateurs endocriniens et comment nous affectent-ils?

Les perturbateurs endocriniens sont des substances susceptibles de modifier l'équilibre hormonal et la régulation du système endocrinien, ce qui peut avoir des effets néfastes sur la santé.

Ils peuvent interférer, soit en augmentant, en bloquant ou en diminuant les signaux chimiques des hormones, en envoyant des messages confus au corps et en générant des conséquences de toutes sortes.

Par exemple, il peut causer des troubles liés à la santé reproductive des femmes, tels que le cancer du sein, la stérilité, la puberté précoce; des troubles de la fonction de reproduction masculine, tels que le cancer de la prostate, une diminution de la qualité du sperme, des malformations congénitales; des troubles métaboliques tels que le diabète ou l'obésité; les maladies neurologiques telles que les changements de comportement, le trouble d'hyperactivité avec déficit de l'attention, l'autisme et la maladie de Parkinson; Cancer de la thyroïde et troubles cardiovasculaires.

3. Outre tous ces effets, quel serait le plus grave de cette situation ?

Le plus grave de tous est que les séquelles des perturbateurs endocriniens sur le corps sont généralement cumulatives et irréversibles. De plus, ses impacts peuvent être imperceptibles au cours d'une génération et transmis à la suivante sans s'être manifestés de façon pathologique. De cette manière, une personne qui n'a jamais été exposée à ces substances peut également en subir les conséquences.

D'autre part, les perturbateurs endocriniens sont également nocifs pour l'environnement et la faune.

4. Où ces substances sont-elles présentes?

Les perturbateurs endocriniens sont présents partout et nous vivons avec eux tous les jours chez nous, au travail, à l'école et dans la rue. Vous pouvez les trouver dans les aliments, les pesticides, les produits d'hygiène personnelle et de nettoyage, les matériaux de construction et de décoration, les assainisseurs d' air , les peintures, les cosmétiques, les insecticides, les jouets, les vêtements, les appareils ménagers et les appareils électroniques.

Le catalogue des substances chimiques qui altèrent le système endocrinien est très large et se développe jour après jour.

5. Que pouvons-nous faire pour éviter l'exposition aux perturbateurs endocriniens?

En principe, essayez d'éviter les produits à base de polycarbonate ou de chlorure de polyvinyle et réduisez la consommation d'aliments en conserve, d'aliments transformés et d'emballages avec un film de PVC. De plus, il est préférable de consommer des fruits et des légumes frais que congelés.

Il est également conseillé d'utiliser des bouteilles et des récipients en verre afin d'éviter les matières plastiques pouvant dégager du BPA ou des phtalates et d'éviter de chauffer les plastiques avec des aliments.

D'autre part, nous devons renoncer à l'utilisation d'anabolisants, d'antiadhésifs dans la cuisine et d'insecticides à la maison et contrôler la composition des produits cosmétiques et des détergents.

Chez les enfants et les bébés, utilisez des sucettes sans bisphénol A et évitez les jouets en plastique contenant des plastifiants.

Dans tous les cas, essayez toujours de consommer des produits biologiques.

6. Quelles autres mesures préventives pouvons-nous prendre au niveau de la société?

Annonce les mesures de contrôle Emas et l' élimination de ces substances par les gouvernements, il est essentiel que des recherches supplémentaires sur les effets sur la santé et l'environnement à prendre des mesures préventives.

Chapitre 24. Extrême Minceur et ses dangers

Selon les modèles esthétiques conventionnels de notre époque, la minceur est généralement considérée comme attrayante et un canon de beauté. Cependant, tout comme l'obésité est très dangereuse pour la santé, l' extrême maigreur l' est aussi.

La minceur est une affection qui se produit lorsque le poids d'une personne est inférieur à ce qui lui correspondrait selon son âge, son sexe et sa taille.

Certaines des causes qui peuvent provoquer ce sont la mauvaise alimentation, la drogue com ou l' alcool, le tabagisme, les troubles mentaux et la nourriture, les facteurs héréditaires et d' autres maladies sous - jacentes.

Pour en savoir plus sur ce problème, nous interrogeons le médecin cubain Mario Vega Carbó, spécialiste en endocrinologie.

Docteur Mario,

1. Qu'est - ce qui est considéré comme une minceur extrême?

On considère généralement qu'une personne souffre de ce trouble lorsque son indice de masse corporelle (IMC) est inférieur à 18 ans. L'IMC est calculé en divisant le poids d'une personne par le mètre de taille au carré (kg / m2).

2. Quelles sont les principales causes de la minceur?

Dans certains cas, elle peut être causée par des problèmes physiques et génétiques, tels qu'un tissu adipeux plus rare qu'à l'habitude, ce qui signifie que le corps n'a pas la capacité d'accumuler de grandes quantités de graisse, ou un métabolisme accéléré.

Cela peut également être une conséquence d'une autre maladie, telle que le diabète, certains types de cancer ou le VIH; une dépendance à l'alcool, aux drogues ou au tabagisme; la consommation de certains médicaments; une infection chronique ou une utilisation excessive de laxatifs.

D'autres raisons possibles sont les régimes trop bas, les troubles de l'alimentation tels que l'anorexie et la boulimie, les situations de stress et d'anxiété et les problèmes mentaux ou psychiatriques.

3. Quels dommages ce trouble peut-il causer?

De faibles niveaux de potassium peuvent provoquer des crampes musculaires et de la douleur et, dans les cas graves, une inflammation du cerveau. Une pénurie de protéines et d'éléments nutritifs peut également endommager le système immunitaire et rendre les personnes plus vulnérables aux infections et aux maladies.

En outre, l'extrême maigreur peut entraîner des problèmes de fertilité, des règles irrégulières, un dysfonctionnement érectile, des grossesses à risque, l'ostéoporose, des arythmies et des anémies, entre autres troubles.

4. Quels sont vos principaux symptômes?

Certains signes sont des cheveux cassants et ternes, une peau pâle et les muqueuses, une peau qui pèle, des problèmes oculaires, des taches blanches sur les dents, l'apparition de plaies et un gonflement des lèvres et des ongles concaves .

Aussi, fatigue, faiblesse, épuisement, hypotension artérielle, palpitations et hypoglycémie.

5. Quel est le traitement de l'extrême maigreur?

Si elle est causée par une autre maladie, elle devrait être traitée. Si le patient est en bonne santé et ne présente pas de pathologies associées, un régime alimentaire nutritif riche en calories peut être prescrit et chercher à réduire la dépense énergétique.

Dans ces cas, la consommation de pâtes alimentaires, noix, miel, riz brun, huiles, viandes, poisson, œufs, produits laitiers, fruits et légumes est recommandée dans les proportions suggérées par un nutritionniste.

L'exercice physique est bénéfique pour la santé et contribue à stimuler l'appétit et à développer la masse musculaire. Cependant, les personnes extrêmement minces devraient suivre des programmes d'entraînement modérés.

Si nécessaire, des médicaments peuvent être administrés pour stimuler l'appétit.

Enfin, s'il s'agit d'un trouble de l'alimentation ou d'un problème psychologique, ils doivent être traités par un thérapeute spécialisé.

Chapitre 25. Maladie cœliaque ou maladie cœliaque

La maladie cœliaque est une maladie du système immunitaire dans laquelle les personnes ne peuvent pas consommer de gluten car elle endommage et enflamme leur intestin grêle.

Le gluten est une protéine présente dans le blé, l'orge et le seigle, que l'on peut également trouver dans les vitamines, les suppléments, les produits pour les cheveux et la peau, les dentifrices et les rouges à lèvres.

Cette condition médicale affecte chaque patient différemment. Vos symptômes peuvent se manifester dans le système digestif ou dans d'autres parties du corps.

Certaines personnes peuvent avoir la diarrhée et des douleurs abdominales, d'autres se sentir irritées ou déprimées et d'autres ne montrent aucun signe.

Pour en savoir plus sur cette maladie, nous consultons le Dr Mario Vega Carbó, spécialiste en endocrinologie clinique .

Docteur Mario,

1. Quelles sont les causes de la maladie coeliaque?

La maladie cœliaque est une maladie héréditaire assez commune. Les patients ont généralement des anticorps anti-endomysiaux avec une atrophie des villosités intestinales. On estime que les pratiques d'alimentation du nourrisson, les infections, les agents environnementaux et les bactéries dans l'intestin peuvent contribuer à leur apparence.

Dans certains cas, l'état est activé après une intervention chirurgicale, une grossesse, un accouchement, une infection virale ou un stress émotionnel intense.

2. Comment cette maladie est-elle diagnostiquée?

Son diagnostic est généralement compliqué, car ses mêmes symptômes sont également présents dans de nombreuses autres maladies.

Pour le détecter, il est nécessaire d'analyser les antécédents familiaux du patient, de réaliser des tests sanguins, des études sérologiques et, dans certains cas, d'examiner un petit échantillon de tissu de l'intestin grêle.

3. Qui est le plus susceptible de souffrir?

La maladie cœliaque peut toucher n'importe qui. Cependant, il survient généralement plus fréquemment chez les personnes dont un membre de la famille est déjà atteint. Les personnes atteintes de diabète de type 1, de syndrome de Down ou de Turner, de maladie thyroïdienne auto-immune, de polyarthrite rhumatoïde, de cirrhose biliaire primitive, de colite microscopique, de psoriasis, de vitiligo, d'épilepsie ou d'une insuffisance surrénalienne sont également plus susceptibles.

Cette condition peut se manifester à tout moment de la vie, étant diagnostiquée dans les mêmes proportions chez les adultes et les enfants.

4. Quels sont ses principaux signes?

Si un coeliaque mange du gluten, cela déclenche une réponse immunitaire dans l'intestin grêle. Au fil du temps, cela endommage la muqueuse de l'organe et empêche l'absorption de certains nutriments. La maladie provoque souvent des diarrhées sévères, des selles intenses, de la fatigue, une perte de poids, des ballonnements, des gaz, des douleurs abdominales, des nausées, des vomissements et la constipation, bien que les symptômes varient d'une personne à l'autre.

Chez les enfants, une absorption insuffisante des nutriments peut affecter la croissance et le développement, entraînant une petite taille et une puberté tardive.

5. Quels autres symptômes peuvent survenir?

En plus des symptômes intestinaux, la maladie cœliaque peut entraîner une détérioration de l'émail des dents, des aphtes, des maux de tête et des articulations, des problèmes de rate, des règles irrégulières, la perte de cheveux et des lésions du système nerveux.

La dermatite herpétiforme est un autre signe très courant, une maladie de la peau qui provoque des démangeaisons et des cloques. Cette éruption peut apparaître sur les coudes, les genoux, le torse, le cuir chevelu et les fesses.

D'autre part, la maladie cœliaque peut également causer de l'irritabilité, de la dépression et des problèmes d'attention et de concentration.

6. Quel est le traitement de cette condition médicale?

La maladie coeliaque n'a pas de traitement curatif. Le traitement consiste à suivre un régime alimentaire strict sans gluten à vie. Cela implique d'éviter le blé, l'orge, le seigle, le boulgour, la farine et la farine de blé entier, le malt, la semoule et le triticale. Les soins nutritionnels sont généralement efficaces chez la plupart des patients qui présentent une amélioration des symptômes après deux semaines, une normalisation sérologique entre 6 et 12 mois et une récupération des villosités intestinales autour de 2 ans.

Ceux qui ne répondent pas au traitement peuvent avoir d'autres affections, telles que des bactéries dans l'intestin, des problèmes du pancréas ou le syndrome du côlon irritable.

Si l'intestin est gravement endommagé, il existe un traitement aux stéroïdes qui réduit l'inflammation et des médicaments qui suppriment le système immunitaire.

Par ailleurs, si la maladie cœliaque a provoqué une carence nutritionnelle importante, un apport en vitamines et en suppléments minéraux sera nécessaire.

7. Quels autres dommages cette maladie peut-elle causer?

En empêchant l'absorption de certains nutriments, la maladie cœliaque peut provoquer une malnutrition et, par conséquent, une anémie et une perte de poids.

Aussi, perte de calcium, de vitamine D et de densité osseuse, génératrice de rachitisme, d'ostéoporose, d'infertilité et de plus grandes chances d'avortement.

En revanche, les lésions intestinales peuvent provoquer une intolérance au lactose, un risque accru de certains types de cancer, des troubles du foie et des problèmes neurologiques tels que des convulsions.

8. Quelles autres recommandations faut-il prendre en compte?

En plus de suivre un régime alimentaire adéquat, les patients doivent également être conscients du gluten caché dans certains médicaments et produits non alimentaires, tels que les suppléments de vitamines, les rouges à lèvres, les bains de bouche et les dentifrices.

Chapitre 26. Anorexie mentale

L'anorexie mentale est un trouble alimentaire et émotionnel qui amène les personnes à perdre plus de poids qu'on ne le considère en bonne santé.

En général, ceux qui en souffrent ont une perception déformée de leurs chiffres, deviennent obsédés et rejettent systématiquement les aliments.

La maladie s'accompagne généralement de vomissements provoqués, de famine, d'exercices excessifs, d'une perte de poids extrême et, chez les femmes, d'une disparition de la menstruation.

Ces patients utilisent également de manière inappropriée des laxatifs, des diurétiques et des compléments alimentaires pour tenter de perdre du poids.

Pour en savoir plus sur ce sujet, nous interrogeons Mario Vega Carbó, spécialiste en endocrinologie, nutrition et médecine familiale, endocrinologue au bureau Vega & Vado.

Docteur Mario,

1. Quelles sont les causes de l'anorexie mentale?

Il n'y a pas de cause exacte qui explique cette maladie, mais on estime que cela résulte d'une combinaison de facteurs biologiques, hormonaux, psychologiques, sociaux et émotionnels. Bien qu'elle soit plus courante chez les femmes à l'adolescence, l'anorexie peut également toucher les hommes et les personnes de tout âge.

2. Quels sont vos principaux symptômes?

Ces personnes ont généralement un poids inférieur à ce qui est considéré comme normal pour leur âge et leur taille. Vos symptômes physiques peuvent inclure une peau jaune ou sèche, une fatigue, une insomnie, des vertiges et des évanouissements, une bouche sèche, une sensibilité extrême au froid, des cheveux fins ou cassants, une constipation et des douleurs abdominales.

En outre, il peut y avoir une pression artérielle basse, une déshydratation, un rythme cardiaque irrégulier, un gonflement des bras ou des jambes, de l'ostéoporose, une perte de graisse corporelle, une atrophie musculaire et une érosion dentaire.

Par ailleurs, ces patients ont souvent des pensées lentes ou confuses, une dépression, une irritabilité et des problèmes émotionnels et comportementaux associés à une perception irréelle du poids et à une peur intense de prendre du poids.

Ils peuvent également passer beaucoup de temps sans se nourrir et, quand ils le font, ils font vomir pour l'expulser. Par conséquent, ils vont généralement aux toilettes immédiatement après les repas, alors que d'autres refusent de manger devant d'autres personnes.

D'autres signes doivent suivre un régime très strict, sauter des repas et faire de l'exercice de façon excessive .

3. Comment cette maladie est-elle diagnostiquée?

Face à ses symptômes, des tests sont généralement effectués pour déterminer la cause de la perte de poids, éliminer d'autres conditions médicales et évaluer les dommages causés par la maladie.

Cela comprend généralement un examen physique, des tests de densité osseuse, des analyses de sang et d'urine, des électrocardiographies, des tests de la fonction rénale, hépatique et thyroïdienne, ainsi qu'une évaluation psychologique, entre autres études.

4. Quel est votre traitement?

La thérapie doit être suivie par une équipe multidisciplinaire comprenant des médecins, des nutritionnistes et des professionnels de la santé mentale.

Le principal défi consiste à amener le patient à comprendre qu'il a un problème grave qui nécessite une attention particulière. La plupart des personnes souffrant d'anorexie nient souvent qu'elles souffrent d'un trouble de l'alimentation et ne cherchent donc pas d'aide tant que le dommage n'est pas grave.

En premier lieu, le patient cherchera à reprendre du poids et à suivre des habitudes alimentaires saines, avec des routines et des horaires bien définis.

D'autre part, pour traiter la dépression ou l'anxiété, certains médicaments peuvent être prescrits. En cas de malnutrition sévère, de problèmes psychiatriques ou de situations dans lesquelles la vie est en danger, une hospitalisation et une alimentation par voie intraveineuse ou par sonde peuvent être nécessaires.

En outre, les groupes de soutien et la thérapie individuelle et familiale peuvent également constituer une partie importante du traitement.

5. Quelles complications l'anorexie mentale peut-elle entraîner?

Cette condition médicale peut entraîner une diminution de la masse osseuse; un risque accru d'infections; l'anémie; problèmes cardiaques, gastro-intestinaux, rénaux, thyroïdiens et convulsifs.

De plus, la malnutrition et la déshydratation peuvent causer des dommages graves et irréversibles à différents organes.

En revanche, l'anorexie peut même être fatale, à la suite d'arythmies ou d'un déséquilibre électrolytique.

En ce qui concerne les troubles psychologiques et émotionnels, il peut exister des comportements obsessionnels et compulsifs, une dépression, une anxiété, des changements de personnalité, des pensées suicidaires et des actes autodestructeurs.

Chapitre 27. Boulimie

La boulimie est un trouble de l'alimentation d'origine névrotique qui se caractérise par des périodes de consommation compulsive, suivies par des épisodes de culpabilité et d'inconfort provoquant des vomissements ou par la consommation de laxatifs ou de diurétiques afin d'empêcher la prise de poids. Il est généralement observé chez les jeunes femmes, bien qu'il puisse également se produire chez les hommes et chez les personnes de tout âge.

La limitation de la nourriture auto-imposée conduit le boulimique à un fort état d'anxiété et au besoin pathologique de manger de grandes quantités de nourriture. De nombreux patients atteints de cette maladie souffrent également d'anorexie. La boulimie est une maladie grave qui met la vie en danger.

Pour en savoir plus sur ce sujet, nous interrogeons Mario Vega Carbó, spécialiste en endocrinologie et en nutrition, endocrinologue au centre médical de Santa Fe et au bureau Vega & Vado.

Docteur Mario,

1. Quelles sont les causes de la boulimie?

Les causes de l'apparition de la boulimie sont nombreuses et parfois difficiles à déterminer. Des facteurs biologiques, hormonaux, psychologiques, émotionnels et sociaux interviennent dans son origine, ce qui déforme la vision de lui-même par le patient. Habituellement, cet état se manifeste après avoir pris de nombreux régimes néfastes sans contrôle médical. En outre, on estime que la moitié des cas d'anorexie conduisent à la boulimie.

2. Quels sont vos principaux symptômes?

Les boulimiques se considèrent souvent comme étant en surpoids, mais ont souvent un poids normal; il est donc possible que les personnes qui les entourent ne détectent rien d'inhabituel. Certains comportements courants consistent à passer beaucoup de temps à faire de l'exercice: aller aux toilettes immédiatement après avoir mangé, perdre le contrôle de la frénésie, puis vomir ou utiliser des laxatifs ou des diurétiques, jeûner ou sauter des repas ou refuser de manger devant d'autres personnes. Les cycles de consommation compulsive et de purge ultérieure se manifestent au moins deux fois par semaine.

D'autre part, ces patients peuvent présenter une faiblesse; mal de tête; plaies, cicatrices ou callosités sur les jointures ou les mains; érosion dentaire; vertige irrégularités menstruelles et inflammation du visage, des bras et des pieds.

3. Quel est le traitement de la boulimie?

Les objectifs de la thérapie sont de corriger les troubles alimentaires et psychologiques de la maladie. Pour ce faire, ils collaborent avec une équipe multidisciplinaire comprenant des médecins, des nutritionnistes et des professionnels de la santé mentale.

Premièrement, il cherche à éviter les vomissements, à normaliser le fonctionnement métabolique et à ce que le patient suive un régime alimentaire équilibré et des habitudes alimentaires saines.

En outre, le traitement comprend généralement une combinaison de psychothérapie et d'antidépresseurs, de collaboration familiale et de participation à des groupes de soutien.

4. Quelles complications cette maladie peut-elle apporter?

La boulimie est une maladie chronique et de nombreux patients continuent à présenter des symptômes même avec un traitement. D'autre part, des vomissements répétitifs peuvent causer des dommages permanents à l'œsophage, une inflammation de la gorge et une carie dentaire sévère.

La déshydratation, la constipation, les hémorroïdes, des problèmes cardiaques et des lésions du pancréas sont d'autres complications.

En ce qui concerne les troubles psychologiques et émotionnels, il peut y avoir des comportements obsessionnels et compulsifs, une estime de soi négative, une dépression, une anxiété, des changements de personnalité et des problèmes relationnels.

5. Quelle est la différence entre la boulimie et l'anorexie?

Ces maladies diffèrent en ce que dans l'anorexie, il n'y a généralement pas de boulimie ou de suralimentation, mais une restriction stricte de la nourriture, de sorte qu'avec le temps les purges disparaissent par le vomissement.

Au lieu de cela, le boulimique souffre d'un sentiment de manque de contrôle sur la nourriture qu'il blâme plus tard.

D'autre part, en réduisant progressivement les aliments, chez l'anorexique, la perte de poids est évidente, tandis que chez le boulimique, les changements ne sont généralement pas aussi marqués.

En ce qui concerne la personnalité, l'anorexique est généralement obsessionnel, perfectionniste et rigide, et ne mange généralement rien en dehors de ce qui s'est établi. Pour sa part, le boulimique est impulsif et ne possède pas de maîtrise de soi, et mange généralement de la nourriture de façon improvisée.

Chapitre 28. Hypercholestérolémie ou taux de cholestérol élevé

L'hypercholestérolémie est un trouble dans lequel des taux excessivement élevés de cholestérol sont présents dans le sang. Le cholestérol est une graisse corporelle naturelle qui sert à former de nouvelles cellules et certaines hormones. Il ne se dissout pas dans le sang, mais s'accumule et circule dans les veines et les artères à l'aide de protéines qui transportent les lipides.

Lorsqu'il est élevé, des dépôts graisseux peuvent se former dans les vaisseaux sanguins. Cela augmente les risques d'obstruction des artères, de crises cardiaques, d'accidents vasculaires cérébraux et d'autres complications du système circulatoire. L'hypercholestérolémie peut être causée par des troubles génétiques, bien qu'elle soit généralement causée par d'autres facteurs, tels qu'un mode de vie malsain et certaines maladies.

Pour en savoir plus sur ce sujet, nous interrogeons Mario Vega Carbó, spécialiste en endocrinologie, qui travaille actuellement comme endocrinologue au bureau Vega & Vado à Managua, au Nicaragua.

Docteur Mario,

1. Que sont le "bon" et le "mauvais" cholestérol?

Le cholestérol circule dans le sang lié aux protéines et la combinaison des deux s'appelle lipoprotéine. Le LDL ou «mauvais» cholestérol est une lipoprotéine de faible densité qui transporte ses particules dans tout le corps. Il s'accumule dans les parois des artères et peut provoquer un durcissement et un rétrécissement. Pour sa part, le HDL ou «bon» cholestérol est responsable de la collecte de son excès et de son retour au foie.

2. Qu'est-ce qui cause l'hypercholestérolémie?

Cette condition est généralement liée au surpoids, à une mauvaise alimentation et au manque d'exercice physique. En outre, le diabète, les maladies rénales, le syndrome des ovaires polykystiques, une glande thyroïde hypoactive, la grossesse, certains troubles héréditaires et certains médicaments peuvent également en être la cause.

3. Qui a plus de risques de l'avoir?

Les personnes obèses, celles qui ne font pas d'exercice, les fumeurs et les personnes de plus de 50 ans courent un risque plus élevé d'en souffrir. Aussi, ceux qui mangent beaucoup de graisses saturées et trans, les viandes rouges et les produits laitiers entiers et ceux qui souffrent des maladies susmentionnées.

4. Comment cette maladie est-elle détectée?

L'hypercholestérolémie est détectée par un test sanguin qui mesure les niveaux de cholestérol, de triglycérides et d'autres graisses. Son diagnostic peut également nécessiter un test de glycémie antérieur pour détecter le diabète et des tests de la fonction rénale et thyroïdienne.

Les valeurs normales de LDL ou de «mauvais» cholestérol comprises entre 70 et 130 mg / dL, de HDL ou de «bon» cholestérol sont prises en compte si elles sont supérieures à 50 mg / dL et de cholestérol total si elles sont inférieures à 200 mg / dL.

Comme cette affection ne présente aucun symptôme, il est important de procéder à des contrôles périodiques, au moins une fois tous les 4 ans, si les résultats sont normaux. Si les niveaux sont élevés, les instructions du médecin doivent être suivies.

5. Quel est le traitement de l'hypercholestérolémie?

La première étape consiste à inculquer au patient des habitudes de vie saines. Cela comprend l'exercice régulier et le maintien d'un poids corporel adéquat. Suivez également un régime pauvre en sel qui limite les graisses animales et qui est riche en fruits, légumes et grains entiers, en plus de ne pas fumer ni boire de l'alcool.

D'autre part, plusieurs types de médicaments aident à réduire les niveaux de cholestérol, tels que les statines, les résines de fixation des acides biliaires et les inhibiteurs de l'absorption du cholestérol.

La tolérance à ces médicaments varie d'une personne à l'autre et peut avoir des effets secondaires tels que douleurs musculaires et gastriques, perte de mémoire réversible, confusion, constipation, nausée, diarrhée et augmentation du taux de sucre dans le sang.

6. Quels autres troubles l'hypercholestérolémie peut-elle causer?

Cette affection peut provoquer un durcissement des artères en raison de l'accumulation de graisse et d'autres substances dans leurs parois. Avec le temps, cela peut les bloquer et provoquer une crise cardiaque ou un accident vasculaire cérébral.

Chapitre 29. Hypertriglycéridémie ou taux élevé de triglycérides

On parle d'hypertriglycéridémie au taux élevé de triglycérides dans le sang. Ce sont les graisses les plus courantes dans le corps et proviennent de la nourriture. Sa fonction est de stocker de l'énergie pour les moments où vous ne mangez pas.

Une consommation régulière de plus de calories que brûlée peut provoquer une hypertriglycéridémie. L'excès de triglycérides dans le sang augmente le risque de souffrir de maladie cardiaque, de diabète, d'embonpoint, de problèmes de foie ou de reins.

Pour en savoir plus sur ce sujet, nous interrogeons Mario Vega Carbó, spécialiste en endocrinologie avec plus de 20 ans d'expérience.

Docteur Mario,

1. Quelle est la différence entre les triglycérides et le cholestérol?

Le cholestérol est une graisse corporelle naturelle qui sert à former de nouvelles cellules et certaines hormones. Au lieu de cela, les triglycérides sont ingérés avec les repas et utilisés comme source d'énergie.

Les deux sont similaires en ce sens qu'ils ne peuvent pas se dissoudre dans le sang, mais ils s'accumulent et circulent dans les veines et les artères à l'aide de protéines qui transportent les lipides.

2. Comment les triglycérides sont-ils mesurés?

Les triglycérides sont mesurés à l'aide d'une simple prise de sang, après 12 heures de jeûne. Idéalement, ils sont inférieurs à 150 milligrammes par décilitre (mg / dl).

Entre 150 et 199 mg / dl, ils sont à la limite des problèmes en développement. Les valeurs supérieures à 200 mg / dl sont déjà considérées comme élevées et, lorsqu'elles approchent ou dépassent 500 mg / dl, très élevées.

Les risques de maladie cardiovasculaire augmentent à mesure que le niveau augmente.

3. Qu'est-ce qui cause les excès de triglycérides?

Des taux élevés peuvent être une conséquence de l'obésité, de l'hypercholestérolémie, du tabagisme, de la consommation excessive d'alcool, du syndrome métabolique et d'autres maladies telles que le diabète sucré, l' hypothyroïdie et les problèmes de foie ou de reins.

Ils peuvent également être dus à la prise de certains médicaments, tels que les pilules contraceptives, les bêta-bloquants, les diurétiques, les stéroïdes et certains médicaments destinés à traiter le cancer du sein et le virus de l'immunodéficience humaine.

D'autre part, dans certains cas, ils peuvent être une conséquence de défauts génétiques associés à des facteurs environnementaux.

4. Comment traite-t-on l'hypertriglycéridémie?

Opter pour un mode de vie sain aide généralement à normaliser les taux de triglycérides dans le sang. Cela inclut de manger des aliments faibles en gras et en calories, d'éviter le sucre, les glucides raffinés et la consommation d'alcool.

Il est important de remplacer les graisses saturées présentes dans la viande par des options plus saines, telles que les huiles d'olive et les poissons comme le maquereau ou le saumon. Faites régulièrement de l'exercice, buvez beaucoup d'eau, éliminez le surpoids et arrêtez de fumer.

Si les changements de mode de vie ne suffisent pas, le médecin peut vous prescrire des médicaments tels que des statines, des fibrates, des acides gras oméga-3 et la niacine pour aider à normaliser le niveau dans le sang. Si exist autre maladie causant h ipertrigliceridemia, il doit être traité.

5. Quelles autres complications ce trouble peut-il entraîner?

L'h ipertrigliceridemia peut contribuer à un durcissement des artères ou un épaississement des parois artérielles, ce qui augmente les risques d'accidents vasculaires cérébraux, souffrent des attaques cardiaques et les maladies cardiaques.

En outre, lorsque les niveaux sont très élevés, cela peut provoquer une inflammation aiguë du pancréas.

Chapitre 30. Dyslipidémies

La dyslipidémie est une affection caractérisée par une concentration excessivement élevée de graisses dans le sang. Cette affection, qui comprend le cholestérol et les triglycérides, ne présente généralement aucun symptôme. Son apparence augmente les risques d'obstruction des artères, de crises cardiaques, d'accidents vasculaires cérébraux et d'autres complications du système circulatoire.

Les dyslipidémies sont classées comme primaires lorsqu'elles sont dues à des troubles génétiques et qu'elles sont familières. et secondaires, lorsqu'ils sont causés par d'autres facteurs, tels que le mode de vie et certaines maladies.

Pour en savoir plus sur ce sujet, nous interrogeons Mario Vega Carbó, spécialiste en endocrinologie et responsable du bureau Vega & Vado à Managua, au Nicaragua.

Docteur Mario,

1. Qu'est-ce qui cause la dyslipidémie?

Chez l'adulte, cette affection est généralement liée à un excès de poids, à une mauvaise alimentation et au manque d'activité physique. En outre, le diabète, les maladies rénales, le syndrome des ovaires polykystiques, une glande thyroïde hypoactive, la grossesse, certains troubles héréditaires et certains médicaments peuvent également en être la cause.

2. Comment cette condition est-elle détectée?

La dyslipidémie est détectée par un test sanguin qui mesure les niveaux de cholestérol, de triglycérides et d'autres taux de graisse. Votre diagnostic peut également nécessiter un test de glycémie pour vérifier le diabète et des tests de la fonction rénale et thyroïdienne. Comme cette affection ne présente aucun symptôme, il est important de procéder à des contrôles périodiques, au moins une fois tous les 4 ans, si les résultats sont normaux. Si les niveaux sont élevés, les instructions du médecin doivent être suivies.

3. Quel est le traitement de la dyslipidémie?

La première étape consiste à inculquer au patient des habitudes de vie saines. Cela inclut de manger des aliments faibles en gras, de faire de l'exercice régulièrement et de maintenir un poids corporel adéquat , ainsi que de ne pas fumer ni boire de l'alcool. D'autre part, il existe plusieurs types de médicaments qui aident à réduire les niveaux de cholestérol (statines) et de triglycérides (fibrates et niacine). La tolérance à ces médicaments varie d'une personne à l'autre et peut avoir des effets secondaires tels que des douleurs musculaires et gastriques, une constipation, des nausées et une diarrhée.

4. Quelles autres recommandations les personnes atteintes de cette maladie peuvent-elles suivre?

Pour ces patients, il est également conseillé de répartir les aliments en 4 repas principaux et 2 collations, et de modérer la taille des portions.

De même, réduisez la consommation d'aliments riches en graisses saturées, en sucre et en sel; et manger au moins 2 fruits et 3 portions de légumes par jour.

En outre, il est recommandé d'incorporer les légumineuses, les grains entiers, les graines et les fruits secs à l'alimentation.

5. Quels autres troubles peuvent causer une dyslipidémie?

Cette affection peut provoquer un durcissement des artères en raison de l'accumulation de graisse et d'autres substances dans leurs parois. Avec le temps, cela peut les bloquer et provoquer une crise cardiaque ou un accident vasculaire cérébral.

En outre, la dyslipidémie peut augmenter le risque de développer une pancréatite, une maladie qui provoque des douleurs abdominales sévères et peut être fatale.

Chapitre 31. L'obésité, une maladie chronique grave qui se développe d'année en année

Les données sont de plus en plus alarmantes. Dans le monde, on estime qu'environ 40% des adultes ont un excès de poids et environ 15% sont obèses. Parmi les enfants et les adolescents, les chiffres sont encore plus inquiétants et les spécialistes estiment qu'il s'agit d'un des problèmes de santé publique les plus graves du XXIe siècle.

Chaque année, environ 3 millions de personnes meurent des suites de l'obésité et du surpoids, qui entraînent une augmentation des maladies cardiovasculaires et respiratoires, du diabète, des troubles musculo-squelettiques et de certains types de cancer.

Pour en savoir plus sur ce problème, nous interrogeons le Dr Mario Vega Carbó, spécialiste en endocrinologie avec plus de 20 ans d'expérience.

Docteur Mario,

1. Qu'est-ce que l'obésité et comment est-elle définie?

L'obésité est une maladie chronique caractérisée par une accumulation excessive de graisse dans le corps, ce qui augmente nettement le risque pour la santé de la personne.

Une personne est considérée comme obèse lorsque le pourcentage de graisse dépasse 25% du poids corporel chez les hommes et 33% chez les femmes.

2. Quelles sont les causes principales qui le causent?

L'origine et la raison de l'obésité sont dues à une multitude de facteurs. Il est important de comprendre que ce n'est pas une conséquence seulement que la personne mange beaucoup et n'a aucune volonté de perdre du poids. Il existe également des composantes sociales, culturelles, économiques et héréditaires qui influencent son diagnostic et sa prolifération.

3. Quels seraient les autres éléments à prendre en compte lors de l'analyse de ce problème?

Il existe des facteurs génétiques, impliqués dans 40 à 75% des causes de l'obésité; l'âge, qui est associé à des troubles nutritionnels et à l'inactivité physique; ménopause; mode de vie sédentaire; traitements pharmacologiques; le stress; troubles du sommeil et maladies neurologiques, endocriniennes et psychiatriques. Bien entendu, la nutrition et l'activité physique sont également très importantes, mais comme je l'ai dit, elles ne sont pas la seule chose à analyser.

4. Quel est le rôle de l'environnement dans ces cas?

L'environnement entourant le patient est très important. Il est essentiel que les personnes aient la possibilité de choisir un mode de vie sain, avec un accès à une nourriture saine et à des lieux offrant des espaces pour faire de l'exercice. Dans le cas principalement des enfants, leur régime alimentaire et leurs habitudes physiques dépendent de l'environnement et de ce qu'il leur enseigne.

5. Quel est le traitement recommandé pour l'obésité?

En tant que maladie chronique, qui n'est souvent pas reconnue en tant que telle, son traitement est complexe. La première chose à faire est d'adopter un régime alimentaire sain réduisant la consommation de matières grasses, de sucre et de sel, et d' augmenter la consommation de fruits, de légumes, de légumineuses, de grains entiers et de noix.

Vous devez également pratiquer régulièrement une activité physique, qui dure plus de 150 minutes, réparties sur au moins 5 jours par semaine. Dans les cas les plus extrêmes, il peut être nécessaire de prescrire des médicaments et même de se faire opérer.

D'autre part, il est important que le traitement soit effectué par une équipe multidisciplinaire comprenant des endocrinologues, des nutritionnistes, des experts en obésité et des psychologues afin d'améliorer son efficacité et de s'attaquer à tous les fronts.

6. Au cours des dernières années, toutes sortes de régimes miraculeux ont proliféré, mais ils ne donnent généralement pas les résultats escomptés. Que pouvez-vous nous dire sur ces régimes?

Ces régimes magiques sont très dangereux, car ils n'ont pour la plupart aucune approbation médicale ou scientifique. Ils sont également la cause de l'échec des patients dans leurs tentatives de perdre du poids, de se décourager et de retomber dans des pratiques nuisibles à leur santé.

7. Que sont le bypass gastrique et le manchon gastrique?

Ce sont deux chirurgies qui limitent la consommation de nourriture en réduisant la taille de l'estomac et de l'intestin grêle. Cela produit une sensation de satiété avec une consommation alimentaire moindre et une diminution de la production d'insuline par le pancréas.

Ces traitements sont de plus en plus utilisés car ils ne modifient pas la qualité de vie des patients après l'intervention et permettent d'obtenir la perte de poids la plus importante à long terme.

8. Enfin, que recommanderiez-vous à une personne souffrant d'obésité?

La première chose que je dirais, c'est que l'obésité est la deuxième cause de décès évitable dérivant d'habitudes personnelles, dépassé seulement par le tabagisme. C'est pourquoi je vous conseillerais de faire affaire avec des spécialistes et de ne pas abandonner si vous aviez déjà eu de mauvaises expériences.

Je voudrais aussi comprendre que les changements d'habitudes doivent être à long terme, car dans la plupart des cas, lorsque le traitement est abandonné, le poids est récupéré. C'est une maladie dont vous devez vous occuper toute votre vie.

Chapitre 32. L'obésité morbide et ses risques

L'obésité morbide est considérée lorsqu'une personne a 45 kilos ou plus au-dessus de son poids approprié avec un indice de masse corporelle (IMC) supérieur à 40. C'est une condition dangereuse qui, en plus de réduire l'espérance de vie, cause une incapacité et les problèmes d'exclusion sociale.

D'autre part, cette maladie contribue au développement d'autres maladies chroniques, telles que l'hypertension, le diabète, l'hypercholestérolémie, les maladies cardiaques et certains types de cancer.

L'obésité morbide est la forme la plus grave de surpoids. L'éducation et l'acquisition précoce d'habitudes saines constituent le meilleur moyen de la prévenir.

Pour en savoir plus sur ce sujet, nous interrogeons le Dr Mario Vega Carbó, spécialiste en endocrinologie avec plus de 20 ans d'expérience.

Docteur Mario,

1. Quelles sont les principales causes de l'obésité morbide?

Ce trouble est généralement dû à une somme d'éléments. En plus d'un apport calorique excessif, des facteurs génétiques, environnementaux, psychologiques, sociaux et culturels sont également impliqués.

La prédisposition familiale, le style de vie sédentaire, le manque d'exercice, une mauvaise alimentation, une faible estime de soi, le stress, des problèmes de sommeil et des états dépressifs peuvent être des causes possibles. En outre, la consommation de certains médicaments et la présence d'autres maladies, telles que l'hypothyroïdie et d'autres troubles endocriniens et neurologiques.

2. Comment une personne devient-elle si obèse?

Ce n'est pas un processus qui se produit du jour au lendemain, mais un problème qui vient de l'enfance.

Un garçon qui était obèse pendant son enfance est plus susceptible de l'être à l'âge adulte. On estime que 60% des personnes qui commencent à être adolescentes avec un excès de poids le maintiennent toute leur vie

D'autre part, ceux qui souffrent d'obésité morbide ont sûrement essayé différents régimes, exercices ou médicaments sans résultat depuis plusieurs années, jusqu'à atteindre cette situation extrême.

3. Quelles autres complications de santé sont à l'origine de cette affection?

Cette condition augmente généralement les risques de diabète; l'hypertension; problèmes cardiaques, pulmonaires et neurologiques; certains types de cancer, tels que les cancers du sein et du côlon; l'ostéoporose; hypoxémie et apnée du sommeil.

D'autre part, il a également tendance à générer une faible estime de soi, une dépression et des problèmes sociaux et comportementaux.

4. Comment traite-t-on l'obésité morbide?

Habituellement, dans ces situations où le régime alimentaire, l'exercice et les médicaments n'ont pas donné de résultats, le seul traitement possible est la chirurgie bariatrique.

La dérivation gastrique et la manche gastrique, par exemple, sont deux interventions chirurgicales qui limitent la consommation de nourriture, réduisant ainsi la taille de l'estomac et de l'intestin grêle. Cela produit une sensation de satiété avec une consommation alimentaire moindre et une diminution de la production d'insuline par le pancréas.

Ces traitements sont de plus en plus utilisés car ils ne modifient pas la qualité de vie des patients après l'intervention et permettent d'obtenir la perte de poids la plus importante à long terme.

D'autre part, ils favorisent également la normalisation des taux de glucose sanguin et de cholestérol, ainsi que la réduction de la pression artérielle et de l'apnée du sommeil.

5. Quelqu'un peut-il subir une chirurgie bariatrique?

Non . En général , seul le recommandé pour les personnes entre 18 et 60 ans qui sont obèses, morbides ont un faible risque chirurgical, qui ont essayé de lutter contre l' obésité avec les méthodes traditionnelles (exercice et régime) sans succès HABIÉNDOLOS cumplido A PIED DE LA LETTRE , et / ou qui présentent un risque ou des maladies dérivées de complications de l'obésité (diabète, hypertension, par exemple).

Il est important que ces candidats ne présentent pas de maladies psychiatriques ou de dépendances et qu'ils s'engagent à poursuivre le traitement après l'intervention.

6. Comment prévenir l'obésité morbide?

Au cours des dernières années, l'obésité a progressivement augmenté pour devenir un grave problème de santé publique . L'éducation et l'acquisition d'habitudes de vie saines depuis l'enfance sont essentielles pour tenter de la prévenir.

7. Quels autres aspects doivent être pris en compte pendant cette condition médicale?

Outre les problèmes physiques et de santé, les personnes souffrant de cette maladie sont souvent victimes de discrimination et de stigmatisation sociale. Souvent, ils sont rejetés par leur propre famille, ils ont du mal à trouver un emploi, ils ont du mal à se déplacer et se retrouvent enfermés dans leur propre maladie.

Dans ces cas, le soutien de l'environnement est essentiel pour garantir le succès du traitement . De plus, si nécessaire, un suivi thérapeutique est également recommandé.

Chapitre 3 3 . Médicaments contre l'obésité: Orlistat et Phentermine

L'adoption d'une alimentation saine et équilibrée, ainsi que la pratique régulière d'une activité physique constituent les premières mesures habituellement prises pour traiter l'obésité.

Dans les cas graves, il est possible que le médecin recommande également d'ajouter à ce régime l'utilisation de médicaments sur ordonnance pour perdre du poids.

Ils sont généralement utilisés lorsque l'indice de masse corporelle est supérieur à 30 ou lorsqu'il existe d'autres complications associées, telles que diabète, taux de cholestérol élevé, tension artérielle élevée ou maladie cardiaque.

Les médicaments les plus couramment utilisés sont l'Orlistat et la Phentermine. Cependant, ceux-ci ne sont pas recommandés pour tous les patients.

Pour parler de ce sujet, nous interrogeons Mario Vega Carbó, endocrinologue ayant plus de 20 ans d'expérience.

Docteur Mario,

1. Comment fonctionnent les médicaments de perte de poids?

La plupart de ces médicaments, parmi lesquels on trouve la phentermine, diminuent l'appétit et augmentent le sentiment de satiété.

Orlistat, cependant, agit en empêchant les intestins d'absorber certaines graisses contenues dans les aliments.

2. Ces médicaments sont-ils efficaces?

Dans la plupart des cas, oui, ils aident à obtenir une plus grande perte de poids. Différentes études montrent que les patients qui utilisent ces médicaments perdent environ 5% de plus de leur poids total en un an que ceux qui ne les utilisent pas. En outre, ils aident également à prévenir la récupération de poids après le traitement.

Cependant, il est important de préciser que ces médicaments sont utilisés dans le cadre d'un plan global chez les personnes obèses, avec un régime alimentaire et des exercices appropriés. Ils ne sont pas recommandés comme raccourci pour les patients normaux qui veulent perdre quelques kilos.

3. Comment ces médicaments sont-ils utilisés?

Orlistat se présente sous forme de gélules qui sont généralement prises par voie orale trois fois par jour, en même temps que les repas. Il est généralement utilisé pendant 2 ou 3 mois, puis repose pendant un mois.

La phentermine, quant à elle, est vendue sous forme de comprimés et une dose quotidienne unique est prise le matin ou trois fois par jour, 30 minutes avant les repas. La plupart des gens prennent ce médicament pendant 3 à 6 semaines.

La durée du traitement dépend de chaque cas particulier, en fonction de la réponse au médicament et de ses résultats.

4. Que faut-il faire si vous oubliez de prendre une dose?

Dans le cas d'Orlistat, s'il ne s'est pas écoulé plus d'une heure depuis le repas, vous pouvez le prendre à ce moment-là. Si plus de temps s'est écoulé, vous devriez laisser aller et continuer avec le calendrier normal. Dans les deux cas, vous ne devez pas prendre une double dose pour compenser celle que vous avez oubliée.

5. Quels sont les effets négatifs de ces médicaments?

Orlistat provoque généralement des flatulences et des selles molles. Il est donc conseillé de suivre un régime alimentaire faible en gras pendant l'utilisation. En outre, il bloque l'absorption de certaines vitamines, il est donc recommandé de prendre des multivitamines.

Douleurs au rectum et à l'estomac, irrégularités des menstruations, anxiété, vomissements et nausées. Dans les cas graves, il peut y avoir difficulté à respirer ou à avaler, jaunissement de la peau ou des yeux, urine foncée et lésions du foie.

En revanche, la Phentermine peut générer de la diarrhée, de la constipation, une augmentation du rythme cardiaque et de la pression artérielle, de la somnolence ou de l'insomnie et de la nervosité.

D'un autre côté, s'il n'est pas utilisé correctement, il peut entraîner une dépendance et des effets similaires à ceux des amphétamines. Par conséquent, il ne doit pas être utilisé plus que la dose indiquée ou plus longtemps que prescrit.

6. Quelles autres précautions faut-il prendre avant d'utiliser ces médicaments?

Avant de commencer le traitement, il est important d'informer le médecin de tout autre médicament, vitamine ou supplément utilisé, afin de déterminer si la combinaison peut être nocive.

Vous devez également indiquer si vous souffrez d'autres troubles, tels que des troubles de l'alimentation, le diabète, des problèmes rénaux ou cardiaques. si vous êtes enceinte ou envisagez de concevoir à court terme; si vous allaitez ou si vous avez reçu une greffe d'organe.

Enfin, ces médicaments doivent être conservés dans un endroit approprié, à la température ambiante et hors de la portée des enfants.

Chapitre 34. Syndrome métabolique et troubles associés

Le syndrome métabolique est appelé une série de troubles qui se produisent ensemble et augmentent les risques de souffrir de maladie cardiaque ou rénale, d'accident vasculaire cérébral ou de diabète.

Parmi eux figurent l'hypertension artérielle, l'hyperglycémie, l'excès de graisse corporelle autour de la taille et des taux anormaux de cholestérol et de triglycérides.

Le syndrome métabolique est de plus en plus courant et peut causer de graves dommages à la santé. Une bonne alimentation, des exercices réguliers, une perte de poids et certains médicaments peuvent aider à le traiter.

Pour en savoir plus sur ce sujet, nous interrogeons Mario Ve ga Carbó, endocrinologue ayant plus de 20 ans d'expérience.

Docteur Mario,

1. Quelles sont les causes du syndrome métabolique?

Dans de nombreux cas, la cause de ce trouble est la résistance à l'insuline. Il en résulte que les cellules du corps ne répondent pas normalement à cette hormone et que le glucose ne peut pas y pénétrer avec la même facilité, ce qui provoque son accumulation dans le sang.

Il est également associé au surpoids, à l'obésité, au manque d'activité physique et à un mode de vie sédentaire.

2. Qui a plus de risques de le souffrir?

Les personnes âgées; les obèses; ceux qui ont des antécédents de membres de la famille atteints de diabète; ceux qui ont souffert de maladies telles que la stéatose hépatique non alcoolique, le syndrome des ovaires polykystiques ou l'apnée du sommeil; Les personnes ayant une pression artérielle élevée, des taux de triglycérides élevés et un cholestérol HDL bas sont plus susceptibles d'en souffrir.

3. Quels sont vos principaux symptômes?

Les facteurs associés au syndrome métabolique ne montrent généralement pas de signes évidents. Le plus visible est l'excès de graisse corporelle autour de la taille. En cas de glycémie élevée , la faim, la soif et le besoin d'uriner peuvent augmenter. La fatigue, les maux de tête et les douleurs abdominales, les nausées, les vomissements, la tachycardie, les zones de peau foncée et une vision floue sont d'autres symptômes courants.

4. Comment cette maladie est-elle détectée?

Les paramètres suivants sont pris en compte pour diagnostiquer le syndrome métabolique:

- que la taille de la patiente mesure au moins 89 centimètres chez les femmes et 102 centimètres chez les hommes.

- Les taux de triglycérides sont supérieurs à 150 mg / dl.

- Que les niveaux de HDL ou "bon" cholestérol sont inférieurs à 50 mg / dL.

- que la pression artérielle est de 130/85 millimètres de mercure (mmHg) ou plus.

- La glycémie à jeun est de 100 mg / dl (5,6 mmol / l) ou plus.

5. Quel est le traitement du syndrome métabolique?

Le traitement à appliquer dépend de la raison sous-jacente à l'origine de cette affection. En cas de résistance à l'insuline, il est nécessaire de modifier le mode de vie, de faire de l'exercice régulièrement et de contrôler son poids. Il est également important d'adopter une alimentation équilibrée, avec une consommation réduite de graisses saturées.

Par contre, l'hypertension artérielle, le taux de sucre dans le sang et l'hypercholestérolémie doivent être contrôlés et, si nécessaire, prendre des médicaments spécifiques à cette fin.

De même, il existe des médicaments qui aident à résoudre la résistance à l'insuline, tels que la metformine, les glitazones, l'exénatide et le liraglutide.

6. Quelles autres complications ce trouble peut-il entraîner?

S'il n'est pas contrôlé correctement, il peut provoquer une maladie cardiaque et un accident vasculaire cérébral; diabète mellitus; problèmes oculaires, auditifs, dentaires et cutanés; lésions rénales; perte de sensation; Lésion nerveuse et ulcères du pied graves. Egalement peu pratique pour digérer les aliments, ralentir la guérison, l'apnée du sommeil et le dysfonctionnement érectile.

7. Comment prévenir le syndrome métabolique?

Pour éviter ce désordre, il est essentiel de mener une vie saine. Cela comprend le contrôle du poids et une alimentation équilibrée avec moins de calories, des glucides raffinés et des graisses saturées, ainsi que plus de fruits, de légumes, de protéines maigres et de grains entiers.

Faites également de l'activité physique pendant au moins 30 minutes la plupart des jours, limitez la consommation de sel et évitez de fumer et de consommer excessivement de l'alcool.

Enfin, il est également important de prendre soin de votre santé émotionnelle. Dans ce sens, il est conseillé de pratiquer la méditation pour libérer l'esprit des soucis, de faire du yoga et d'autres activités de détente.

Chapitre 35. Maladie du foie gras sans alcool

La maladie du foie gras non alcoolique (EHGNA) est une affection dans laquelle l'accumulation de graisse dans cet organe n'est pas causée par une consommation excessive d'alcool. Il est généralement lié au surpoids et à l'obésité. Certains médicaments, tels que les bloqueurs des canaux calciques, peuvent également en être la cause.

Par ailleurs, les personnes atteintes de diabète sucré, présentant un taux de cholestérol élevé et des triglycérides, une pression artérielle élevée, un syndrome des ovaires polykystiques, l'apnée du sommeil et des maladies intestinales courent un plus grand risque de souffrir de cette maladie. Lorsque EHGNA est grave, il peut provoquer une insuffisance hépatique et une cirrhose.

Pour en savoir plus sur cette maladie, nous avons parlé à Mario Vega Carbó, spécialiste en endocrinologie responsable du bureau Vega & Vado à Managua, au Nicaragua.

Docteur Mario,

1. Quels sont les symptômes de EHGNA?

Habituellement, les personnes atteintes de cette maladie ne présentent aucun symptôme. Dans certains cas, il peut y avoir un foie hypertrophié, de la fatigue et des douleurs dans la partie supérieure droite de l'abdomen. En cas d'atteinte hépatique, il peut y avoir perte d'appétit, nausée, confusion et démangeaisons. Également sacré, rate dilatée gastro-intestinale et accumulation de gonflement liquidien et abdominal.

Sur le plan physique, vous pouvez voir une poitrine élargie, des paumes rouges et une couleur jaunâtre dans les yeux et la peau.

2. Comment cette maladie est-elle diagnostiquée?

Habituellement, cette condition est détectée lors de tests sanguins de routine effectués pour vérifier la fonction hépatique. Pour confirmer le diagnostic, une échographie, une IRM , une tomodensitométrie et une biopsie d'un échantillon de tissu hépatique peuvent s'avérer nécessaires pour détecter les signes d'inflammation et de cicatrices.

3. Quel est votre traitement?

La thérapie vise à gérer les facteurs de risque et à conseiller au patient de mener une vie saine qui l'aidera à prendre soin de son foie. Cela comprend la perte de poids, la prise d'un régime pauvre en sel, l'élimination de l'alcool, la pratique d'une activité physique régulière et la réduction du taux de cholestérol et de triglycérides.

En outre, des vaccins contre les hépatites A et B peuvent être appliqués pour protéger le patient contre les virus nocifs qui affectent cet organe.

Par contre, s'il existe d'autres maladies qui augmentent les risques d'EHGNA, celles-ci doivent être traitées. Par exemple contrôler les d DIABÈTE. A ertains médicaments tels que la metformine et les vitamines E et D contribuent à réduire le poids et la graisse corporelle.

4. Quelles complications cette condition peut-elle apporter?

Cette maladie peut entraîner une augmentation de la graisse abdominale, une hypertension artérielle et une diminution de la capacité de consommer de l'insuline. Dans les cas graves, cela peut conduire à une stéatose hépatique non alcoolique, où l'inflammation du foie peut progresser et provoquer une cirrhose et une insuffisance hépatique.

Si nécessaire, la transplantation hépatique peut être une option dans des situations complexes.

5. Pourquoi parle-t-on tant de cette maladie aujourd'hui?

Avec l'obésité, EHGNA est devenu la maladie du foie la plus répandue chez les enfants et les adolescents. C'est pourquoi il est important de prévenir les symptômes et d'encourager de saines habitudes de vie dès l'enfance.

Chapitre 36. Acanthosis Nigricans ou Acanthosis pigmenté

Acanthosis Nigricans ou Acanthosis pigmenté est une affection cutanée rare caractérisée par des taches foncées et épaisses sur différentes zones du corps.

Il est généralement atteint par des personnes obèses ou souffrant de diabète et, dans certains cas, il peut également être le signe d'une tumeur cancéreuse dans un organe interne, tel que l'estomac ou le foie. Ce trouble de la peau apparaît généralement autour des articulations et dans les zones à plis multiples, telles que les aisselles, les coudes, les genoux, l'aine et les côtés latéraux du cou. Acanthosis Nigricans n'est pas contagieux.

Pour en savoir plus sur ce sujet, nous interrogeons Mario Vega Carbó, spécialiste en endocrinologie , qui travaille au bureau Vega & Vado de Managua, au Nicaragua.

Docteur Mario,

1. Qu'est-ce qui cause cette maladie?

L'étiologie exacte n'est pas connue, mais elle apparaît généralement chez les personnes présentant un taux élevé d'insuline, généralement associé à un excès de poids et à un diabète. Il peut également être lié à des troubles génétiques, tels que les syndromes de Down et Alström, et à certains cancers du système digestif, du foie, des reins et de la vessie.

D'un autre côté, les kystes ovariens, l'hypothyroïdie ou les problèmes de glandes surrénales peuvent en être la cause. Le même certains médicaments et suppléments, tels que la niacine, les pilules contraceptives, la prednisone et autres corticostéroïdes.

2. Quels sont vos symptômes?

L à un cantosis n igricans apparaît progressivement et, à l' exception des changements de la peau, il ne produit pas de symptômes. La peau devient sombre, épaisse et veloutée. Dans certains cas, le patient peut ressentir des démangeaisons (démangeaisons) et une mauvaise odeur dans la zone touchée.

3. Comment cette maladie est-elle diagnostiquée?

Avec seulement l'observation de la peau donne déjà à détecter Acanthosis Nigricans. Dans quelques cas, une biopsie peut être nécessaire. Si la cause de la maladie n'est pas claire, vous pouvez effectuer un test sanguin pour mesurer le taux de sucre et d'insuline, les endoscopies et les rayons X afin de poser un diagnostic précis.

4. Quelles complications cette condition peut-elle apporter?

Les personnes ayant un cantosis n igricans ont un risque plus élevé de souffrir d DIABÈTE, c'est un signe de résistance à l'insuline.

5. Quel est votre traitement?

Dans la plupart des cas, Acanthosis Nigricans ne provoque que des modifications d'aspect et ne nécessite pas de traitement spécifique. Parfois, les taches disparaissent d'elles-mêmes. Si ceux-ci sont très visibles, des crèmes hydratantes et des lotions contenant du lactate d'ammonium, de la trétinoïne ou de l'hydroquinone peuvent être utilisées pour aider à éclaircir la peau.

Si l'état est la conséquence d'un trouble ou d'une maladie, il doit être traité. Par exemple, si cela est lié à l'obésité, perdre du poids améliorera vos symptômes. Les mêmes arrêter de prendre des médicaments qui peuvent en être la cause.

6. Quelles autres recommandations les patients peuvent-ils suivre?

Pour réduire et prévenir Acanthosis Nigricans, il est recommandé de maintenir un poids suffisant, de faire de l'exercice régulièrement et de suivre un régime alimentaire sain. Si les taches sont très visibles, les patients peuvent souffrir de manque d'estime de soi, de honte et de dépression en raison du changement d'apparence . Il est donc conseillé d' accompagner le traitement avec un soutien psychologique et familial.

Chapitre 37. Acrocordones et morceaux de peau

Le à crocordones ne sont pas des formations cancéreuses anormales, qui se manifeste par la petite charnues tiges faisant saillie à partir de la peau. Ils apparaissent généralement sur le cou, les avant-bras, les aisselles, l'aine et les paupières. Ils sont généralement petits, de couleur douce et légèrement foncée.

Ils sont généralement inoffensifs et indolores, bien qu'ils puissent être irrités et saigner au contact des vêtements. Les un crocordones sont très fréquents, apparaissent plus chez les hommes que chez les femmes, surtout après 40 ans, et ne sont pas contagieux. Dans la plupart des cas, ils ne nécessitent pas de traitement, mais peuvent être facilement retirés pour des raisons esthétiques ou pour éviter tout inconfort.

Pour en savoir plus sur ce sujet, nous interrogeons Mario Vega Carbó, spécialiste en endocrinologie, avec plus de 20 ans d'expérience.

Docteur Mario,

1. Pourquoi les acrocordons apparaissent-ils?

On pense que ces petites masses sont dues à l'accumulation de collagène dans les parties les plus épaisses de la peau ou à des frottements répétés. Ils peuvent également être développés par l'utilisation de stéroïdes.

2. Qui sont les plus susceptibles de les subir?

Les personnes atteintes de diabète sucré ou d'obésité ont davantage tendance à en souffrir, car l'accumulation de graisse adoucit la peau et augmente les rides du corps, facilitant ainsi son développement.

De même, les femmes enceintes et celles qui ont des antécédents familiaux avec cette maladie sont également plus susceptibles de l'avoir. Les mêmes personnes souffrant de cromégalie et de syndrome des ovaires polykystiques.

3. Les acrocordones peuvent-ils devenir diaboliques?

Non, ces masses sont bénignes et ne continuent généralement pas à grossir ou à changer de couleur. Cependant, comme son apparence est similaire à celle d'autres affections, telles que naevus ou tumeurs des tissus mous, il est important que le diagnostic soit posé par un dermatologue.

4. Quel est votre traitement?

Les à crocordones sont inoffensifs et parfois tombent par eux - mêmes . Cependant, ils peuvent être éliminés pour des raisons esthétiques ou parce qu'ils provoquent un certain inconfort.

Cryothérapie, électrochirurgie, traitement au laser ou élimination du scalpel sont quelques-unes des procédures utilisées à cette fin. Ils ne nécessitent généralement pas d'anesthésie ou d'hospitalisation et sont réalisés en quelques minutes

5. Les acrocordones sont-ils les mêmes que les verrues?

Les verrues sont des lésions causées par le virus du papillome humain et apparaissent généralement lorsque le système immunitaire est faible. Bien qu'elles puissent paraître visuellement similaires, lorsqu'elles sont causées par un virus, les verrues peuvent se transmettre d'une personne à une autre par contact sexuel ou par transfusion sanguine.

En l' autre part, aux deux conditions différentes traitées, les liquides de verrues vendus en pharmacie ne sont pas utiles pour traiter un crocordones.

6. Quels autres aspects faut-il prendre en compte pour cette condition?

Une épidémie anormale d' un crocordones peut indiquer que la personne souffre d DIABÈTE. Par conséquent, dans ces cas, il est recommandé d'effectuer les tests nécessaires pour détecter la maladie.

7. Quelles autres recommandations peuvent être données aux patients?

Pour réduire les risques de l'émergence d' un crocordones, il est conseillé de perdre du poids, l' exercice régulièrement et manger sainement. Évitez également d' utiliser des produits cosmétiques avec des produits chimiques sur un crocordones. En cas de diabète ou d'autres maladies, ils doivent être traités.

Chapitre 38. Hyperinsulinémie, insulinome et diabète

Le terme hyperinsulinémie désigne une affection dans laquelle les niveaux d'insuline dans le sang sont supérieurs à la normale.

L'insuline est l'hormone produite par le pancréas, responsable de la régulation du sucre (glucose) dans le corps et de son utilisation comme source d'énergie dans les cellules. L'hyperinsulinémie peut survenir lorsque l'organisme n'est pas en mesure d'administrer efficacement la glycémie.

Une autre cause peut être une tumeur du pancréas, appelée insulinome, ou un problème congénital. Au fil du temps, l'hyperinsulinémie sévère peut entraîner un diabète sucré qui, non traité, provoque des maladies cardiaques et rénales, des troubles de la vue, des polyneuropathies et des ulcères graves du pied.

Pour en savoir plus sur ce sujet, nous interrogeons Mario Ve ga Carbó, endocrinologue ayant plus de 20 ans d'expérience.

Docteur Mario,

1. Quels sont les symptômes de l'hyperinsulinémie?

Cette affection en elle-même ne produit aucun symptôme, mais un excès d'insuline peut entraîner une réduction du taux de sucre dans le sang, appelé hypoglycémie.

Cela peut entraîner la faim, l'anxiété, les vertiges, les tremblements, la transpiration, des difficultés d'élocution, des maux de tête, de la confusion, des convulsions et une perte de conscience, entre autres signes.

2. Pourquoi cette condition?

L'hyperinsulinémie est généralement le signe d'un autre problème. Le plus courant est une résistance à l'insuline, qui empêche les cellules de l'organisme de réagir normalement à cette hormone. Cela signifie que le glucose ne peut pas y pénétrer avec la même facilité, ce qui l'accumule dans le sang. Une autre cause, beaucoup moins fréquente, est une tumeur du pancréas.

D'un autre côté, cette affection peut survenir dès la naissance à la suite d'un diabète chez la mère, d'une croissance fœtale médiocre ou d'un étouffement lors de l'accouchement.

En outre, une dose trop élevée d'insuline chez une personne atteinte de diabète peut également expliquer l'hyperinsulinémie.

3. Qu'est-ce qui peut provoquer une résistance à l'insuline?

Bien que dans la plupart des cas la raison spécifique soit inconnue, plusieurs facteurs influencent son apparence. Ceux-ci comprennent les composants héréditaires, l'obésité, l'inactivité physique, la consommation de graisses saturées et une alimentation riche en sodium, le mode de vie sédentaire, l'hypertension, l'artériosclérose, la maladie d'Alzheimer, le cholestérol et des taux élevés de triglycérides, certains types de cancer. et certains médicaments tels que la cortisone.

4. Quel est le traitement de l'hyperinsulinémie?

Le traitement à appliquer dépend de la raison sous-jacente à l'origine de cette affection. En cas de résistance à l'insuline, il est nécessaire de modifier le mode de vie, de faire de l'exercice régulièrement et de contrôler son poids. Il est également important d'adopter une alimentation équilibrée, avec une consommation réduite de graisses saturées. S e doit maîtriser l'hypertension et l'hypercholestérolémie et, si nécessaire, prendre des médicaments spécifiques à cette fin.

De même, il existe des médicaments qui aident à résoudre la résistance à l'insuline, tels que la metformine, les glitazones, l'exénatide et le liraglutide.

Pour l' h iperinsulinemia est le résultat de i nsulinoma, la tumeur peut être enlevé par la chirurgie, ce qui résout généralement le problème. S'il y a beaucoup de tumeurs, il faudra enlever une partie du pancréas.

5. Quelle est la relation entre l'hyperinsulinémie et le diabète?

Finalement, la résistance à l'insuline pourrait générer d DIABÈTE. Au fur et à mesure que la sensibilité à cette hormone diminue, le pancréas cherchera à en générer plus, afin de maintenir un taux de sucre sanguin normal.

Lorsque le pancréas n'est plus en mesure de sécréter de l'insuline, il peut provoquer une intolérance au glucose entraînant un diabète.

6. Quels sont les principaux symptômes du diabète et comment est-il traité?

Les signes les plus courants sont une augmentation de la faim, de la soif et du besoin d'uriner. En outre, il peut y avoir perte de poids, fatigue, maux de tête, nausées, vomissements, tachycardie, cicatrisation insuffisante, douleurs abdominales et vision floue.

En ce qui concerne le traitement, l'objectif sera de rétablir des taux glycémiques normaux, pour lesquels il peut être nécessaire d'appliquer un substitut de l'insuline, des analogues de l'insuline ou des antidiabétiques oraux. En outre, le patient doit mener une vie saine.

Chapitre 39. Insulinome et hypoglycémie

L'insulinome est une tumeur rare dans le pancréas générant une production excessive d'insuline dans le sang. Cette hormone est responsable de la régulation des taux de glucose dans le corps et de son utilisation comme source d'énergie dans les cellules.

Une quantité élevée d'insuline peut entraîner une baisse trop importante du taux de sucre, entraînant une hypoglycémie.. L'insulinome est généralement petit - moins de 2 centimètres - et bénin (non cancéreux) dans la plupart des cas.

Pour en savoir plus sur ce sujet, nous interrogeons Mario Ve ga Carbó, endocrinologue clinique avec plus de 20 ans d'expérience.

Docteur Mario,

1. Qu'est-ce qui cause un insulinome?

Dans la grande majorité des cas, il s'agit de tumeurs d'origine sporadique. Seule une petite proportion est héréditaire et associée à des syndromes génétiques, tels que la néoplasie endocrinienne multiple (NEM) de type I.

2. Qui a plus de risques de le souffrir?

L'insulinome apparaît généralement entre 40 et 50 ans, plus fréquemment chez les femmes. L'incidence rapportée est de 3 à 10 cas par million de personnes. Les patients atteints de certains syndromes génétiques ont également un risque plus élevé de les souffrir.

3. Quels sont vos principaux symptômes?

Ses signes sont généralement liés au développement d'une hypoglycémie et peuvent inclure l' anxiété, la faiblesse, la faim, la confusion, une vision floue, des maux de tête, des vertiges, des sueurs et des palpitations. Associée à des apports alimentaires fréquents, prise de poids progressive au cours des derniers mois.

Dans les cas plus graves, il peut y avoir perte de conscience, convulsions et coma.

4. Comment un insulinome est-il détecté?

Compte tenu de ses symptômes, un test sanguin est généralement effectué pour mesurer les niveaux de glucose, d'insuline, de peptide C et de proinsuline, ainsi que des tests de réponse corporelle à l'injection de glucagon. De plus, une tomographie assistée par ordinateur, une imagerie par résonance magnétique, une échographie transabdominale, une échographie endoscopique ou d'autres examens à la recherche de la tumeur peuvent être effectués.

5. Quel est votre traitement?

Le traitement consiste en l'ablation chirurgicale de l'insulinome. S'il y a beaucoup de tumeurs, il peut être nécessaire de retirer une partie du pancréas.

Dans de très rares cas, s'il y a beaucoup d'insulinomes ou s'ils continuent à réapparaître, toute la glande est enlevée. Si cela se produit, lorsque le corps cesse de produire de l'insuline, le patient doit appliquer des substituts d'hormone pour la vie.

Si, pour une raison quelconque, la personne ne peut pas être opérée, certains médicaments aident à réduire la production d'insuline et à éviter l'hypoglycémie. Parmi eux figurent le diazoxide, les bloqueurs des canaux calciques, les analogues de la somatostatine et la streptozotocine.

6. Quels sont les résultats attendus de cette thérapie?

Le taux de guérison avec la chirurgie est presque 100% des cas.

7. Quelles autres complications cette maladie peut-elle causer?

Une réaction hypoglycémique grave peut provoquer des convulsions, des lésions cérébrales et même la mort.

D'autre part, les rares cas d'excision totale du pancréas peuvent conduire à un diabète et à des problèmes métaboliques. À son tour, si l'insulinome est cancéreux, il peut se propager à d'autres organes et être fatal.

Chapitre 40. La goutte: qu'est-ce que c'est et comment est-il traité

La goutte est un type d'arthrite qui se produit lorsque l'acide urique s'accumule dans le sang et provoque une inflammation des articulations. Il se caractérise par des accès de douleur soudains et intenses, dans lesquels la zone touchée gonfle, rougit et chauffe sans raison apparente.

Le plus commun se produit dans le gros orteil, ce qui peut être très gênant et se manifester pendant la nuit, ce qui provoque la personne à se réveiller soudainement de la gêne.

Il existe deux types de goutte: la goutte aiguë, qui n'affecte qu'une seule articulation et est généralement très douloureuse; et la chronique, dans laquelle se produisent des épisodes répétitifs pouvant se produire dans différentes parties du corps. On estime qu'entre 1 et 2% de la population en souffre.

Pour en savoir plus sur ce problème, nous interrogeons le médecin cubain Mario Vega Carbó, spécialiste en endocrinologie.

Docteur Mario,

1. Quelle est la cause de la chute?

Cette maladie survient lorsque beaucoup d'acide urique s'accumule dans le liquide qui entoure les tissus. Cela provoque la formation de cristaux, ce qui provoque le gonflement de l'articulation et l'élévation de la température. Le taux élevé d'acide urique peut être dû à une production excessive ou à des difficultés d'élimination du corps. Il peut également être administré par la prise de certains médicaments, tels que l'hydrochlorothiazide et d'autres diurétiques, qui entravent leur élimination naturelle.

2. Qui sont les plus susceptibles de souffrir de cette maladie?

On croit que la goutte peut être héréditaire. Son apparition est plus fréquente chez l'homme et les risques de souffrance augmentent avec l'âge. Les personnes qui boivent de l' alcool ou d'hypertension, le diabète, l' obésité, l' anémie, la leucémie, l' arthrite et les maladies rénales sont également plus susceptibles de souffrir. La même chose est arrivée à ceux qui ont subi une chirurgie ou un traumatisme récent.

3. Quels sont vos symptômes?

Ses principaux signes sont la douleur, l'enflure, les rougeurs et le réchauffement d'une ou plusieurs articulations. Les plus touchés sont généralement ceux du gros orteil, des genoux, des chevilles, des coudes et des poignets.

La gêne apparaît généralement soudainement et la nuit, avec une grande intensité. Certains patients peuvent également développer de la fièvre et, avec le temps, des dépôts d'acide urique peuvent former des bosses sous la peau, appelées tofo.

4. Comment cette condition est-elle détectée?

Lorsque vos symptômes apparaissent, des analyses du liquide synovial et de l'acide urique dans le sang et l'urine sont généralement effectuées, ainsi qu'une radiographie des articulations pour confirmer le diagnostic.

5. Quel est votre traitement?

Pour soulager la douleur, il est recommandé de prendre des anti-inflammatoires non stéroïdiens, tels que l'ibuprofène. Une dose supérieure à la normale peut être nécessaire, qui doit être prescrite par le médecin. Dans les cas très intenses, des corticostéroïdes, tels que la prednisone, peuvent être injectés dans l'articulation enflammée. De plus, la colchicine, le repos et l'application locale de glace sont également efficaces pour réduire l'inconfort.

Par ailleurs, s'il est confirmé que les taux d'acide urique sont très élevés, l'allopurinol, le fébuxostat, le lesinurad ou le probénécide seront prescrits quotidiennement pour prévenir la formation de cristaux.

6. Que peut-il arriver s'il n'est pas traité correctement?

La goutte peut causer des dommages et une perte de mobilité articulaire, entraînant une douleur et d'autres symptômes chez la personne la plupart du temps. Il peut également générer des calculs rénaux et des dépôts dans les reins.

7. Que peut-on faire de plus pour améliorer les prévisions?

Mener une vie saine, faire de l'exercice, boire beaucoup de liquide et bien manger peut aider à prévenir les attaques.

Il est recommandé d'éviter l'alcool (en particulier la bière), la viande rouge, la volaille, les crustacés et les boissons sucrées.

Au contraire, il est conseillé de maintenir un poids adéquat, de boire du café, de consommer des produits laitiers et des cerises et de prendre des suppléments de vitamine C.

Chapitre 41. Hémochromatose et excès de fer dans le corps

L'hémochromatose est une maladie héréditaire qui entraîne une accumulation excessive de fer dans le corps.

Cette anomalie provoque le stockage du minéral dans les tissus, en particulier dans le foie, le cœur et le pancréas, endommageant les organes.

Cela peut générer différentes maladies, telles que le cancer, une fréquence cardiaque irrégulière, le diabète, l'arthrite et la cirrhose.

Chez de nombreux patients, l'accumulation de fer est tellement excessive que la peau devient sombre. Pour abaisser vos niveaux, il est nécessaire de prélever du sang régulièrement sur le corps.

Pour en savoir plus sur ce sujet, nous interrogeons Mario Vega Carbó, spécialiste en endocrinologie avec plus de 20 ans d'expérience.

Docteur Mario,

1. À quelle fréquence cette maladie survient-elle et quelles en sont les causes?

L'hémochromatose est une maladie génétique qui touche 1 personne sur 250. Il se caractérise par une augmentation de l'absorption du fer résultant de la mutation d'un gène. Pour que la maladie se produise, il est nécessaire d'hériter du gène de la mère et du père.

2. Quelle est la quantité de fer normale présente dans le corps?

Chez les individus en bonne santé, la quantité totale est d'environ 2 à 4 g et est maintenue à ces niveaux tout au long de la vie. Chez les personnes atteintes d'hémochromatose, ce chiffre varie entre 20 et 40 g.

3. Quels sont les symptômes de cette maladie?

Ses principaux signes sont les douleurs articulaires, l'ostéoporose, la fatigue chronique, le manque d'énergie et de désir sexuel, les malaises abdominaux, la perte de poids et d'autres troubles associés aux maladies cardiaques et au diabète. Cependant, certaines personnes atteintes d'hémochromatose ne présentent jamais de symptômes.

4. Qui sont les plus susceptibles d'en souffrir?

Ces signes sont plus fréquents chez les hommes de 40 à 60 ans et chez les femmes de plus de 50 ans, les hommes étant les plus susceptibles de souffrir de la maladie. La raison en est que les femmes perdent une quantité considérable de sang chaque mois à la menstruation et pendant l'accouchement si elles tombent enceintes. E 1 La consommation excessive d'alcool contribue à la progression de l' hémochromatose symptomatique.

5. Comment cette maladie est-elle diagnostiquée?

Une analyse de sang permet de déterminer la quantité de fer dans le corps. D'autre part, un test peut également être effectué pour déterminer si le gène défectueux qui le provoque est présent. Habituellement, parallèlement à ces études, une analyse de la fonction hépatique est généralement effectuée pour détecter des lésions hépatiques.

Une fois la maladie diagnostiquée, il est important de procéder à une évaluation du reste de la famille en raison de sa nature héréditaire.

6. Quel est votre traitement?

L'hémochromatose est contrôlée par des phlébotomies fréquentes, c'est-à-dire des prises de sang. Cela réduit les niveaux de fer du corps car le minéral est stocké dans les globules rouges.

Au début du traitement, une ou deux extractions sont généralement nécessaires par semaine et, lorsque les valeurs sont normalisées, elles sont effectuées à des intervalles plus larges, tous les deux ou trois mois. Cela doit être maintenu pour la vie.

Pour ceux qui ne peuvent pas prendre de sang, soit parce qu'ils souffrent d'anémie ou de complications cardiaques, il existe des médicaments pour éliminer l'excès de fer.

7. Quels sont les résultats attendus?

Si le traitement est commencé avant que les organes ne soient endommagés, les complications associées à cette maladie peuvent être évitées.

En ce sens, les phlébotomies fréquentes peuvent arrêter la détérioration du foie dans sa phase initiale, permettant ainsi une espérance de vie normale. Toutefois, s'il existe déjà des signes de cirrhose, le risque de cancer est élevé, même si l'on parvient à normaliser les niveaux de fer, car il est irréversible.

Dans le cas du diabète causé par une lésion du pancréas, il s'améliore généralement avec le traitement. Les prélèvements de sang aident également à soulager les symptômes de fatigue, de douleurs abdominales et d'obscurcissement de la peau.

8. Quels autres soins peuvent être pris pour améliorer la maladie?

Les patients souffrant d'hémochromatose sont priés d'éviter les suppléments contenant du fer et de la vitamine C, de boire de l'alcool et de manger du poisson et des fruits de mer crus.

PARTIE III DIABÈTE

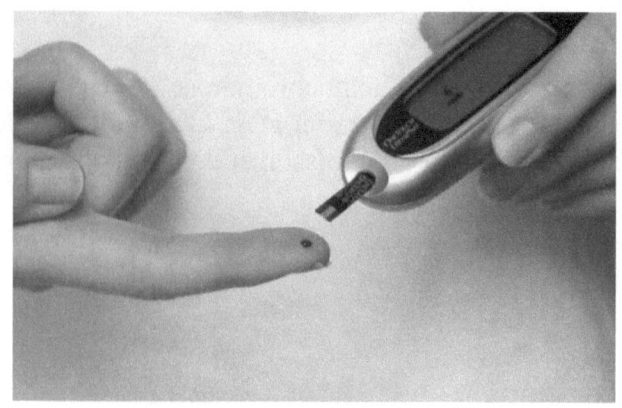

Chapitre 42. Le prédiabète et comment le résoudre à temps

Le prédiabète est un trouble dans lequel le niveau de sucre (glycémie) est supérieur à la normale, mais n'atteint pas les valeurs limites pour établir le diagnostic de diabète sucré.

Cette condition peut se produire aussi bien dans les adultes et chez les enfants, et l' absence de traitement, peut entraîner des - dommages à long terme au cœur, les vaisseaux sanguins et les reins , entre autres organes .

Les changements de mode de vie peuvent aider à réguler le niveau de sucre dans le corps et empêcher son évolution.

Pour en savoir plus sur ce sujet, nous interrogeons Mario Veg , un endocrinologue endocrinologue, avec plus de 20 ans d'expérience.

Docteur Mario,

1. Quelles sont les causes du prédiabète?

La cause exacte est inconnue, mais les antécédents familiaux, la génétique et l'excès de graisse dans le corps semblent jouer un rôle important. La majeure partie du glucose dans le corps provient des aliments que nous mangeons. Ensuite, l'insuline, une hormone générée par le pancréas, la transporte vers les cellules pour l'utiliser comme source d'énergie.

Les personnes atteintes de prédiabète ne traitent pas le sucre correctement et celui-ci s'accumule dans le sang, ce qui a des effets néfastes sur la santé.

2. Quels sont les symptômes de cette maladie?

En général, le prédiabète ne présente aucun signe. Quand il est avancé, il peut y avoir un assombrissement de la peau dans certaines parties du corps et une augmentation de la faim, de la soif et du besoin d'uriner.

En outre, il peut y avoir perte de poids, fatigue, maux de tête, nausées, vomissements, tachycardie et vision floue. Si cela se produit, le patient présente un risque sérieux de développer un diabète.

3. Comment cette condition est-elle détectée?

En l'absence de symptômes, pour diagnostiquer le prédiabète, il est nécessaire d'effectuer un test sanguin afin de mesurer le niveau de sucre.

4. Qui a plus de risques de l'avoir?

Comme dans le cas du diabète sucré, ceux de plus de 45 ans, ceux qui sont obèses et en surpoids, ceux qui ne réalisent pas d'activation physique, ceux qui souffrent d'hypertension artérielle ou de syndrome des ovaires polykystiques et ceux qui ont du cholestérol " bon " (HDL) faible, taux élevé de triglycérides et les antécédents familiaux de la maladie , sont susceptibles de souffrir plus.

5. Quel est votre traitement?

Opter pour un mode de vie sain aide généralement à normaliser la glycémie. Cela inclut de manger des aliments faibles en gras et en calories et riches en fibres. Faites régulièrement de l'exercice, buvez beaucoup d'eau, éliminez le surpoids, arrêtez de fumer et évitez de boire de l'alcool.

D'autre part, si nécessaire, le médecin peut vous prescrire un médicament pour contrôler les niveaux de glucose, de cholestérol, de triglycérides et l'hypertension artérielle.

6. Quelles autres complications le prédiabète peut-il apporter?

Les personnes atteintes de cette maladie ont un risque plus élevé de développer un diabète sucré au cours des 10 prochaines années. En outre, ils augmentent également les risques de maladie cardiaque, de cécité, d'insuffisance rénale, de lésions neurologiques et d'accident vasculaire cérébral.

Chapitre 43. Diabète de type 2

Le diabète sucré de type 2 est un trouble chronique qui empêche le bon métabolisme du glucose, l'accumulant dans le sang. Cela peut être dû à un déficit de production d'insuline dans le pancréas, précédé d'une résistance des cellules à l'action de cette hormone.

L'insuline est responsable de la régulation du sucre dans le corps et de son utilisation comme source d'énergie dans les muscles et autres tissus.

On estime qu'environ 8% de la population adulte souffre de diabète et, si elle n'est pas traitée correctement , peut provoquer des maladies cardiaques et rénales, des problèmes de vision, des polyneuropathies et des ulcères graves des membres, principalement des membres. plus bas . Bien qu'il n'ait pas de traitement curatif, il peut être contrôlé avec un régime alimentaire approprié, des exercices réguliers, une perte de poids, des médicaments et un traitement.

Pour en savoir plus sur ce sujet, nous interviewons Mario Veg a Carbó, un endocrinologue ayant plus de 20 ans d'expérience.

Docteur Mario,

1. Qu'est-ce que la résistance à l'insuline et quelle en est la cause?

La résistance à l'insuline empêche les cellules du corps de réagir normalement à cette hormone. Cela signifie que le glucose ne peut pas y pénétrer avec la même facilité, ce qui l'accumule dans le sang. Bien que, dans la plupart des cas, la cause spécifique de la cause soit inconnue, plusieurs facteurs influent sur son apparence.

Ceux-ci incluent les composants héréditaires, l'obésité, l'inactivité physique, l'apport en graisses saturées et les régimes riches en sodium, le mode de vie sédentaire, l'hypertension, l'artériosclérose, la maladie d'Alzheimer, le cholestérol et des taux élevés de triglycérides, certains types de cancer. et certains médicaments tels que la cortisone.

2. Quelle est la relation avec le diabète?

Avec le temps, l'insulinorésistance pourrait en générer. Au fur et à mesure que la sensibilité à cette hormone diminue, le pancréas cherchera à en générer plus, afin de maintenir un taux de sucre sanguin normal.

Lorsque le pancréas n'est plus en mesure de sécréter de l'insuline, il peut provoquer une intolérance au glucose entraînant un diabète.

3. Qui a plus de risques de l'avoir?

La plupart des personnes atteintes de cette maladie sont en surpoids ou obèses, car l'augmentation de la masse grasse empêche le corps d'utiliser l'insuline de la bonne manière. En outre, les antécédents familiaux, la génétique , un faible niveau d'activité physique et une mauvaise alimentation augmentent les risques de souffrir de la maladie.

De même, le fait d' avoir souffert de maladies telles que le prédiabète, le diabète gestationnel et le syndrome des ovaires polykystiques est un facteur de risque de diabète .

Un autre facteur à prendre en compte est l'âge, car les possibilités augmentent avec l'âge, en particulier après votre 45e anniversaire. Cependant, le diabète sucré de type 2 augmente considérablement chez les enfants, les adolescents et les jeunes adultes.

4. Quels sont vos principaux symptômes?

Le diabète se développe généralement lentement et au début, la personne peut ne présenter aucun signe. Quand il est plus avancé, il peut y avoir une augmentation de la faim, de la soif et du besoin d'uriner.

Les autres symptômes communs sont les infections de la vessie, des reins ou de la peau; fatigue maux de tête et douleurs abdominales; nausée, vomissement; la tachycardie; guérison inadéquate; zones de peau foncée, généralement dans les aisselles et le cou; et vision floue.

5. Comment est-il détecté?

Compte tenu de ses symptômes, une analyse des antécédents médicaux du patient, un examen physique et le niveau de glycémie, d'hémoglobine glycosylée et de lipides sanguins sont généralement effectués

Il est également possible que l'urine, l'osmolarité, la fréquence cardiaque, la pression artérielle et d'autres tests permettant de confirmer le diagnostic soient effectués.

6. Quel est votre traitement?

Le but de la thérapie est de rétablir un taux glycémique normal, pour lequel il peut être nécessaire d'appliquer un substitut de l'insuline, des analogues de l'insuline ou des antidiabétiques oraux.

D'autre part, comme un apport alimentaire excessif et un mode de vie sédentaire augmentent les risques de cette maladie, vous travaillez également sur un régime alimentaire particulier et sur l'adaptation d'un mode de vie plus sain.

En ce sens, il est important de contrôler son poids et de consommer une alimentation bien équilibrée avec moins de calories, des glucides raffinés et des graisses saturées, ainsi que plus de fruits, de légumes et de fibres. Faites également de l'activité physique régulièrement et évitez de fumer et de consommer de l'alcool en excès.

En outre, le patient doit apprendre à mesurer son taux de sucre dans le sang à l'aide d'un glucomètre et à effectuer des contrôles périodiques. Sur la base de ces résultats, le traitement sera ajusté en fonction des besoins afin de maintenir une plage appropriée.

Si nécessaire, le médecin vous prescrira des médicaments injectables ou oraux permettant de réguler le niveau de sucre, tels que la metformine, les sulfonylurées, les méglitinides ou les thiazolidinediones. L'administration d'insuline peut également être nécessaire.

7. Quelles autres complications le diabète peut-il apporter?

L'hyperglycémie, le syndrome hyperosmolaire hyperglycémique, l'acidocétose diabétique et l'hypoglycémie font partie des problèmes liés au diabète.

D'autre part, s'il n'est pas contrôlé correctement, il peut provoquer des maladies cardiaques et des accidents vasculaires cérébraux; problèmes oculaires, auditifs, dentaires et cutanés; lésions rénales; perte de sensation;

Lésion nerveuse et ulcères du pied graves pouvant même conduire à une amputation. En outre , les inconvénients de digérer les aliments, la guérison lente, l'apnée du sommeil , la maladie d'Alzheimer et le dysfonctionnement érectile.

8. Quels autres aspects faut-il prendre en compte lors de cette maladie?

Vivre avec le diabète peut être très stressant et provoquer une dépression et une détresse. Par conséquent, il est également important de prendre soin de votre santé émotionnelle. Il est conseillé de pratiquer la méditation pour libérer l'esprit des soucis, de faire du yoga et d'autres activités de détente. Si nécessaire, un soutien psychologique et thérapeutique est recommandé.

D'autre part, il est important que ces patients portent un bracelet ou une carte spéciale indiquant leur état de santé pour alerter les autres dans les situations d'urgence.

Chapitre 44. Diabète MODY

Le diabète chez l'âge adulte qui survient chez les jeunes est connu sous le sigle MODY en anglais («Maturity Onset Diabetes of the Young»). Il s'agit d'un type d'affection présentant les caractéristiques du diabète sucré, apparaissant généralement à l'âge adulte, mais apparaissant avant l'âge de 25 ans.

Il n'est pas lié à la tendance observée ces derniers temps, dans laquelle la maladie apparaît dans la population infantile à la suite de l'obésité, du régime alimentaire insuffisant et du manque d'activité physique. E n diabète MODY général patients sont en surpoids non.

Pour en savoir plus sur ce sujet, nous avons consulté le Dr Mario Vega Carbó, spécialiste en endocrinologie clinique .

Docteur Mario,

1. Qu'est-ce qui caractérise le diabète de type MODY?

Ce type se caractérise par l'apparition, avant l'âge de 25 ans, principalement héréditaire (fortement transmise des parents aux enfants), d'une évolution lente et progressive et d'un déficit en sécrétion d'insuline.

Cela ne commence généralement pas avec une concentration élevée de corps cétoniques dans l'urine et n'est pas lié à l'obésité.

2. Quelle est la cause de cette maladie?

Il s'agit généralement d'une maladie monogénique résultant de mutations d'un seul gène qui affecte la maturation des cellules bêta du pancréas, productrices d'insuline.

Cela diffère des types 1 et 2, qui sont généralement causés par plusieurs gènes, en plus des facteurs liés au mode de vie. Au moins 13 gènes pouvant causer le diabète MODY sont connus. La plupart d'entre eux sont des agents de transcription impliqués dans le développement embryonnaire.

Cette affection se manifeste plus fréquemment chez les enfants et les adolescents, qui ont généralement une capacité de production d'insuline plus faible. Dans de très rares cas, le problème est une résistance sévère à cette hormone.

3. Comment le diabète MODY est-il détecté?

Dans de nombreux cas, les patients atteints de MODY sont diagnostiqués à tort avec un diabète de type 1 ou 2, ce qui les oblige à recevoir un traitement inadéquat. Pour une détection correcte, il est essentiel d'analyser les antécédents familiaux, l'âge d'apparition, le degré d'hyperglycémie et l'absence d'auto-anticorps pancréatiques.

D'autre part, des tests de glycémie et d'insuline, des tests génétiques et plusieurs anticorps peuvent contribuer au diagnostic.

4. Comment cette affection est-elle traitée?

Le traitement dépendra du type de MODY et de ses symptômes. Certaines personnes peuvent contrôler la maladie avec un régime alimentaire approprié et des exercices physiques réguliers. D'autres devront prendre des médicaments pour le diabète, soit de l'insuline, soit un antidiabétique oral .

Bien que la réponse initiale aux antidiabétiques oraux soit généralement bonne, certains sous-types de MODY sont davantage prédisposés à nécessiter de l'insuline à mesure que la maladie progresse.

De temps en temps, les patients doivent également suivre des traitements pour des affections apparentées, telles que des kystes du rein ou de la goutte.

5. Quels autres aspects faut-il prendre en compte lors de cette maladie?

Comme pour les autres types de diabète, le patient doit apprendre à mesurer ses niveaux glycémiques et à suivre un régime alimentaire personnalisé permettant de contrôler la maladie.

E n si elle est confirmée le diabète MODY, il est important d' identifier les parents à risque pour leur capacité à être héritée.

Chapitre 45. Diabète LADA

Le diabète auto-immune latent chez les adultes, ou LADA (acronyme anglais) (« diabète latent auto-immunitaire chez les adultes»), est un type d'affection tardive qui est généralement diagnostiquée chez les personnes de plus de 30 ans.

Également appelé diabète de type 1.5 , il s'agit d'une maladie auto-immune génétique dans laquelle le système immunitaire bloque par erreur le pancréas et détruit les cellules qui produisent l'insuline, comme dans le diabète de type 1 (diabète juvénile). Dans ce cas, les progrès sont lents et progressifs, ce qui entraîne parfois une confusion avec le diabète de type 2.

Pour en savoir plus sur ce sujet, nous interrogeons Mario Ve ga Carbó, endocrinologue ayant plus de 20 ans d'expérience.

Docteur Mario,

1. Quelles sont les caractéristiques spéciales de ce type de diabète?

Le diabète LADA présente certaines caractéristiques de type 1 et d'autres de type 2. Certains spécialistes le considèrent même comme une variante du diabète juvénile, car il est également d'origine auto-immune, il n'est pas héréditaire et il existe des anticorps dans le sang. Cependant, il varie selon l'âge auquel il apparaît, dans lequel sa progression est beaucoup plus lente et dans laquelle aucune cétone ne peut être vue dans le sang ou dans les urines.

En ce qui concerne le diabète de type 2, il convient que cela se produit chez les adultes âgés de 30 à 50 ans et que le patient continue de produire de l'insuline au début.

Au contraire, il se distingue par un faible taux de peptide C et une augmentation des taux d'anticorps dirigés contre les îlots pancréatiques.

2. Quels sont les symptômes du diabète LADA?

Les symptômes sont similaires à ceux du diabète de type 1 et 2: augmentation de la faim, de la soif et du besoin d'uriner; se sentir fatigué; vision trouble; mal de tête; irritabilité et sautes d'humeur

3. Comment cette maladie est-elle détectée?

Une analyse des antécédents médicaux du patient, un examen physique et les niveaux de glycémie, d'hémoglobine glycosylée et de lipides sanguins sont généralement pratiqués devant ses signes . Également des tests de plusieurs anticorps, tels que les cellules d'îlots (ICA), l'acide glutamique décarboxylase (GAD) et l'anti-insuline (IAA).

Comme il apparaît généralement chez les adultes, ses symptômes sont souvent confondus avec le diabète de type 2. On estime qu'entre 10 et 15% des diagnostics de cette maladie sont en réalité un diabète de type LADA.

Pour confirmer que cette affection est impliquée, le patient doit être âgé de plus de 30 ans, présenter au moins un des anticorps correspondant au diabète de type 1 et ne pas avoir été traité à l'insuline dans les six mois suivant sa détection.

4. Quel est le traitement du diabète LADA ?

Comme pour le diabète de type 2, les patients atteints de LADA peuvent initialement utiliser des médicaments par voie orale, faire de l'exercice et adopter un régime alimentaire équilibré pour contrôler la maladie. Cependant, avec le temps, le pancréas cessera complètement de produire de l'insuline, comme dans le type 1, et l'injection de l'hormone sera nécessaire .

Le processus entre deux étapes peut prendre des mois, voire des années après le diagnostic. Il est possible que des médicaments soient prescrits pour l'hypertension artérielle et pour réduire le cholestérol.

5. Quelles complications le diabète LADA peut-il apporter?

Comme pour les types 1 et 2, les personnes diagnostiquées avec le LADA ont un risque plus élevé de souffrir de maladies circulatoires et cardiaques ; lésions nerveuses, des dommages s ales, les yeux et les pieds, i infection produits peau et la bouche, et les complications de la grossesse.

Chapitre 46. Autres types spécifiques de diabète

Le glucose est la principale source d'énergie du corps. Ce sucre provient de la nourriture consommée et l'insuline est responsable de la régulation de son entrée dans les cellules du corps.

Lorsque la glycémie est élevée, une maladie métabolique chronique et irréversible appelée diabète est générée.

Celui-ci peut être divisé en 4 grands groupes: type 1 ou auto-immunitaire; type 2; Diabète gestationnel et autres types spécifiques de diabète. Dans le diabète de type 1, le pancréas ne produit pas assez d'insuline. Dans le type 2, qui est le plus courant, il existe généralement une résistance à cette hormone et le corps ne l'utilise pas correctement. Quant au diabète gestationnel , c'est celui qui apparaît pendant la grossesse.

Au sein de la catégorie « autres types de spécifiques du diabète », est inclus n tous les types qui sont déclenchés comme une complication ou des symptômes de syndromes génétiques, la chirurgie, les médicaments, la malnutrition, les infections et autres problèmes de santé.

Pour en savoir plus sur ce sujet, nous interrogeons Mario V ega Carbó, endocrinologue ayant plus de 20 ans d'expérience.

Docteur Mario,

1. Quel pourcentage de cas de cette maladie correspond à ces autres types de diabète?

Il est estimé que ce type représente entre 1 2 % du total des cas.

2. Quelles altérations génétiques et endocrinopathies peuvent causer ce type de diabète secondaire?

Parmi les syndromes génétiques pouvant conduire au diabète, on peut citer Klinefelter, Turner, Down, Prader-Willi, Laurence-Moon-Biedl et Wolfram.

Les endocrinopathies comprennent notamment le syndrome de Cushing, l'acromégalie, les maladies de la thyroïde ou les thyroïdes, les tumeurs produisant des hormones telles que le glucagon ou la somatostatine, le phéochromocytome, l'hyperaldostéronisme primaire, le syndrome carcinoïde, les syndromes auto-immuns polyglandulaires. des ovaires polykystiques.

3. Pourquoi ces pathologies endocriniennes peuvent-elles conduire au diabète?

En effet, il existe des hormones aux propriétés opposées à l'action de l'insuline, telles que le cortisol, l'hormone de croissance, le glucago et l'adrénaline; et d'autres qui inhibent sa sécrétion, tels que l'aldostérone et la somatostatine.

4. Quelles maladies du pancréas et de certains médicaments peuvent entraîner d'autres types de diabète?

Parmi les premiers figurent les pancréatites chroniques, qu'elles soient provoquées par des médicaments, des virus ou une lithiase vésiculaire; cancer du pancréas, hémochromatose; fibrose kystique et pancréatectomie (ablation chirurgicale du pancréas) .

En ce qui concerne les médicaments, certains d'entre eux sont les corticostéroïdes, les diurétiques thiazidiques, l'acide nicotinique, les œstrogènes, les contraceptifs oraux, la pentamidine et les médicaments psychoactifs.

5. Comment ces types de diabète secondaire sont-ils traités?

Le traitement dépendra de la cause de la maladie et de ses symptômes. Certaines personnes peuvent le contrôler avec un régime alimentaire approprié et des exercices physiques réguliers. D'autres devront prendre des médicaments pour le diabète. S'il s'agit d'une conséquence d'une autre condition médicale, il doit être traité. Si la cause est un médicament, il peut être remplacé par un autre.

Chapitre 47 . Complication aiguë du diabète

Le diabète est un trouble chronique qui empêche le métabolisme correct du glucose, l'accumulant dans le sang. Si elle n'est pas correctement contrôlée, cela peut entraîner de graves problèmes au cœur, aux yeux, aux reins, aux nerfs et aux pieds.

De plus, certaines complications aiguës de cette maladie peuvent apparaître rapidement et mettre la vie du patient en danger. Parmi ces situations graves figurent l'hypoglycémie, l'hyperglycémie, le coma hyperosmolaire et l'acidocétose.

Pour en savoir plus sur ce sujet, nous interrogeons Mario Vega Carbó, médecin spécialiste en démocrocrologie ayant plus de 20 ans d'expérience.

Docteur Mario,

1. Qu'est-ce que l'hypoglycémie et quelle complication aiguë peut-elle causer?

Le Hypoglycémie est un trouble dans lequel les niveaux de sucre dans le sang sont inférieurs à la normale. Il survient généralement chez les patients prenant des médicaments antidiabétiques à des doses plus importantes que nécessaire. Cela provoque beaucoup d'insuline et une glycémie basse.

Si le problème n'est pas résolu rapidement, l'hypoglycémie peut s'aggraver rapidement et provoquer des crises d'épilepsie et des lésions cérébrales.

2. Comment traite-t-on l'hypoglycémie?

Face à ses symptômes, la thérapie vise à corriger l'hypoglycémie. Cela peut inclure boire du jus, manger de la nourriture et prendre des comprimés de glucose.

Dans les cas graves, une injection de glucago , une hormone qui augmente rapidement le taux de sucre , peut être nécessaire .

3. Qu'est-ce que l'hyperglycémie et quels troubles graves peut-elle causer?

Le Hyperglycémie est une condition dans laquelle les niveaux de sucre dans le sang sont supérieures à la normale. Lorsqu'ils sont très élevés pendant une période prolongée, ils peuvent provoquer deux troubles graves: l'état d'hypoglycémie hyperosmolaire et l'acidocétose diabétique.

4. Quel est l'état d'hypoglycémie hyperosmolaire et quelles complications aiguës peut-il engendrer?

Il s'agit de l'un des troubles métaboliques les plus graves chez les patients diabétiques. Il implique une glycémie très élevée, une déshydratation extrême et une perte de conscience.

Généralement, cette maladie survient chez les personnes âgées qui ne sont pas contrôlées. Il peut également être déclenché par des infections aiguës ou la consommation de médicaments tels que les corticostéroïdes ou les diurétiques. Si elle n'est pas traitée, une déshydratation sévère peut provoquer des convulsions, le coma et éventuellement la mort.

5. Quel est votre traitement?

Habituellement, la première chose à faire est de corriger la perte de liquide en administrant une solution physiologique par voie intraveineuse. Cela améliore la pression artérielle, le débit urinaire et la circulation.

Ensuite , le taux de glucose élevé est traité avec l'administration d'insuline.

6. Qu'est-ce que l'acidocétose diabétique?

Ceci est une autre complication grave du diabète qui survient lorsque le corps produit des taux élevés de cétones, acides présents dans le sang.

Les cétones sont des produits chimiques créés par le corps au moment de la combustion des graisses et utilisés comme énergie. Cela se produit lorsqu'il n'y a pas assez d'insuline pour utiliser le glucose, principale source de carburant des muscles et des autres tissus.

7. Quelles complications cette condition peut-elle apporter?

L'acidocétose diabétique peut provoquer une accumulation de liquide dans le cerveau, une crise cardiaque et une insuffisance rénale, entre autres maladies graves. C'est pourquoi il est important que, face à vos symptômes, votre attention soit attirée de toute urgence.

8. Comment traite-t-on l'acidocétose diabétique?

Premièrement, il cherche à corriger le niveau élevé de glucose dans le sang avec de l'insuline et à remplacer les liquides et les électrolytes perdus.

En cas d'infection bactérienne, combattez avec des antibiotiques. Si une autre maladie est à l'origine de cette affection, elle doit également être traitée.

9. Comment peut-on prévenir ces complications aiguës du diabète?

Les personnes atteintes de cette maladie doivent faire des autotests de la glycémie pour surveiller régulièrement leurs taux sanguins. Il est essentiel qu'ils prennent les médicaments prescrits correctement et qu'ils ne modifient pas les doses d'insuline sans surveillance médicale.

D'autre part, il est important qu'ils suivent un régime alimentaire équilibré, qu'ils exercent régulièrement, qu'ils maintiennent un poids suffisant et qu'ils évitent l'alcool et le tabac.

Chapitre 48. Hypoglycémie diabétique et ses complications

Le Hypoglycémie est un trouble dans lequel les niveaux de sucre dans le sang sont inférieurs à la normale. Au contraire, le diabète est une maladie dans laquelle ils sont trop élevés.

L'insuline est responsable de la régulation de la glycémie dans le corps et de son utilisation comme source d'énergie dans les muscles et les autres tissus.

Pendant le traitement du diabète, des substituts ou des analogues de cette hormone sont généralement appliqués pour rétablir les niveaux de sucre normaux.

Si vous utilisez une dose très élevée, les valeurs peuvent tomber trop bas, entraînant une hypoglycémie diabétique.

Pour en savoir plus sur ce sujet, nous interrogeons Mario Vega Carbó, endocrinologue ayant plus de 20 ans d'expérience.

Docteur Mario,

1. Quelles sont les causes de l'hypoglycémie?

Ce trouble survient généralement chez les patients prenant des médicaments antidiabétiques à des doses plus importantes que nécessaire. Cela provoque beaucoup d'insuline et une glycémie basse. Une autre cause peut être une tumeur du pancréas, appelée insulinome.

En outre, il peut également apparaître lorsque vous ne mangez pas suffisamment, si vous sautez ou retardez des repas, si vous buvez trop de boissons alcoolisées ou faites plus d'exercice que d'habitude.

2. Quels sont vos principaux symptômes?

La glycémie normale se situe entre 70 et 99 mg / dL. Lorsque 55 à 70 mg / dl, il est considéré que le patient a un h ipoglucemia doux et peut avoir la faim, la transpiration, la nervosité et tremblements.

Quand il se situe entre 40 et 55 mg / dl, il est considéré comme une hypoglycémie modérée et peut entraîner des vertiges, de la somnolence, de la confusion, des difficultés d'élocution, de l'anxiété et de la faiblesse.

Lorsqu'elle est inférieure à 40 mg / dl, elle est considérée comme une hypoglycémie sévère et peut présenter des troubles de la pensée, des convulsions, une perte de conscience et le coma.

3. Quel est votre traitement?

Le traitement cherchera à corriger l'hypoglycémie. Cela peut inclure boire du jus, manger de la nourriture et prendre des comprimés de glucose. Dans les cas graves, une injection de glucag ou de n, une hormone qui augmente rapidement le taux de sucre , peut être nécessaire .

Si l'hypulinémie résulte d'une insulinome, la tumeur peut être enlevée par une intervention chirurgicale, ce qui résout généralement le problème. S'il y a beaucoup de tumeurs, il faudra enlever une partie du pancréas.

4. Quelles autres complications cette maladie peut-elle causer?

Si le problème n'est pas résolu rapidement, l'hypoglycémie peut s'aggraver rapidement et provoquer des crises d'épilepsie et des lésions cérébrales. Dans certains cas, ce trouble peut survenir pendant le sommeil de la personne. Ses symptômes sont la transpiration excessive , les cauchemars, la fatigue, l'irritabilité et la désorientation au réveil.

5. Comment prévenir l'hypoglycémie diabétique?

Pour éviter ce trouble, il est recommandé de mesurer régulièrement les taux de glucose et de maintenir un horaire fixe pour les repas. Suivez également le traitement médical indiqué pour le contrôle du diabète et prenez les médicaments à l'heure et aux doses indiquées.

Si vous allez pratiquer des activités physiques, il est conseillé de boire du liquide et de manger avant. En outre, il est conseillé aux personnes présentant un risque d'hypoglycémie de toujours avoir des comprimés de glucose ou des bonbons sous la main. Ils doivent également mesurer leur glycémie avant de conduire ou d'utiliser une machine.

Enfin, il est important que ces patients portent un bracelet ou une carte spéciale indiquant leur état afin d'alerter les autres en cas d'urgence. Il est bon d'alerter la famille, les amis et les collègues de travail sur l'hypoglycémie et sur la manière de réagir en cas de crise.

Chapitre 49. État hyperglycémique hyperosmolaire

L' état hyperglycémique hyperosmolaire est l'un des troubles métaboliques les plus graves chez les patients diabétiques.

Cela implique un taux très élevé de sucre (glucose) dans le sang, une déshydratation extrême et une perte de conscience.

Cette maladie survient généralement chez les personnes âgées qui ne sont pas contrôlées. Il peut également être déclenché par des infections aiguës ou la consommation de médicaments tels que les corticostéroïdes ou les diurétiques.

Si elle n'est pas traitée, une déshydratation sévère peut provoquer des convulsions, le coma et éventuellement la mort.

Pour parler de ce sujet, nous interrogeons le Dr Mario Vega Carbó, spécialiste en endocrinologie clinique.

Docteur Mario,

1. Quels sont les symptômes d'un état hyperosmolaire hyperglycémique?

Lorsque le taux de sucre dans le sang augmente, le corps tente d'éliminer l'excès d'urine. L'un de ses signes est donc de devoir aller très souvent aux toilettes. Les autres symptômes incluent une soif excessive, le besoin de boire beaucoup de liquide, une bouche sèche et des lèvres gercées, de la fièvre et une urine foncée.

Le patient peut également se sentir faible, souffrir de somnolence ou de confusion, de nausées, d'une perte de poids, d'une perte de vision, de hallucinations et d'une faiblesse d'un côté du corps. Les signes peuvent s'aggraver pendant des jours ou des semaines et causer des problèmes de mobilité, de troubles de la parole, de convulsions et de coma.

2. Quels autres facteurs peuvent déclencher cette condition?

En plus du diabète non contrôlé, l'hyperglycémie hyperosmolaire peut être causée par une infection aiguë ou par d'autres maladies concomitantes, telles qu'une crise cardiaque, un accident vasculaire cérébral ou une opération récente. En outre , cela peut être une conséquence de boire peu de liquide, de consommer de nombreux aliments contenant des glucides et du sucre, ou d'insuffisance cardiaque ou rénale.

De plus, certains médicaments qui diminuent l'effet de l'insuline sur l'organisme ou qui augmentent la perte de liquide peuvent la déclencher.

3. Comment l'état d'hyperglycémie hyperosmolaire est-il détecté?

Compte tenu de leurs symptômes, une analyse des antécédents médicaux du patient est généralement effectuée et le niveau de glucose dans le sang, la fièvre, la fréquence cardiaque et la pression artérielle sont mesurés.

Il est également possible que l'urine, l'osmolarité, l'azote uréique total, les niveaux de sodium et de créatine, les radiographies thoraciques, l'électrocardiogramme et le scanner de la tête soient effectués pour confirmer le diagnostic.

4. Quel est votre traitement?

Habituellement, la première chose à faire est de corriger la perte de liquide en administrant une solution physiologique par voie intraveineuse. Cela améliorera la tension artérielle, le débit urinaire et la circulation. Ensuite, le niveau élevé de glucose est traité avec l'administration d'insuline.

5. Quelles autres complications l'état hyperglycémique hyperosmolaire peut-il entraîner?

Si cette affection n'est pas traitée, cela peut provoquer un choc dans lequel le corps ne reçoit pas un flux sanguin suffisant, causant des lésions à différents organes. En outre, il peut entraîner la formation de caillots, un œdème cérébral et une augmentation du taux d'acide dans le sang.

6. Comment peut-il être évité?

L'état hyperosmolaire hyperglycémique ne survient que lorsque le diabète n'est pas bien contrôlé. C'est pourquoi il est recommandé de mesurer régulièrement la glycémie et de prendre les médicaments prescrits par le médecin. En outre, il est conseillé de boire du liquide fréquemment.

Chapitre 50. Acidocétose diabétique

L'acidocétose diabétique est une complication grave du diabète qui survient lorsque le corps produit de hauts niveaux de cétones, acides présents dans le sang.

Les cétones sont des produits chimiques créés par le corps au moment de la combustion des graisses et utilisés comme énergie. Cela se produit lorsqu'il n'y a pas assez d'insuline pour utiliser le glucose, principale source de carburant des muscles et des autres tissus.

Cette complication survient généralement chez les personnes atteintes de diabète de type 1. Lorsque le corps accumule des cétones dans le sang, il devient plus acide. Un niveau élevé peut être toxique et mettre la vie en danger.

Pour en savoir plus sur ce sujet, nous interrogeons Mario Vega Carbó, spécialiste en endocrinologie qui travaille comme endocrinologue au bureau Vega & Vado de Managua, au Nicaragua.

 Docteur Mario,

1. Qu'est-ce qui peut déclencher une acidocétose diabétique?

En général, cette complication survient lorsqu'il existe une glycémie non contrôlée pendant une longue période. Cela peut également être une conséquence d'une alimentation insuffisante, d'une réaction à l'insuline, d'une infection, d'une blessure, d'une maladie grave, d'un traumatisme physique ou émotionnel, d'une crise cardiaque, d'une chirurgie, de certains médicaments, tels que les corticostéroïdes et certains diurétiques, et de la consommation. consommation excessive d'alcool ou de drogues, en particulier la cocaïne.

Dans de nombreux cas, l'acidocétose peut être le premier symptôme apparaissant chez les personnes atteintes de diabète de type 1 non détecté.

Dans les cas où il a déjà été diagnostiqué, il peut être déclenché lorsque le patient arrête de prendre ses médicaments ou lorsqu'une dose plus élevée est nécessaire.

2. Quels sont vos principaux symptômes?

Les personnes atteintes d'acidocétose diabétique peuvent présenter un état de conscience diminué, un essoufflement, une bouche et une peau sèches, une rougeur du visage, des mictions fréquentes, une soif excessive, des maux de tête et douleurs abdominales, de la fatigue, une haleine fruitée , raideur musculaire, nausée et vomissements.

3. Comment cette maladie est-elle diagnostiquée?

Face à ses symptômes, un examen physique et un test à la cétone sont généralement effectués à l'aide d'un échantillon de sang ou d'urine. Afin de compléter le diagnostic, il est également possible d'effectuer des gaz dans le sang artériel, une radiographie pulmonaire, un électrocardiogramme, des tests métaboliques et une mesure de la pression artérielle et de la glycémie.

4. Quel est votre traitement?

Premièrement, il cherchera à corriger le niveau élevé de glucose dans le sang avec de l'insuline et à remplacer les liquides et électrolytes perdus. S'il y a une infection bactérienne, elle sera combattue avec des antibiotiques. Si une autre maladie est à l'origine de cette affection, elle doit être traitée.

Si le patient est diabétique, on peut lui apprendre à détecter les taux de sucre élevés et l'accumulation de cétone au moyen de glucomètres domestiques qui analysent le sang et l'urine.

5. Quelles complications l'acidocétose diabétique peut-elle entraîner?

Cette affection peut provoquer une accumulation de liquide dans le cerveau, une crise cardiaque et une insuffisance rénale, entre autres maladies graves.

C'est pourquoi il est important que, face à vos symptômes, votre attention soit attirée de toute urgence.

Chapitre 51. Neuropathie diabétique et ses complications

La neuropathie diabétique est une lésion nerveuse résultant du diabète. Un taux élevé de sucre dans le sang (glycémie) et une diminution du débit sanguin peuvent affecter les nerfs de tout le corps, principalement ceux des jambes et des pieds.

On estime que la moitié des diabétiques souffrent de tels troubles. En général, ils sont la conséquence d'un manque de contrôle de la maladie. Chez certaines personnes, leurs symptômes sont légers, mais chez d'autres, ils peuvent être très douloureux et causer de graves dommages.

Pour en savoir plus sur ce sujet, nous interrogeons Mario Vega Carbó, spécialiste en endocrinologie avec plus de 20 ans d'expérience.

Docteur Mario,

1. Quels sont les symptômes de cette maladie?

La neuropathie diabétique se développe lentement et d' abord la personne peut montrer aucun signe. Quand il est plus avancé, les symptômes dépendent des nerfs affectés. Dans les pieds et les mains, il peut y avoir des fourmillements, des brûlures ou des douleurs dans les doigts. Aussi perte de sensation, qui ne provoque pas de cloques, coupures ou contact avec quelque chose de trop froid ou chaud.

Dans le système digestif, il peut y avoir des problèmes de digestion des aliments, de l'acidité gastrique, des inconvénients à avaler, des nausées, de la constipation, de la diarrhée et des vomissements. Lorsque cela touche le cœur et les vaisseaux sanguins, il peut se produire une sensation de vertige et une accélération du rythme cardiaque, même au repos.

En outre, il peut y avoir une perte d'équilibre et de coordination; transpiration accrue; problèmes sexuels, tels que la dysfonction érectile et la sécheresse vaginale; et de la vessie, avec infections des voies urinaires ou rétention urinaire ou incontinence.

2. Qui a plus de risques de souffrir de neuropathie diabétique?

Toute personne atteinte de diabète peut en souffrir, mais ceux qui ne contrôlent pas la maladie, ceux qui souffrent de problèmes rénaux ou qui font de l'embonpoint, ceux qui fument et ceux de plus de 50 ans courent un risque plus élevé de souffrir de cette maladie.

3. Comment cette maladie est-elle détectée?

Un examen physique est effectué pour évaluer la force musculaire, les réflexes, la sensibilité au toucher et les modifications de la peau et des cheveux. P essais ossibly sont effectués et l' inclinaison de la conduction nerveuse, électromyographie et l' étude de la vidange gastrique pour confirmer le diagnostic.

4. Quel est votre traitement?

La neuropathie diabétique n'a pas de traitement curatif, mais des actions peuvent être entreprises pour en réduire la progression, soulager ses symptômes et contrôler les complications qui en découlent. Parmi les autres initiatives, il est possible de prescrire des médicaments contre la douleur aux pieds, aux jambes ou aux bras; pour la nausée, le vomissement ou d'autres problèmes de digestion; et pour la dysfonction érectile et la sécheresse vaginale.

D'autre part, il est important de traiter le diabète en mangeant des aliments sains, en faisant de l'exercice régulièrement, en maigrissant et en prenant les médicaments ou l'insuline prescrits par le médecin. En outre , la vérification des niveaux de sucre dans le sang et de prendre soin et le contrôle de vos pieds fréquemment.

5. Quelles autres complications cette maladie peut-elle entraîner?

La neuropathie diabétique peut augmenter les risques d'infections des voies urinaires et des reins, de lésions articulaires, de baisses soudaines de la tension artérielle et d'ulcères du pied pouvant même conduire à une amputation. D'autres problèmes sont sexuels et digestifs.

D'autre part, ces conditions médicales peuvent masquer les symptômes d'une douleur à la poitrine qui met en garde contre une maladie ou une crise cardiaque. Des précautions doivent donc être prises .

Chapitre 52. Le pied diabétique et les possibilités d'amputation

Avec le temps, l'excès de sucre dans le sang peut endommager les nerfs et provoquer la perte de sensation dans les pieds. Cela peut provoquer des lésions, des coupures, des ampoules ou des plaies et entraîner des ulcères et des infections.

D'autre part, la détérioration des vaisseaux sanguins causée par le diabète peut également empêcher les pieds de recevoir suffisamment de sang et d'oxygène et rendre la cicatrisation plus difficile. Dans les cas graves, cela peut même conduire à une amputation.

Pour en savoir plus sur le sujet, nous interrogeons le Dr Mario Vega Carbó, spécialiste en endocrinologie avec plus de 20 ans d'expérience.

Docteur Mario,

1. Quel est ce trouble?

Le pied diabétique est une affection résultant du maintien d'une glycémie supérieure à la normale.

Il se caractérise par une diminution de la sensibilité et de la circulation sanguine, ce qui peut augmenter le risque d'ulcères graves.

2. Quels sont vos principaux symptômes?

Certains signes liés à ce trouble sont des rougeurs, une augmentation de la température, des zones calleuses qui ne s'améliorent pas et des lésions qui ne guérissent pas. Il est important de porter une attention particulière aux ongles incarnés, aux cloques, aux verrues plantaires, aux plaies ouvertes ou saignantes, aux odeurs désagréables, à la décoloration du pied, au gonflement et aux ulcères qui ne s'améliorent pas.

3. Qui a plus de risques de souffrir de cette maladie?

Les risques augmentent à mesure que la maladie progresse. On estime que 15% des diabétiques souffrent parfois de telles blessures aux pieds.

Une glycémie élevée, une neuropathie périphérique, une mauvaise circulation sanguine, une vision altérée, une maladie rénale, une hypertension artérielle, le tabagisme, le cornet et les difformités augmentent les chances de l'obtenir.

4. Quel est le traitement du pied diabétique?

Au moindre signe d'ulcère, il est recommandé de rechercher une attention immédiate. Une blessure qui ne guérit pas et n'endommage pas les tissus et les os peut éventuellement nécessiter l'amputation d'un doigt, d'un pied ou d'une partie de la jambe.

Le traitement vise généralement en premier lieu à soulager la pression plantaire, en reposant ou en utilisant des attelles. Ensuite, le cal et les tissus morts sont enlevés, la plaie est nettoyée et l'infection est traitée avec des antibiotiques. L'utilisation de pansements d'hydrogel comme débridés peut être recommandée pour faciliter la guérison. Par ailleurs, il est important de contrôler et de traiter le diabète, l'agrégation plaquettaire, l'hypertension et la dyslipidémie pour éviter les complications.

5. Dans quels cas une amputation est-elle nécessaire?

Lorsque la maladie cause une grave perte de tissu ou une infection mortelle, l'amputation peut être la seule option. Dans ces cas, le tissu endommagé est enlevé par chirurgie.

6. Comment peut-on prévenir ce trouble?

Le meilleur moyen de prévenir le pied diabétique est de contrôler correctement la maladie grâce à un régime alimentaire sain, des exercices réguliers, un contrôle de la glycémie et le respect du régime médicamenteux prescrit.

D'autre part, il est également conseillé de réaliser une étude neuropathique et vasculaire pour mesurer la sensibilité et de consulter régulièrement le podiatre ou un traumatologue pour procéder à une inspection et à un soin des pieds. En cas de callosités, d'oignons ou de verrues, il est recommandé de ne pas les enlever et de consulter un spécialiste.

7. Quels soins pouvons-nous effectuer à la maison?

Il est conseillé aux personnes atteintes de cette maladie d'observer les pieds tous les jours, à la recherche de frottements, de plaies, de cloques, d'enflures ou de rougeurs. Les zones qui doivent être examinées de plus près sont la pointe du gros orteil, l'intérieur du reste des orteils, le talon, la plante des pieds et l'extérieur du pied. Lorsque vous coupez les ongles, faites des coupes droites en évitant de laisser des angles qui pourraient causer des blessures.

En outre, il est important de se laver les pieds tous les jours, de les garder propres, de les sécher correctement, de les hydrater avec des crèmes appropriées et de les protéger du froid et de la chaleur. Il est conseillé de porter des chaussures confortables, des chaussettes synthétiques qui ne collent pas et évitent de marcher pieds nus.

Chapitre 53. Rétinopathie diabétique et problèmes oculaires

La rétinopathie diabétique est une complication du diabète qui affecte la vue. Cela se produit lorsque l'hyperglycémie endommage les vaisseaux sanguins de la rétine, le tissu photosensible situé à l'arrière de l'œil.

Au début, il ne présente aucun symptôme, mais au fil du temps, il peut causer de graves dommages, voire la cécité. Les vaisseaux sanguins peuvent gonfler et perdre du liquide ou se fermer et empêcher le sang de couler. L à Rétinopathie affecte les deux yeux.

Pour en savoir plus sur ce problème, nous interrogeons le Dr Mario Vega Carbó, spécialiste en endocrinologie.

Docteur Mario,

1. Qui est touché par la rétinopathie diabétique?

Toute personne atteinte de diabète de type 1 ou de type 2 peut souffrir de ce trouble. Plus vous avez la maladie longtemps et moins vous êtes contrôlé, plus vous avez de chances de la contracter. E 1 grossesse, l' hypertension artérielle, le cholestérol et la consommation de tabac peut également augmenter les risques. Tous les patients diabétiques subissent un examen complet de la vue au moins une fois par an.

2. Quels sont vos symptômes?

Habituellement, cette condition ne présente aucun signe avant-coureur. Quand il est plus avancé, le patient peut avoir une vision floue et des couleurs altérées, ainsi que des zones sombres ou vides.

Les vaisseaux sanguins peuvent faire couler le sang et laisser de petites taches qui flottent dans la vue. Ceux-ci peuvent disparaître sans traitement, mais le saignement réapparaît généralement. Il est donc important de consulter votre médecin dès le premier symptôme. Plus le traitement est précoce, plus le traitement aura de chances de réussir.

3. Comment détecte- t-on la rétinopathie diabétique?

Une analyse visuelle complète comprend des tests d'acuité visuelle, un examen avec dilatation des pupilles et une tonométrie permettant de mesurer la pression de l'œil, permettant ainsi de détecter des fuites de vaisseaux sanguins , une inflammation ou un détachement de la rétine et des anomalies du nerf optique.

Si nécessaire, une angiographie à la fluorescéine et une tomographie par cohérence optique peuvent également être réalisées pour confirmer le diagnostic.

4. Quel est votre traitement?

Si la rétinopathie diabétique est légère, il convient de surveiller les niveaux de sucre dans le sang, la pression artérielle et le cholestérol afin de retarder l'apparition et la progression de la maladie. Dans les cas plus avancés, un traitement chirurgical au laser, appelé photocoagulation rétinienne, sera nécessaire. Il aide à réduire les vaisseaux sanguins anormaux et est plus efficace s'il est effectué avant le début du saignement.

Si le saignement est déjà grave, une vitrectomie, une procédure chirurgicale consistant à prélever du sang au centre de l'œil, peut être réalisée. S'il existe un œdème maculaire, qui implique une inflammation et une accumulation de liquide dans la partie de l'œil responsable de la vision centrale, il doit également être traité par chirurgie au laser.

5. Ces chirurgies sont-elles efficaces?

Oui, les traitements sont efficaces pour réduire la perte de vision, en particulier lorsqu'ils sont traités à temps. Cependant, ils ne guérissent pas la rétinopathie diabétique, de sorte que les patients risquent toujours de présenter un nouveau saignement et peuvent avoir besoin de répéter le traitement à plusieurs reprises.

6. Quelles autres complications ce trouble peut-il causer?

La rétinopathie diabétique peut provoquer une hémorragie vitréenne, un retard de la performance rétinienne, un glaucome et une perte de vision.

7. Comment peut-il être évité?

En prenant bien soin de la glycémie, du cholestérol et de la tension artérielle, et en effectuant des contrôles oculaires périodiques, les risques de maladies graves sont réduits.

Chapitre 54. Le coeur et le diabète

Les personnes atteintes de diabète ont un risque plus élevé de maladie cardiaque. En effet, l'excès de sucre dans le sang peut causer des dommages à de nombreuses parties du corps, y compris les vaisseaux sanguins. Votre obstruction peut provoquer une crise cardiaque, un accident vasculaire cérébral et d'autres problèmes graves.

On estime que les patients diabétiques ont plus de deux fois plus de risques d'avoir une maladie coronarienne, une insuffisance cardiaque et une maladie cardiaque que ceux qui ne le sont pas.

Pour en savoir plus sur le sujet, nous interrogeons le Dr Mario Vega Carbó, spécialiste en endocrinologie avec plus de 20 ans d'expérience.

Docteur Mario,

1. Quelle est la relation entre le diabète et les problèmes cardiaques?

Le diabète est l'un des principaux facteurs de risque cardiovasculaire. Il peut provoquer des taux anormaux de cholestérol et de triglycérides et contribuer au durcissement des artères ou à l'épaississement des parois artérielles, ce qui augmente les risques de subir un accident vasculaire cérébral, une crise cardiaque et une maladie cardiaque.

Lorsque le flux sanguin est bloqué, le cœur, les poumons et les reins ne reçoivent pas la même quantité de sang et leur fonctionnement devient anormal.

En outre, le diabète endommage les nerfs périphériques, affectant le rythme cardiaque et masquant les symptômes d'une douleur à la poitrine qui avertit d'une maladie ou d'une attaque. D diminue la capacité du corps à combattre les infections ou les agents pathogènes et à guérir les plaies.

2. Quels autres facteurs augmentent le risque de maladie cardiaque?

Outre le diabète, les personnes obèses présentant un excès de graisse corporelle autour de la taille, celles présentant une hypertension artérielle, des taux de cholestérol et de triglycérides anormaux et des antécédents de membres de la famille souffrant d'une maladie cardiaque ont plus de risques de souffrir de cette maladie.

3. Quelles sont les maladies cardiaques les plus fréquentes liées au diabète?

Les plus courantes sont les maladies coronariennes, l'insuffisance cardiaque et la cardiomyopathie diabétique. La maladie coronarienne se produit lorsque les artères qui alimentent le muscle cardiaque en sang se durcissent et se rétrécissent. Au fur et à mesure que cela progresse, le sang circule moins dans les artères, ce qui peut entraîner des douleurs thoraciques ou une crise cardiaque.

L'insuffisance cardiaque, quant à elle, est une condition dans laquelle le cœur ne peut pas pomper la quantité de sang dont le corps a besoin. Cela provoque des symptômes dans tout le corps.

Dans le même temps, la cardiomyopathie est une maladie du muscle cardiaque qui provoque généralement une augmentation de la taille du coeur ou le rend plus épais et plus rigide que la normale.

4. Quels sont les signes précédents d'une crise cardiaque?

La personne peut ressentir une douleur ou un malaise à la poitrine; essoufflement; transpiration une indigestion; nausée vertige fatigue ou fatigue Si la douleur thoracique persiste après le repos, cela peut être le signe d'une crise cardiaque.

Dans de nombreux cas, comme le diabète affecte les nerfs périphériques, les symptômes n'apparaissent pas.

5. Comment traite-t-on les problèmes cardiaques liés au diabète?

La thérapie comprend des médicaments pour traiter les dommages cardiaques, abaisser le taux de sucre dans le sang et contrôler la maladie, pour la pression artérielle et pour normaliser le cholestérol et les triglycérides. Le médecin peut également recommander de prendre de l'aspirine quotidiennement pour empêcher la formation de caillots sanguins dans les artères. E traitement l comprend l'adoption de modes de vie sains, comme une alimentation équilibrée, l' exercice régulier, boire beaucoup d' eau, enlever l' excès de poids, cesser de fumer et d' éviter la consommation d'alcool.

6. Comment prévenir les dommages causés par le diabète?

La meilleure façon de contrôler la maladie consiste à adopter des habitudes de vie saines, à contrôler la glycémie et à respecter le régime médicamenteux prescrit.

Chapitre 55. Diabète et maladie rénale

La néphropathie diabétique est une maladie rénale qui survient avec le temps chez les personnes atteintes de diabète. C'est une conséquence des dommages causés par l'excès de glucose dans le sang dans les néphrons, l'unité structurelle et fonctionnelle de base du rein et les vaisseaux sanguins.

Lorsque cela se produit, la tâche d'éliminer les déchets et les liquides supplémentaires du corps est affectée. Si la néphropathie n'est pas traitée, cela peut entraîner une insuffisance rénale, une menace vitale.

Le meilleur moyen de prévenir cette maladie est de mener une vie saine et de contrôler le diabète et l'hypertension.

Pour en savoir plus sur ce sujet, nous interrogeons Mario Vega Carbó, endocrinologue, avec plus de 20 ans d'expérience.

Docteur Mario,

1. Quelle est la fonction principale des reins?

Les reins sont responsables de la filtration des déchets et de l'excès de liquide sous forme d'urine. Ils sont également responsables de l'équilibre des sels et des minéraux qui circulent dans le sang, tels que le calcium, le phosphore, le sodium et le potassium. Ils aident à contrôler la tension artérielle et produisent des hormones qui jouent un rôle important dans la production de globules rouges et la solidité des os.

2. Quelles sont les causes de la néphropathie diabétique?

En raison de la glycémie élevée et de l'hypertension artérielle, les néphrons et les vaisseaux sanguins sont endommagés au fil du temps, affectant le fonctionnement normal des reins.

3. Qui a plus de risques de l'avoir?

Les personnes atteintes de diabète non contrôlé, obèses, les fumeurs et ceux souffrant d'hypertension, de cholestérol élevé ou ayant des antécédents familiaux de problèmes rénaux risquent davantage d'en souffrir.

4. Quels sont les symptômes de la néphropathie diabétique?

Habituellement, cette condition ne montre aucun signe jusqu'à ce que les dégâts soient graves. Au fil du temps, le patient peut ressentir de la fatigue, des malaises, des maux de tête, un gonflement des pieds et des chevilles, un besoin accru d'uriner, des battements de coeur irréguliers, une perte d'appétit, des difficultés à respirer, des douleurs à l'estomac, des démangeaisons persistantes, de l'insomnie et de la confusion. .

5. Comment cette maladie est-elle détectée?

Des tests d'urine sont généralement effectués pour vérifier le niveau de protéines qu'il contient. S'ils sont surélevés, cela peut signifier que les vaisseaux sanguins des reins sont endommagés et ne filtrent pas les nutriments dont le corps a besoin. En outre , des tests de sang et de pression artérielle, ainsi que des tests d'imagerie et une biopsie du rein sont effectués pour confirmer le diagnostic.

6. Quel est votre traitement?

La thérapie cherche à contrôler et à retarder les dommages causés par la maladie. Pour ce faire, vous devez maintenir une tension artérielle et une glycémie stabilisées et adopter un mode de vie sain. Cela inclut de suivre un régime alimentaire équilibré, de faire de l'exercice régulièrement, de boire beaucoup d'eau, d'éliminer le surpoids, de cesser de fumer et d'éviter de consommer de l'alcool.

Des médicaments pour réduire le cholestérol, contrôler l'équilibre des taux de calcium et de phosphates et réduire le niveau de protéines dans l'urine peuvent également être nécessaires.

A vant de prendre tout nouveau médicament ou de la vitamine, est important de dire au médecin pour voir si elle peut affecter les reins. Il est conseillé d'éviter les anti-inflammatoires non stéroïdiens tels que l'ibuprofène et de maintenir un taux de vitamine D normalisé.

7. Qu'est-ce que l'insuffisance rénale et comment est-elle traitée?

Lorsque la néphropathie diabétique provoque des lésions graves, les reins peuvent cesser de fonctionner. Si cela se produit, les déchets s'accumulent dans le corps et une insuffisance rénale se produit. Ses symptômes sont la nausée, les vomissements, la faiblesse, un essoufflement et une confusion, pouvant conduire à des convulsions et au coma.

Dans ce cas, un traitement de dialyse est nécessaire, dans lequel une machine est utilisée pour éliminer les déchets du sang. Une autre option consiste à effectuer une greffe de rein.

8. Quelles autres complications cette maladie peut-elle entraîner?

La néphropathie diabétique peut provoquer une rétention hydrique et un gonflement des bras et des jambes, une hypertension artérielle et un œdème pulmonaire.

En outre, il peut causer des dommages irréversibles aux reins, une maladie du sang et des vaisseaux cardiaques, une anémie, des ulcères du pied, un dysfonctionnement érectile, une diarrhée et d'autres problèmes.

En revanche, pendant la grossesse, cela peut présenter des risques pour la mère et le développement du fœtus.

Chapitre 56. Chirurgie chez le patient diabétique

Lorsqu'une personne diabétique doit subir une intervention chirurgicale, soit en raison d'une complication de la maladie, soit pour d'autres raisons, il est nécessaire de prendre des précautions particulières. La maladie peut augmenter le risque d'infections postopératoires ou générer une guérison plus lente, ainsi que des problèmes cardiaques, hydriques, électrolytiques ou rénaux, entre autres possibilités.

Pour bien préparer l'intervention chirurgicale, il est nécessaire que l'équipe médicale soit dûment informée des antécédents médicaux du patient, afin que toutes les collections puissent être prélevées.

Pour parler de ce sujet, nous interrogeons le Dr Mario Vega Carbó, spécialiste en endocrinologie, qui travaille comme endocrinologue au bureau Vega & Vado.

Docteur Mario,

1. Comment un patient diabétique devrait-il se préparer à la chirurgie?

Dans les semaines précédant l'opération, il est important de renforcer les contrôles de la maladie. Cela implique de suivre un régime alimentaire sain et équilibré, de maintenir les valeurs de glucose dans les objectifs, de prendre les médicaments en temps voulu, d'éviter les épisodes d'hypoglycémie et d'hyperglycémie et de prévenir le développement de l'acidocétose.

En outre, le médecin doit être informé de tous les médicaments pris. Si vous utilisez la metformine, celle-ci peut être suspendue pendant 2 jours avant et 2 jours après l'intervention pour réduire le risque d'acidose lactique.

2. Qu'est-ce que le médecin contrôlera avant l'opération?

Avant l'opération, l'équipe médicale doit procéder à un contrôle général du patient et fournir toutes les recommandations nécessaires avant l'intervention. S et effectuer une vérification afin de déterminer si la glycémie , il est approprié d'effectuer l'opération ou non.

Dans ces cas, il est recommandé de poursuivre l'opération si l'hémoglobine glycosylée est inférieure à 7,5 % ou comprise entre 7,5 et 9 % . S'il est supérieur à 9, il est conseillé de le reprogrammer jusqu'à l'amélioration des résultats.

3. Quels soins faut-il prendre pendant la chirurgie?

Une fois à l'hôpital, il est recommandé de vérifier le poids du patient et de réaliser un profil glycémique. Étant donné que l'anesthésie générale masque les symptômes et les signes d'hypoglycémie, il est nécessaire de surveiller fréquemment son taux.

D'autre part, l'augmentation du stress dû à l'opération peut générer une tendance à l'hyperglycémie et à l'acidocétose, tandis que les altérations circulatoires associées à l'anesthésie et à la chirurgie peuvent interférer avec l'absorption d'insuline administrée par voie sous-cutanée.

4. Quel sera l'objectif principal lors d'une chirurgie concernant le diabète?

L'objectif principal sera d'éviter l'hypoglycémie, l'acidocétose et l'hyperglycémie. D urant l'opération est conseillé de maintenir les contrôles de glucose 100 à 180 mg / dl. Si le patient est à jeun, il est nécessaire de gérer l'insuline pour éviter l'acidocétose.

5. Comment l'insuline est-elle fournie pendant l'opération?

La nuit précédant l'opération, le patient doit manger et recevoir son traitement à l'insuline de la manière habituelle. Le jour de l'opération, à l'heure habituelle où la personne prend sa dose, une perfusion de glucose sérique avec des électrolytes et une deuxième voie avec une perfusion d'insuline commencent.

Le fait d'utiliser deux flacons séparés permet d'ajuster le débit de perfusion d'insuline afin de maintenir le taux de glucose sanguin entre 100 et 180 mg / dl.

6. Que devrait-on faire après l'opération?

Après l'intervention, le patient ou les infirmières doivent vérifier fréquemment le niveau de sucre dans le sang. Ils peuvent être altérés à la suite d'un stress post-chirurgical, de problèmes d'alimentation, d'un manque d'activité ou de la prise de médicaments.

Pour assurer le contrôle, les personnes atteintes de diabète doivent souvent rester à l'hôpital plus longtemps que celles ne souffrant pas de cette maladie.

7. Quels sont les signes à surveiller?

En plus de vérifier fréquemment votre glycémie, vous devez être attentif aux symptômes d'infection, tels que la fièvre ou une incision rouge et chaude au toucher, accompagnée d'une augmentation de la douleur ou de la suppuration. Ils devraient prévenir les escarres, pour lesquels il est important de bouger constamment.

Chapitre 57. Résistance à l'insuline: la metformine

Le diabète sucré de type 2 est un trouble chronique qui empêche le métabolisme correct du glucose, l'accumulant dans le sang. Cela peut être dû à une résistance à l'insuline qui conduit éventuellement à un déficit de la production de cette hormone dans le pancréas .

Pour traiter la résistance, il est nécessaire de modifier le mode de vie, de faire de l'exercice régulièrement et de contrôler son poids. Adoptez également une alimentation équilibrée, avec une consommation réduite de graisses saturées. Si ces changements ne suffisent pas, le médecin peut recommander l'utilisation de médicaments. Parmi eux, le plus utilisé est la metformine.

Pour parler de ce sujet, nous interrogeons Mario Ve ga Carbó, endocrinologue ayant plus de 20 ans d'expérience.

Docteur Mario,

1. Comment fonctionne la metformine?

Ce médicament abaisse la glycémie en réduisant et en retardant la quantité absorbée par les aliments au niveau intestinal.

Il diminue également le sucre produit par le foie, favorise son stockage en glycogène et augmente la réponse de l'organisme à l'insuline, améliorant ainsi son utilisation.

2. Comment faut-il prendre ce médicament?

La metformine est commercialisée sous forme liquide ou en comprimés. Il est généralement pris 2 ou 3 fois par jour, avec ou après les repas. La dose initiale est généralement de 500 mg, ajustée en fonction de la glycémie. Il existe des comprimés à libération prolongée à prendre une fois par jour, au dîner.

3. Que faut-il faire si vous oubliez de prendre une dose?

Vous devriez l'ingérer dès que vous vous en souvenez. Toutefois, s'il est presque temps de prendre la prochaine dose, il est préférable de la sauter et de continuer avec la dose habituelle. En aucun cas, une double dose ne doit être prise pour compenser celle oubliée.

4. Quels sont les effets secondaires de Metformin?

Au début du traitement, il est possible que le patient présente des nausées, des vomissements, une diarrhée, des flatulences, une constipation, des douleurs abdominales, un gonflement et une perte d'appétit, qui disparaissent peu de temps après. Si la journée persiste, consultez votre médecin afin de réduire votre dose ou d'arrêter votre traitement.

Lorsqu'il est utilisé pendant une longue période, l'absorption de la vitamine B12 diminue dans certains cas, ce qui augmente le risque d'anémie.

E n patients atteints d'insuffisance rénale sévère, peuvent provoquer une acidose lactique, complication métabolique rare dans ce accumule l' acide dans le sang lorsque les niveaux d'oxygène diminuent dans les cellules. Certains de ses symptômes sont la détresse respiratoire, les douleurs abdominales, les crampes musculaires, une fatigue extrême, l'asthénie et l'hypothermie, qui peuvent éventuellement conduire au coma.

5. Quelles sont les erreurs les plus fréquentes lors de l'utilisation de ce médicament?

Parfois, les personnes négligent leur régime alimentaire et leurs exercices physiques, car elles pensent que la maladie est déjà maîtrisée avec la prise de metformine. Dans d'autres cas, son utilisation n'est pas suspendue temporairement dans des situations particulières, telles que des chirurgies ou des examens radiologiques avec contrastes iodés par voie intraveineuse; la fonction rénale du patient n'est pas envisagée pendant le traitement; ou la dose n'est pas ajustée dans le temps en fonction de l'évolution du diabète.

6. Quels autres aspects faut-il prendre en compte lors de l'utilisation de la metformine?

Avant de commencer le traitement, il est important d'informer le médecin de tout autre médicament, vitamine ou supplément utilisé, afin de déterminer si la combinaison peut être nocive.

Vous devez également indiquer si vous souffrez d'autres troubles, tels que des problèmes rénaux ou cardiaques. si vous êtes enceinte ou envisagez de concevoir à court terme, ou si vous allaitez.

D'autre part, l'utilisation de contraceptifs oraux peut aggraver le métabolisme glycémique et rendre la metformine moins efficace, il sera donc nécessaire de réajuster la dose.

En outre, il convient d'éviter l'utilisation d'alcool, ce qui peut augmenter les risques d'acidose lactique et réduire la glycémie.

Enfin, ce médicament doit être conservé dans un endroit approprié, à la température ambiante et hors de la portée des enfants.

Chapitre 58. Médicaments hypoglycémiques

En plus de la metformine, il existe d'autres médicaments utilisés dans le traitement du diabète de type 2, lorsque les changements de mode de vie ne suffisent pas. Ils sont connus comme médicaments hypoglycémiques et aident à réduire la glycémie.

Ces antidiabétiques se distinguent par leur structure chimique et leur mécanisme d'action. Parmi ceux-ci figurent les sulfonylurées, les méglitinides, les thiazolidinediones et les inhibiteurs de l'alpha-glucosidase et de la dipeptidylpeptidase 4.

Pour parler de ce sujet, nous interrogeons Mario Ve ga Carbó, endocrinologue ayant plus de 20 ans d'expérience.

Docteur Mario,

1. Comment fonctionnent les hypoglycémiants?

Ces médicaments peuvent agir de différentes manières. Certaines stimulent la sécrétion d'insuline par le pancréas, d'autres sensibilisent les tissus périphériques à l'hormone, modifient l'absorption gastro-intestinale du glucose ou augmentent la présence de sucre dans les urines.

Ils sont généralement utilisés en association avec la metformine, ou bien si cela n'est pas toléré ou contre-indiqué.

2. Comment les sulfonylurées aident-elles à contrôler le diabète?

Ces médicaments oraux, y compris le gliclazide, le glimépiride, le glibenclamide et le glipizide, stimulent la sécrétion d'insuline dans les cellules bêta du pancréas (par cette action, ils sont appelés sécrétagogues) . À long terme, ils augmentent la réponse métabolique à l' insuline en circulation. En général, ils sont pris une ou deux fois par jour, avant les repas.

3. Quels sont ses effets indésirables?

Ces médicaments peuvent provoquer une hypoglycémie et une augmentation du poids corporel. Ils ne sont pas recommandés pour les enfants ou les femmes enceintes, pendant l'allaitement, ni pour les patients atteints de diabète de type 1, d'acidocétose diabétique ou d'insuffisance hépatique ou rénale avancée.

En cas d'hypoglycémie, si elle n'est pas résolue rapidement, elle peut s'aggraver rapidement et provoquer des crises d'épilepsie et des lésions cérébrales.

4. Comment les thiazolidinediones ou les glitazones agissent-ils ?

Ces médicaments agissent en augmentant la sensibilité des muscles, de la graisse et du foie à l'insuline et en diminuant la résistance périphérique à cette hormone. Ils peuvent être utilisés seuls ou en association avec des sulfonylurées ou de la metformine. L thiazolidinediones comme peut être bénéfique dans le traitement de non - foie gras alcoolique.

5. Quelles précautions faut-il prendre lors de la prise de ces médicaments?

Des cas d'insuffisance cardiaque associés à l'administration de thiazolidinediones ont été rapportés et ne sont donc pas recommandés chez les patients présentant une maladie cardiaque. E n le passé ont provoqué des médicaments insuffisance hépatique aiguë. Bien que ce problème n'apparaisse plus, des contrôles périodiques de la fonction hépatique pendant l'utilisation sont conseillés.

De plus, dans de nombreux cas, une augmentation de poids a été observée, due à la rétention de liquide et à l'augmentation de la masse de tissu adipeux.

6. Comment les inhibiteurs d'alpha-glucosidase agissent - ils ?

Ces médicaments, tels que l'acarbose et le miglitol, diminuent l'absorption des glucides par le tube digestif, réduisant ainsi le taux de sucre après les repas. Bien qu'ils soient moins efficaces que les autres médicaments, ils peuvent être combinés pour améliorer le traitement. La dyspepsie, les flatulences et la diarrhée comptent parmi ses effets secondaires.

7. Enfin, comment fonctionnent les inhibiteurs de la dipeptidyl peptidase-4?

Ces médicaments, tels que la vildagliptine, la sitagliptine, la linagliptine et la saxagliptine, sont basés sur l'action des hormones incrétines, qui aident à contrôler le fonctionnement du pancréas. En inhibant l'enzyme DDP-4, cet organe produit plus d'insuline après les repas.

Certains de ses effets secondaires sont la congestion nasale, maux de gorge et maux de tête, diarrhée, inflammation du pancréas, éruptions cutanées, gonflement du visage et difficulté à respirer.

Chapitre 59. Utilisation de l'insuline pour contrôler le diabète

L'insuline est l'hormone produite par le pancréas, responsable de la régulation du sucre dans l'organisme et de son utilisation comme source d'énergie dans les cellules.

Les personnes atteintes de diabète ont un taux de glucose sanguin élevé car elles ne produisent pas assez d'insuline ou parce que le corps n'y répond pas correctement.

Cela peut causer de graves problèmes au cœur, aux yeux, aux reins, aux nerfs et aux pieds. Une thérapie de remplacement peut aider ces patients à maintenir leurs valeurs stables.

Pour en savoir plus sur ce sujet, nous interrogeons Mario Vega Carbó, endocrinologue ayant plus de 20 ans d'expérience.

Docteur Mario,

1. Qui doit utiliser de l'insuline?

Chez les patients atteints de diabète de type 1, le pancréas ne produisant pas assez d'insuline, ils doivent donc prendre une hormone de remplacement tous les jours. E n personnes atteintes de diabète de type 2 ont souvent une résistance à l'insuline et le corps n'a pas correctement utilisé. Ces personnes doivent le prendre lorsque les autres traitements et médicaments ne peuvent pas contrôler la glycémie.

2. Comment fonctionne cette thérapie?

Ce médicament remplace l'insuline que le corps ne produit pas naturellement et agit en aidant à déplacer la glycémie vers les autres tissus du corps, où il est utilisé comme source d'énergie. En outre, il empêche également le foie de produire plus de glucose.

3. Combien de types d'insuline existe-t-il?

Il y a différents types. Parmi celles-ci, l'insuline à action rapide, qui est prise avant les repas et commence à agir à 15 minutes et dure 4 heures; la ligne de base, qui commence à prendre effet à 2 heures et dure de 12 à 18 heures; et le traitement de longue durée, qui aide à contrôler le glucose tout au long de la journée.

Selon les cas, ceux-ci peuvent être utilisés individuellement ou en combinaison.

4. Comment l'insuline est-elle administrée?

Généralement, le traitement consiste à administrer trois injections quotidiennes ou plus afin de maintenir un taux de sucre sanguin normal. Ceux-ci sont appliqués sur l'abdomen, le haut du bras, les cuisses ou les hanches.

Une autre option est l'utilisation d'une pompe à insuline, un appareil de la taille d'un téléphone portable qui administre l'hormone en continu pendant 24 heures. Pour ce faire, un tube relie le réservoir à un cathéter qui est inséré sous la peau de l'abdomen.

Il est également possible d'utiliser un stylo à insuline à usage unique, qui est libéré sous la peau à l'aide d'une aiguille; ou un inhalateur de poudre.

L'hormone ne peut pas être administrée par voie orale car les acides de l'estomac la détruisent.

5. Quelle quantité d'insuline est donnée?

La dose et la fréquence d'utilisation dépendent de plusieurs facteurs, tels que le poids du patient, la quantité de nourriture qu'il consomme, son degré d'activité physique, le niveau de sucre dans le sang et le fait qu'il souffre ou non de problèmes de santé. Par conséquent, il est important que ces personnes apprennent à mesurer le glucose et à effectuer des contrôles périodiques. Sur la base de ces résultats, le traitement sera ajusté en fonction des besoins, afin de maintenir une plage appropriée.

6. Quelles précautions faut-il prendre en compte lors de l'utilisation?

Avant de commencer le traitement, il est important d'informer le médecin de tout autre médicament, vitamine ou supplément utilisé, afin de déterminer si la combinaison peut être nocive.

Il devrait également être informé si d'autres conditions sont rencontrées, telles que des lésions nerveuses, une insuffisance cardiaque, des problèmes rénaux ou cardiaques; si vous êtes enceinte ou envisagez de concevoir à court terme; ou si vous allaitez.

D'autre part, dans certaines situations, il peut être nécessaire d'ajuster la dose d'insuline prise. Par exemple, avant et après la chirurgie, en période de stress, lorsque vous vous rendez dans d'autres fuseaux horaires ou lorsque vous êtes malade, vous faites beaucoup d'exercice, buvez de l'alcool ou mangez trop.

7. Quels effets secondaires ce médicament peut-il provoquer?

Dans certains cas, les patients peuvent présenter une rougeur, un gonflement ou une irritation au site d'injection; changements de peau; gain de poids; et constipation

Dans les cas graves, il peut y avoir difficulté à respirer, vision trouble, rythme cardiaque irrégulier, gonflement des bras et des jambes et crampes musculaires.

8. Que se passe-t-il si une très forte dose d'insuline est utilisée?

Le surdosage en insuline peut provoquer une hypoglycémie, une affection dans laquelle la glycémie est inférieure à la normale. Si ce problème n'est pas résolu rapidement, il peut s'aggraver rapidement et provoquer des crises d'épilepsie et des lésions cérébrales.

Pour éviter ce trouble, il est recommandé de mesurer régulièrement les taux de glucose et de maintenir un horaire fixe pour les repas. Suivez également le traitement médical indiqué pour le contrôle du diabète et prenez les médicaments à l'heure et aux doses indiquées.

De plus, si vous allez pratiquer des activités physiques, il est conseillé de boire du liquide, de manger avant et d'avoir toujours des comprimés de glucose ou des bonbons à la main.

9. Quels autres aspects faut-il prendre en compte pendant le traitement?

Lors de l'administration des injections, l'application sur les muscles, les cicatrices ou les taupes doit être évitée, et un site différent doit être utilisé à chaque fois, dans la même zone.

D'autre part, il est important que le patient comprenne que l'insuline contrôle le taux de sucre dans le sang, mais ne guérit pas le diabète. Par conséquent, il devrait continuer à être utilisé même lorsque vous vous sentez bien.

Enfin, les médicaments fermés doivent toujours être conservés dans le réfrigérateur, hors de la portée des enfants.

Chapitre 60. Surveillance du glucose et maîtrise de soi

Les personnes diabétiques doivent surveiller en permanence leur taux de sucre afin de contrôler la maladie de manière adéquate.

En plus des tests effectués dans les hôpitaux, il est important que ces patients apprennent à mesurer leurs propres valeurs de glucose et de cétone au niveau national. Pour cela, il existe des appareils électroniques appelés glucomètres, qui analysent les quantités de ces substances dans le sang et l'urine simplement et instantanément.

Sur la base de ces résultats, le traitement du diabète peut être ajusté en fonction des besoins, afin de contrôler les symptômes et d'éviter des conséquences graves.

Pour en savoir plus sur ce sujet, nous interrogeons Mario Vega Carbó, spécialiste en endocrinologie, qui travaille comme endocrinologue au bureau Vega & Vado.

Docteur Mario,

1. Qui doit surveiller votre glycémie en permanence?

Ces contrôles sont recommandés pour tous les patients avec d DIABÈTE, en particulier pour ceux qui utilisent l' insuline ou prendre des pilules pour traiter la maladie.

En outre, ils sont également très importants dans les cas de thérapies intensives avec cette hormone et dans les situations de grossesse et de glycémie très basse ou très élevée.

2. Quels sont les avantages de ces mesures?

Ces contrôles sont la meilleure façon de savoir si le traitement q ue le diabète étant suivi est efficace. En outre, ils permettent une détection rapide des complications aiguës liées à la maladie, telles que l'hypoglycémie, l'hyperglycémie, le coma hyperosmolaire et l'acidocétose.

D'autre part, maintenir les niveaux de sucre dans les limites souhaitées aide à prévenir l'apparition de problèmes graves au cœur, aux yeux, aux reins, aux nerfs et aux pieds. E mesures permettent un équilibre es entre les aliments consommés, des exercices qui sont effectués et les médicaments utilisés pour traiter cette condition, en plus de savoir comment le corps réagit de chaque situation.

3. Comment se fait une auto-surveillance?

Un compteur électronique portable appelé glucomètre est utilisé pour cela. Après vous être lavé les mains, un élément de ponction sert à piquer le bout du doigt et à obtenir une goutte de sang. Celui-ci est placé sur une bandelette réactive recouverte d'un produit chimique dans l'appareil, qui indique le niveau de glucose à l'écran.

Pour que le médecin puisse faire des comparaisons et analyser les résultats, il est important d'effectuer les mesures aux mêmes heures de la journée et de noter également les aliments ingérés, la dose de médicament utilisée et l'exercice pratiqué.

4. Quelles sont les valeurs considérées comme normales?

Les taux de glucose recommandés dépendent de chaque patient, de son âge et de son état de santé. S et considérées comme valeurs normales entre 70 et 100 milligrammes par décilitre (mg / dL) lorsqu'elle est mesurée à jeun; entre 80 et 130 mg / dL avant les repas; et moins de 170 mg / dL deux heures après eux.

5. Combien de contrôles quotidiens sont recommandés?

La quantité de mesures dépend de chaque patient en fonction de la recommandation médicale. Dans le cas de personnes utilisant des injections d'insuline, 6 contrôles par jour sont généralement recommandés. Celles-ci sont généralement effectuées avant les 3 repas principaux (petit-déjeuner, déjeuner et dîner) et deux heures après chacun d'entre eux, le dernier avant le coucher.

Pour ceux qui utilisent une insuline à action prolongée, il est généralement recommandé d'effectuer deux contrôles par jour, un le matin et un le soir. Pendant ce temps, les patients atteints de diabète de type 2 qui n'utilisent pas d'insuline et qui traitent la maladie avec un régime alimentaire et l'exercice en général n'ont pas besoin de mesures quotidiennes.

En cas de stress, de maladie ou de modification de la dose de médicaments, des contrôles plus fréquents sont nécessaires.

6. Qu'est-ce que la glycémie postprandiale?

C'est le niveau de sucre dans le sang après avoir mangé. Habituellement, après les repas, il augmente pendant les deux premières heures et la production d'insuline dans le corps augmente.

7. Quelles sont les valeurs attendues après les repas?

La glycémie ne doit pas dépasser 170 mg / dL plus de 90 minutes après avoir mangé. De plus, ces valeurs devraient revenir à la normale après 3 heures de consommation.

8. Que sont les glucomètres en continu?

Ce sont des dispositifs qui mesurent le glucose fréquemment, grâce à un capteur placé sous la peau. Ils reflètent les niveaux de sucre à tout moment et ont une alarme qui est activée lorsque les valeurs sont trop élevées ou trop basses. Ils sont généralement recommandés pour les patients atteints de diabète de type 1 qui utilisent l'insuline.

9. Quelles précautions faut-il prendre lors de ces mesures?

Pour assurer l'efficacité de ces contrôles, il est important de vérifier que le glucomètre et le reste des éléments utilisés sont propres et qu'ils sont à la température ambiante. Vous devez également vous assurer que les bandelettes réactives ne sont ni périmées ni endommagées, que le lecteur est bien calibré et que la taille de la goutte de sang est indiquée.

10. Comment les glycémies sont-elles contrôlées?

Ces mesures sont similaires à celles du sang. Dans ces cas, la couleur à laquelle la bandelette réactive change indique le niveau de glucose . Cependant, les contrôles urinaires ne sont pas aussi précis que les contrôles sanguins et ne sont donc pas fortement recommandés, à moins qu'il n'y ait pas d'autre option.

E ste surveillance permet de détecter les cétones, certains acides apparaissent quand il est pas assez d' insuline dans le corps. La présence de ces derniers est une indication que le corps utilise les graisses comme source d'énergie au lieu du sucre, qui se produisent généralement plus fréquemment chez les patients atteints d DIABÈTE type 1.

11. Qu'est-ce que le test d'hémoglobine glycosylée ou HbA1c?

Il s'agit d'un test qui mesure la glycémie moyenne liée à l'hémoglobine, la partie des globules rouges qui transporte l'oxygène, au cours des trois derniers mois. Il est utilisé pour détecter le diabète ou le prédiabète chez l'adulte ou pour suivre l'évolution de la maladie et les résultats de son traitement. Il est recommandé aux diabétiques de réaliser ce test au moins deux fois par an.

12. Comment cette étude est-elle menée et quelles sont les valeurs attendues?

Pour cette analyse, un échantillon de sang est prélevé dans une veine d'un bras à l'aide d'une aiguille. Les résultats sont donnés en pourcentages et sont généralement normaux au-dessous de 5,7%, indiquent un prédiabète entre 5,7 et 6,4% et un diabète s'ils sont supérieurs à cette valeur. Pour les personnes déjà atteintes de la maladie, il est recommandé de conserver cette valeur sous 6,5% .

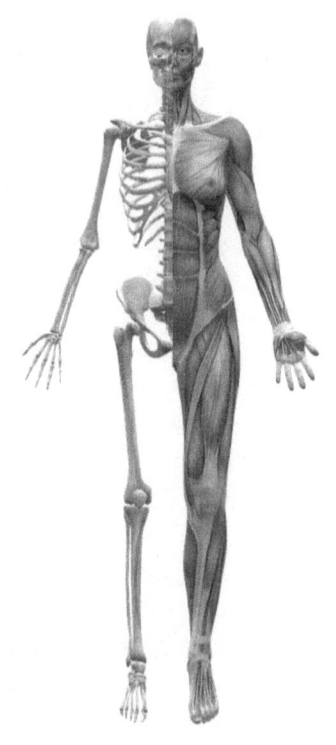

SECTION II ENDOCRINOLOGIE

La deuxième partie de ce livre d'entretiens approfondit un peu les questions liées à la discipline de l' endocrinologie clinique. Dans chacune de ses parties et chapitres, nous invitons le lecteur à identifier quelles sont les principales glandes du système endocrinien, comment elles fonctionnent et quelles situations découlent de leurs maladies.

Nous commençons par parler de la thyroïde , une glande qui fonctionne comme "une excellente machine à initier tous les processus métaboliques du corps". Nous clarifierons vos doutes sur des maladies telles que l'hypothyroïdie, l'hyperthyroïdie, ses complications, les médicaments qui en traitent le traitement, et nous aborderons d'autres maladies moins connues, telles que le syndrome de l' euthyroïdie, des affections plus graves telles que le cancer de la thyroïde et des méthodes de diagnostic et de diagnostic. traitement

De même, la glande thyroïde participe à la régulation et au métabolisme du calcium , ce qui constitue la deuxième partie de cette section. Vous comprendrez comment le calcium est utilisé dans le corps dans différents processus cellulaires, quelles hormones contrôlent votre taux sanguin et les maladies résultant de leurs altérations. Nous étudierons la glande parathyroïde et les processus de régulation de votre hormone parathyroïdienne.

La troisième partie de cette deuxième partie traite des glandes surrénales , une paire de glandes étroitement reliées aux reins, véritables régulateurs endocriniens, puisque leurs hormones contrôlent les processus liés au métabolisme des glucides, électrolytes (sodium, potassium) et sont une source de production d'hormones sexuelles (androgènes). Nous discuterons de certaines pathologies données par leur hypo ou hyperfonctionnement, facteurs qui altèrent cette fonction et sa gestion.

Dans la quatrième partie de cette section, nous parlons du centre de contrôle de tous les organes endocriniens du corps, de l'hypophyse ou de l' hypophyse . Il est situé dans le crâne, responsable de la libération des hormones qui stimulent l'action du reste des glandes endocrines du corps. Il est également impliqué dans le processus de régulation de la sécrétion hormonale. Nous allons clarifier les doutes concernant les maladies qui compromettent la fonction de l'hypophyse, les symptômes, le diagnostic et le traitement.

Puis approfondissez vos connaissances en endocrinologie .

Partie IV Thyroïde

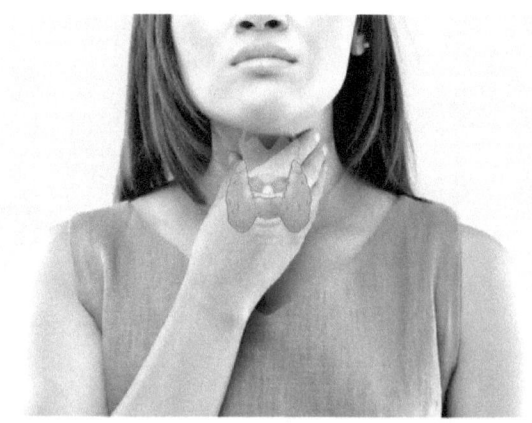

Chapitre 61 . Thyroïde ectopique

La thyroïde ectopique est une anomalie congénitale rare, dans laquelle la glande n'est pas à son emplacement normal. Cela est dû à un déplacement défectueux de l'organe du trou borgne à sa position pré-trachéale finale. Dans la plupart des cas, le tissu thyroïdien est situé le plus souvent à la base de la langue et par voie sublinguale.

Ce trouble peut être asymptomatique ou présenter différentes complications, telles que l'hypothyroïdie. Son incidence clinique est estimée à 1 cas pour 200 000 personnes, plus fréquente chez les femmes.

Pour parler de ce problème, nous interrogeons le Dr Mario Vega Carbó, spécialiste en endocrinologie , qui travaille actuellement comme endocrinologue au bureau Vega & Vado.

Docteur Mario,

1. Comment la thyroïde ectopique est-elle générée?

Cette glande apparaît comme une prolifération épithéliale sur le plancher du pharynx et migre ensuite jusqu'à ce qu'elle atteigne son emplacement prétrachéal à la septième semaine de gestation. Au cours de ce processus, il reste attaché à la base de la langue par un conduit qui disparaît ensuite.

Lorsque des altérations se produisent au cours de ce déplacement, la thyroïde se développe ailleurs. Si la descente ne commence pas, la glande reste dans sa position initiale à la base de la langue. S'il peut bouger, il peut être logé dans la région sublinguale, sous-mandibulaire, prélaringée ou trachéale et même apparaître dans des zones éloignées du cou.

On pense que cette anomalie est due à la modification de la fonction de divers gènes qui régulent le développement de la thyroïde.

2. Quels sont vos principaux symptômes?

Dans de nombreux cas, la thyroïde ectopique est asymptomatique. Dans d'autres cas, il peut présenter une difficulté ou une incapacité à avaler, une dysphonie, des problèmes d'étouffement et de respiration, une sensation de corps étranger dans la bouche ou le pharynx, une toux et une expectoration de sang.

Chez les bébés, il y a généralement une diminution de l'activité et une augmentation du sommeil, ainsi que des difficultés d'alimentation et de la constipation.

3. Comment la thyroïde ectopique est-elle détectée?

Compte tenu de ses symptômes, un examen physique et une palpation du cou, une analyse des taux hormonaux, une scintigraphie et des tests radiologiques sont généralement effectués pour déterminer avec plus de précision la taille du tissu thyroïdien ectopique et la différencier des autres causes de masse cervicale.

4. Quel est votre traitement?

En cas de thyroïde linguale sans symptômes et de petite taille, un comportement prudent avec des contrôles réguliers et des tests de la fonction thyroïdienne est recommandé. Si la glande a une taille modérée, un traitement basé sur la suppression avec T3 et T4 est généralement effectué afin que sa taille diminue progressivement.

Si les signes s'aggravent, si l' obstruction est grave, si l'on soupçonne une tumeur maligne, une ulcération ou un saignement, une intervention chirurgicale peut être nécessaire.

5. Quelles autres complications cette maladie peut-elle entraîner?

Les hormones thyroïdiennes sont essentielles au développement et à la croissance du cerveau. Dans les cas où la thyroïde ectopique entraîne un hypothyroïdisme congénital, si le patient n'est pas traité à temps, il peut souffrir d'une déficience intellectuelle et d'un retard de maturation.

Quant aux carcinomes dérivés de tissus thyroïdiens ectopiques, ils sont généralement rares.

Chapitre 62 . Goitre

Le goitre est un gonflement du cou causé par un grossissement anormal de la glande thyroïde. Ce n'est généralement pas douloureux, mais cela peut provoquer une toux et une difficulté à avaler et à respirer.

La cause la plus fréquente de cette affection est le manque d'iode dans l'alimentation, bien qu'elle puisse également résulter d'une production excessive ou insuffisante de certaines hormones ou de nodules thyroïdiens. La plupart de ces forfaits sont non cancéreuses.

La glande thyroïde est responsable du contrôle du métabolisme et sa tâche est essentielle à la croissance et au développement normaux de l'enfance et au fonctionnement du cerveau tout au long de la vie.

Pour en savoir plus sur ce sujet, nous interrogeons Mario Ve ga Carbó, endocrinologue ayant plus de 20 ans d'expérience.

Docteur Mario,

1. Quels sont les symptômes du goitre?

Son signe le plus commun est une grosseur visible à la base du cou. En outre, la thyroïde enflée peut exercer une pression sur la trachée et l'œsophage et provoquer une toux, un enrouement, une sécheresse et des difficultés à avaler et à respirer. Cependant, dans certains cas, le goitre ne présente aucun symptôme.

2. Qui est plus susceptible de l'avoir?

Le goitre peut toucher n'importe qui, être congénital ou apparaître avec le temps. Les femmes, en particulier les femmes enceintes, les personnes de plus de 40 ans et celles ayant des antécédents familiaux de maladies auto-immunes ont un risque plus élevé d'en souffrir.

Les personnes atteintes de la maladie de Graves, de l'hypothyroïdie ou de la thyroïdite, celles qui utilisent certains médicaments comme le lithium, les fumeurs et celles qui ont reçu des radiations au cou ou à la poitrine.

3. Comment cette maladie est-elle détectée?

Pour confirmer le diagnostic, des examens physiques et des analyses de sang sont généralement effectués pour contrôler les niveaux d'hormones produites par la thyroïde et l'hypophyse. P OU peut être nécessaire col de l' échographie et la scintigraphie de la thyroïde et de la biopsie.

4. Quel est votre traitement?

Le traitement dépendra de la taille du goitre et de ses symptômes. S'il est petit et ne pose pas de problème, des vérifications périodiques ne sont généralement nécessaires. Si la cause est le manque d'iode, une alimentation riche en ce minéral sera recommandée, ainsi que des suppléments d'iodure de potassium.

Si le problème est l'hypothyroïdie, un remplacement de l'hormone thyroïdienne par la lévothyroxine sera effectué, tandis que s'il s'agit d'hyperthyroïdie, ses effets seront bloqués avec du propylthiouracile ou du méthimazole.

Pour l'inflammation de la glande, on peut prendre de l'aspirine ou un corticostéroïde. Dans les cas graves, une intervention chirurgicale peut être nécessaire pour retirer l'organe ou sa réduction avec l'ingestion d'iode radioactif. Si cela se produit, le patient doit prendre des pilules de substitution hormonale toute sa vie.

5. Quels autres aspects sont recommandés à considérer?

Pour les personnes atteintes de goitre, il est conseillé de manger des aliments riches en iode, tels que le poisson, les crevettes et les crustacés. Évitez également certains légumes, tels que le chou-fleur, le chou, le brocoli et le chou, qui rendent difficile l'utilisation de ce minéral. Dans de nombreux pays, l'iode est ajouté au sel.

Chapitre 63 . Échographie ou échographie de la thyroïde

L'échographie ou échographie de la thyroïde est un test d'imagerie réalisé pour observer en détail cette glande, responsable de la production d'hormones contrôlant le métabolisme, l'équilibre cardiovasculaire, la consommation d'énergie et la croissance.

Cette étude utilise des ondes sonores à haute fréquence qui vous permettent de voir les organes internes et les structures du corps en temps réel. Contrairement aux rayons X, ce test n'expose pas de radiations.

Parmi d'autres possibilités, l'échographie de la thyroïde permet de voir si la glande est agrandie ou gonflée, ou si elle présente des nodules et même un cancer. De plus, cela permet de guider l'aiguille en cas de biopsie.

Pour en savoir plus sur ce test, nous avons consulté le Dr Mario Vega Carbó, spécialiste en endocrinologie responsable du bureau Vega & Vado.

Docteur Mario,

1. Quand est-il nécessaire d'effectuer une échographie de la thyroïde?

Si le patient présente des symptômes de fonctionnement anormal de la glande ou si elle présente un gonflement ou une croissance inhabituelle, le médecin peut souhaiter vérifier sa structure et sa taille et confirmer s'il existe des nodules.

2. Comment se passe la préparation pré-examen?

Pour effectuer une échographie, aucune préparation ni jeûne préalable n'est nécessaire. Le patient doit porter des vêtements confortables et amples, enlever les colliers et les chaînes et s'allonger sur une civière.

3. Comment l'échographie est-elle effectuée?

Un gel conducteur à base d'eau est appliqué au patient, ce qui permet l'adaptation du transducteur à ultrasons. Ceci est un petit appareil portable, qui est connecté à un ordinateur au moyen d'un câble. Le transducteur glisse sur la peau pour envoyer des ondes acoustiques haute fréquence et obtenir des images en temps réel sur un moniteur. Habituellement, l'examen dure entre 15 et 30 minutes et est complètement indolore.

4. Que peut-on voir dans l'étude?

L'échographie vous permet d'observer la forme et la structure interne de la thyroïde et de vérifier si elle est agrandie ou si son volume est inférieur . voir s'il y a des nodules et quelles sont leurs tailles, leur emplacement et leurs caractéristiques, afin de déterminer s'ils sont bénins ou malins.

Dans le cas du Doppler, on peut observer un type d'échographie qui montre également le flux sanguin, une vascularisation de la glande, ce qui facilite le diagnostic de la thyroïdite ou de la maladie de Graves-Based.

Les résultats obtenus dans l'étude sont fondamentaux pour déterminer les étapes à suivre dans le traitement.

5. Quelles autres utilisations ce test a-t-il?

Les ultrasons permettent également de détecter des tumeurs dans les glandes parathyroïdes, situées derrière la thyroïde et très importantes pour la régulation des niveaux de calcium dans le corps . En outre, il est très utile d'effectuer des contrôles après des interventions chirurgicales dans la région, d'évaluer le fonctionnement des cordes vocales et d'observer les ganglions lymphatiques ainsi que d'autres tumeurs et kystes pouvant apparaître dans le cou.

D'autre part, il est également utilisé comme guide pour effectuer une biopsie thyroïdienne par aspiration. Dans ce cas, l'échographie permet de diriger l'aiguille dans le kyste ou l'hématome afin d'enlever une petite quantité de tissu, de la drainer, d'en analyser le contenu ou d'infiltrer un médicament. Cette procédure permet de différencier avec plus de certitude si la lésion thyroïdienne est bénigne ou maligne.

Chapitre 64 . Biopsie à l'aiguille fine pour l'étude des nodules thyroïdiens

La plupart des nodules sur la thyroïde 90 - 95 % , sont bénignes dans la nature. Cependant, plusieurs types de cancer peuvent l'affecter. Lorsqu'il est nécessaire d'obtenir un échantillon de vos cellules pour détecter ou exclure toute maladie, il est possible d'effectuer une biopsie à l'eau fine.

Au cours de cette procédure, il est inséré dans la glande pour éliminer le liquide et les tissus, qui sont envoyés au laboratoire pour analyse.

Pour en savoir plus sur ce sujet, nous interrogeons Mario Vega Carbó, spécialiste en endocrinologie avec plus de 20 ans d'expérience.

Docteur Mario,

1. Comment cette étude est-elle réalisée?

Cette biopsie est très simple et peut être réalisée avec ou sans anesthésie. Une fois que l'échantillon est retiré, une pression est appliquée sur la zone pour arrêter tout saignement, puis recouverte d'un bandage.

Dans les cas où il n'est pas possible de sentir la région, une échographie ou un scanner est utilisé pour guider l'aiguille dans le kyste ou l'hématome. Habituellement, l'examen dure 15-30 minutes.

2. Comment fonctionne l'échographie?

Un gel conducteur à base d'eau est appliqué au patient, ce qui permet l'adaptation du transducteur à ultrasons. Ceci est un petit appareil portable, qui est connecté à un ordinateur au moyen d'un câble. Le transducteur glisse sur la peau pour envoyer des ondes acoustiques haute fréquence et obtenir des images en temps réel sur un moniteur.

3. Comment se passe la préparation à cet examen?

Ce type d'étude ne nécessite pas beaucoup de préparation préalable. Vous ne devez informer le médecin de tous les médicaments que vous prenez, si vous souffrez d'allergie ou de maladie, ou si vous êtes enceinte.

En cas de prise de médicaments anticoagulants, tels que l'aspirine et l'ibuprofène, il est possible que le patient les suspende temporairement pendant quelques jours avant l'intervention.

4. Quels sont les avantages de cette procédure?

La biopsie à l'aiguille fine nous permet de différencier avec plus de certitude si la lésion thyroïdienne est bénigne ou maligne. C'est un examen moins invasif que l'examen chirurgical, il ne laisse presque pas de cicatrice et n'implique aucune exposition aux rayonnements ionisants.

5. Quelles anomalies peuvent être trouvées dans la biopsie?

Les résultats peuvent montrer un type de maladie de la thyroïde, comme un goitre ou une thyroïdite, des tumeurs bénignes ou un cancer.

6. Quels sont les effets secondaires?

Dans certains cas, vous pouvez ressentir une légère gêne au cou ou une petite ecchymose qui disparaît en un jour ou deux. G énéralement patients peuvent reprendre leurs activités sans problèmes après la procédure et a placé le bandage est enlevé en quelques heures.

7. La biopsie à l'aiguille fine comporte-t-elle un risque?

La procédure est très sûre et les risques sont très faibles. Dans quelques cas très rares, le patient peut avoir des saignements au site de l'examen, une infection ou des lésions à l'une des structures adjacentes à la thyroïde.

Chapitre 65 . Cancer de la thyroïde

Le cancer de la thyroïde est un cancer de la glande thyroïde responsable de la production d'hormones qui influencent le métabolisme, la croissance et la plupart des fonctions du corps, telles que la fréquence cardiaque et la pression artérielle.

Situé sur le cou, juste en dessous de la noix d'Adam, cet orgue a la forme d'un papillon, avec deux lobes reliés par une zone centrale. La plupart des nodules qui y apparaissent, entre 90 et 95 % , sont de nature bénigne. Cependant, plusieurs types de cancer peuvent l'affecter. Le carcinome papillaire est le cancer le plus courant et le moins dangereux. Il survient généralement chez les femmes en âge de procréer et se transmet lentement. D'autres sont les carcinomes anaplasiques, les plus nocifs mais les plus rares; Tumeur folliculaire, très susceptible de réapparaître; et le carcinome médullaire, qui affecte les cellules non thyroïdiennes présentes dans la glande et tend à se multiplier.

Pour en savoir plus sur ce sujet, nous interrogeons Mario Vega Carbó, spécialiste en endocrinologie avec plus de 20 ans d'expérience.

Docteur Mario,

1. Quels sont les symptômes du cancer de la thyroïde?

Ses signes peuvent varier en fonction du type de cancer, mais ils présentent généralement une grosseur ou un gonflement au cou, une toux, une difficulté à avaler, une hypertrophie de la glande thyroïde, une altération de la voix augmentant l'enrouement, des maux de gorge, des problèmes de respiration. et des ganglions lymphatiques enflés.

2. Qui est plus susceptible de l'avoir?

Le cancer de la thyroïde peut apparaître à tout âge, bien qu'il soit plus fréquent chez les adultes et les femmes. L es personnes qui ont reçu un rayonnement dans le cou ou la tête, et ceux qui ont une histoire familiale ont plus de possibilités de souffrance.

3. Comment est-il produit?

Le cancer de la thyroïde prend naissance lorsque les cellules situées à cet endroit subissent des modifications génétiques qui leur permettent de se développer et de se multiplier rapidement. De plus, cette mutation fait perdre à n la capacité de mourir, comme le feraient des cellules normales. Son accumulation dans la glande forme une tumeur, qui peut envahir les tissus voisins et se répandre dans tout le corps.

4. Comment le cancer de la thyroïde est-il détecté?

Face à ses symptômes, un examen physique est généralement effectué pour rechercher des bosses dans la glande et un gonflement des ganglions lymphatiques dans le cou. Pour confirmer le diagnostic, des études sur la calcitonine dans le sang, une laryngoscopie, une biopsie et une échographie de la thyroïde, une tomodensitométrie du cou et des tests de la fonction thyroïdienne sont effectués.

5. Quel est votre traitement?

Le traitement dépend du type de cancer de la thyroïde. Habituellement, une intervention chirurgicale consiste à retirer toute la glande. S'ils se sont propagés, il peut également être nécessaire de retirer les ganglions lymphatiques du cou. Après le traitement, le patient doit prendre des pilules pour hormone thyroïdienne toute sa vie. Ce processus peut être accompagné d'une radiothérapie externe ou de l'iode, sous forme de gélule ou de liquide de boisson. Il peut provoquer des effets secondaires tels que nausée, sécheresse de la bouche et des yeux, fatigue, altération du goût et de l'odorat.

Si le cancer ne répond pas à la chirurgie ou à la radiothérapie, il peut être testé en chimiothérapie ou en thérapie ciblée, avec des substances qui attaquent les cellules cancéreuses sans nuire aux cellules normales.

6. Quelle est la prévision?

Le traitement de la plupart des types de cancer de la thyroïde est généralement efficace s'il est diagnostiqué à temps.

7. Quelles autres complications cette maladie peut-elle entraîner?

Cette affection peut provoquer des lésions du larynx, des cordes vocales et un enrouement après une intervention chirurgicale, de faibles niveaux de calcium en raison du retrait accidentel des glandes parathyroïdes et la propagation du cancer aux poumons, aux os ou à d'autres parties du corps.

8. Quels autres aspects faut-il prendre en compte pour faire face à cette maladie?

En raison du stress et des préoccupations que cette maladie peut causer, un soutien psychologique et la participation à des groupes thérapeutiques avec des personnes atteintes de la même maladie sont recommandés.

Chapitre 66 . Chirurgie thyroïdienne et ses complications

La chirurgie thyroïdienne est l'opération endocrinienne la plus courante. Il est fait pour traiter différents problèmes de glande, tels que le cancer, le goitre ou l'hyperthyroïdie.

Si une partie seulement est retirée pendant la chirurgie, il est possible que la thyroïde puisse continuer à fonctionner normalement. D'autre part, si le retrait est total, le patient doit prendre des médicaments de substitution hormonale toute sa vie.

La thyroïdectomie est généralement une procédure sûre. Cependant, comme pour toute intervention chirurgicale, des complications peuvent survenir.

Pour en savoir plus sur ce sujet, nous avons consulté le Dr Mario Vega Carbó, spécialiste en endocrinologie, qui travaille actuellement au bureau Vega & Vado.

Docteur Mario,

1. Quelles sont les raisons les plus fréquentes de la chirurgie thyroïdienne?

Le cancer est la cause la plus courante de thyroïdectomie. De plus, le goitre, gonflement du cou causé par un grossissement anormal de la glande et pouvant causer des difficultés respiratoires ou de déglutition. L'hyperthyroïdie, une maladie dans laquelle la thyroïde produit trop d'hormone thyroxine; et l'apparition de certains nodules suspects présentant un risque de malignité.

2. Quelle est cette intervention?

Il existe plusieurs façons d'effectuer une thyroïdectomie. Dans le procédé conventionnel, une coupe est faite au centre du cou pour avoir un accès direct à la glande. Dans le transoral, cette incision est évitée en la faisant passer dans la bouche. Au niveau de l'endoscopie, de petites coupures sont pratiquées dans le cou, à travers lesquelles une petite caméra vidéo est insérée qui guide le médecin pendant l'intervention. Une autre option consiste à effectuer une intervention chirurgicale à l'aisselle.

3. Quelles complications peuvent survenir pendant l'opération?

La thyroïde est fortement vascularisée, ce qui peut provoquer des saignements et un risque d'infection. En outre, les saignements peuvent causer une obstruction des voies respiratoires.

D'autre part, lors de la chirurgie, une lésion involontaire des glandes parathyroïdes, situées derrière la thyroïde, peut survenir. Cela peut conduire à une hypoparathyroïdie, une maladie produisant peu d' hormone parathyroïdienne, responsable du contrôle de l'utilisation et de l'élimination du calcium, du phosphate et de la vitamine D de l'organisme.

À leur tour, après une thyroïdectomie, certaines personnes ressentent une douleur au cou ou une voix enrouée ou faible, à la suite d'une blessure aux nerfs des cordes vocales et du larynx.

Enfin, dans les cas graves d'hyperthyroïdie non traitée, une aggravation soudaine de ses symptômes peut survenir et provoquer ce que l'on appelle «tempête thyroïdienne».

4. Pourquoi les changements de voix peuvent-ils se produire après l'opération?

Lorsqu'une thyroïdectomie est pratiquée, le nerf laryngé récurrent, qui traverse la partie interne et postérieure de la glande, peut être endommagé. Par conséquent, certains patients peuvent présenter un enrouement ou une voix faible. E symptômes sont temporaires et es sont dus au tube pour maintenir pulmonaire de ventilation que l' irritation nerveuse causée par la chirurgie est insérée dans la trachée ou pendant le fonctionnement.

Habituellement, en 2 ou 3 semaines, ces signes disparaissent sans traitement. Dans quelques cas, une intubation traumatique, un étirement excessif du nerf ou une coupure accidentelle peuvent provoquer une altération définitive de la voix et de la respiration.

5. Quels dommages peuvent causer une chirurgie de la peau?

Les effets sur la peau sont ceux de l'incision nécessaire pour pratiquer l'intervention. Quand une coupure est faite dans le cou, il est inévitable qu'une cicatrice subsiste après l'opération.

Au cours des premières semaines dans la plaie, il peut y avoir une raideur et une douleur et même un engourdissement autour de celle-ci. Ces signes sont normaux et transitoires. En revanche, les infections et les contusions sur la peau sont très peu probables.

6. Qu'est-ce que la tempête thyroïdienne?

La tempête thyroïdienne est l'augmentation aiguë des symptômes de l'hyperthyroïdie, qui met en danger le fonctionnement des organes et la vie du patient. Il s'agit d'une crise rare pouvant être déclenchée par une infection ou une intervention chirurgicale, provoquant une forte fièvre, une diarrhée, une tachycardie, un choc et la mort.

Il survient généralement chez des patients chez lesquels l'hyperactivité de la thyroïde est mal contrôlée, voire non diagnostiquée.

Chapitre 67 . Hypothyroïdie ou thyroïde hypoactive

L'hypothyroïdie est une maladie dans laquelle la thyroïde ne produit pas assez d'hormones thyroïdiennes. Cette glande est l'une des plus importantes dans le corps et son activité influence le métabolisme et la plupart des fonctions corporelles, telles que la fréquence cardiaque et la pression artérielle.

La présence habituelle de cette hormone dans l'organisme est essentielle à la croissance et au développement normaux de l'enfant et au bon fonctionnement du cerveau tout au long de la vie. L'hypothyroïdie, si elle n'est pas traitée correctement, peut causer de nombreux problèmes de santé, tels que l'obésité, des douleurs articulaires, la stérilité ou des maladies cardiaques.

Pour parler de ce sujet, nous avons interviewé le Dr Mario Vega Carbó, spécialiste en endocrinologie, qui travaille comme endocrinologue au bureau Vega & Vado.

 Docteur Mario,

1. Quelle est la cause de l'hypothyroïdie?

La cause la plus courante est la maladie de Hashimoto ou la thyroïdite chronique. Elle est causée par une réaction du système immunitaire au cours de laquelle des anticorps dirigés contre la thyroïde entraînent une inflammation de la glande. On ne sait pas avec certitude pourquoi cela se produit, mais on pense que cela est lié à un virus, à une bactérie ou à un échec génétique. Les dommages chroniques causés par cette maladie entraînent généralement une diminution du taux d'hormones thyroïdiennes dans le sang.

En outre, l'hypothyroïdie peut également être causée par des infections virales ou respiratoires, la grossesse, certains médicaments tels que le lithium, certains types de chimiothérapie, des maladies congénitales et le syndrome de Sheehan.

D'autres raisons sont des traitements à l'iode radioactif ou des médicaments contre l'hyperthyroïdie, la radiothérapie, une tumeur ou une chirurgie de la thyroïde ou de la glande pituitaire.

2. Qui a plus de risques de l'avoir?

L'hypothyroïdie peut survenir chez toute personne de tout âge. Cependant, il est plus fréquent chez les femmes d'âge moyen et de plus de 60 ans. L os qui ont des maladies auto - immunes ou des antécédents familiaux de problèmes de thyroïde, qui ont fait un traitement hyperthyroïdie et exposés à des niveaux élevés de rayonnement sont plus susceptibles de souffrir. Aussi les femmes qui étaient enceintes ou ont accouché au cours des 6 derniers mois.

3. Quels sont vos principaux symptômes?

La maladie se développe généralement lentement et ne présente initialement aucun signe. Au fil du temps , le patient peut souffrir de constipation, de difficultés de concentration, d'une peau pâle et sèche, d'un gonflement à l'avant de la gorge, de fatigue, de poils et d'ongles cassants, de règles irrégulières, d'une sensibilité accrue au froid, d'une prise de poids, de dépression et de douleurs. dans les articulations et la faiblesse musculaire.

En l'absence de traitement, dans les cas les plus graves, le sens du goût et de l'odorat peut diminuer, l'enrouement, l'épaississement de la peau, un ralentissement du rythme cardiaque et un gonflement du visage, des mains et des pieds.

4. Comment cette maladie est-elle détectée?

Lorsque vos symptômes apparaissent, un examen physique et diverses études sont généralement effectués pour mesurer les niveaux d' hormone thyroïdienne, d'hormone stimulant la thyroïde, de cholestérol et de glucose, ainsi que d'un test de détection des anticorps. D'autres tests spécialisés de la glande peuvent également être nécessaires.

5. Quel est votre traitement?

La thérapie consiste à reconstituer l'hormone thyroïdienne qui manque dans le corps avec de la lévothyroxine, qui devrait généralement être prise à vie. Ce médicament par voie orale rétablit des niveaux adéquats d'hormone et inverse les signes et les symptômes de la maladie. Des contrôles périodiques sont essentiels pendant le traitement, car à la dose appropriée, ce médicament n'a aucun effet secondaire. Si ingéré plus que nécessaire, le patient peut avoir un pouls accéléré, des tremblements, une perte de poids, de la fatigue et de l'hyperactivité.

6. Quelles autres complications l'hypothyroïdie peut-elle entraîner?

S'il n'est pas traité correctement, il peut causer des infections, du goitre, des problèmes cardiaques, une neuropathie périphérique, une dépression, une baisse de la libido, la stérilité et une fausse couche. De plus , le myxoedème , la forme d'hypothyroïdie la plus grave, provoque une urgence médicale qui doit être traitée à l'hôpital. Ses symptômes sont les suivants: température basse, respiration abaissée, tension artérielle basse et glycémie, léthargie et perte de conscience.

D'autre part, les bébés de femmes atteintes d'hypothyroïdie non traitée peuvent naître avec des anomalies congénitales.

Chapitre 68 . Médicaments contre l'hypothyroïdisme: lévothyroxine et lyothyronine

L'hypothyroïdie est une maladie dans laquelle la thyroïde ne produit pas assez d'hormones thyroïdiennes. Les niveaux habituels sont essentiels pour la croissance et le développement normaux de l'enfance et pour le fonctionnement du cerveau tout au long de la vie.

Le traitement de cette maladie consiste à reconstituer l'hormone manquante dans l'organisme, pour laquelle on utilise la lévothyroxine et la lyothyronine, qui doit généralement être prise à vie.

Pour en savoir plus sur ce sujet, nous interrogeons Mario Ve ga Carbó, endocrinologue ayant plus de 20 ans d'expérience.

Docteur Mario,

1. Comment la lévothyroxine et la lithothyronine agissent-elles?

Ces médicaments remplacent l'hormone thyroïdienne que l'organisme produit normalement. Ils se présentent sous forme de comprimés et de gélules et sont généralement pris une fois par jour, l'estomac vide, une demi-heure avant le petit-déjeuner. Il commence généralement par une faible dose, qui augmente progressivement.

Dans le cas des bébés, ils doivent être écrasés et administrés mélangés à de l'eau ou du lait maternel, à l'aide d'un compte-gouttes ou d'une seringue.

2. Comment diffèrent-ils les uns des autres?

Généralement, dans le traitement de l'hypothyroïdie, seule la lévothyroxine est utilisée. Cependant, dans certains cas où les symptômes persistent, un traitement combiné à la lithiotyline peut être plus efficace. La liothyronine a un début d'action plus rapide et une demi-vie plus courte que la lévothyroxine.

3. Que devrait-on faire si vous oubliez de prendre une dose de ces médicaments?

Vous devriez l'ingérer dès que vous vous en souvenez. Toutefois, s'il est presque temps de prendre la prochaine dose, il est préférable de la sauter et de continuer avec la dose habituelle. En aucun cas, une double dose ne doit être prise pour compenser celle oubliée.

4. Quels sont les effets secondaires de ces médicaments?

Lorsqu'ils sont administrés à la dose appropriée, ils ne présentent généralement pas d'effets secondaires. Des contrôles périodiques sont donc importants pour ajuster la dose. Parfois, les patients peuvent prendre du poids ou perdre du poids, ressentir des maux de tête ou souffrir de vomissements, de diarrhée, de modifications de l'appétit et du cycle menstruel, de la fièvre, d'une sensibilité à la chaleur et de crampes aux jambes.

Dans les cas plus graves, il peut y avoir difficulté à respirer, éruption cutanée, rougeur et gonflement des mains, des pieds, des chevilles ou du bas des jambes.

5. Que se passe-t-il si une dose plus grande que suffisante est administrée?

En cas d'ingestion plus que nécessaire, le patient peut présenter une accélération du pouls, des douleurs thoraciques, une irritabilité, un essoufflement, de la fatigue, une hyperactivité et une perte de conscience. C poule prises en grandes quantités avec des amphétamines et méthamphétamines peuvent causer des problèmes graves potentiellement mortels.

6. Quels autres aspects faut-il prendre en compte lors de l'utilisation?

Avant de commencer le traitement, il est important d'informer le médecin de tout autre médicament, vitamine ou supplément utilisé, afin de déterminer si la combinaison peut être nocive.

Vous devez également indiquer si vous souffrez d'autres troubles, tels que des problèmes rénaux ou cardiaques. si vous êtes enceinte ou envisagez de concevoir à court terme, ou si vous allaitez. La lévothyroxine et la liothyronine ne doivent pas être utilisées dans le traitement de l'obésité ni dans la perte de poids. D'autre part, certains aliments et boissons, en particulier ceux contenant des fibres alimentaires et alimentaires, peuvent nuire à l'absorption de ces médicaments. Il est important que le patient comprenne que ces médicaments contrôlent l'hypothyroïdisme, mais ne le guérissent pas. Par conséquent, ils doivent continuer à être utilisés même lorsque le patient se sent bien.

Enfin, ces médicaments doivent être conservés dans un endroit approprié, à la température ambiante et hors de la portée des enfants.

Chapitre 69 . Manger mixte

Le coma mixte est une complicâtion grave de l'hypothyroïdie qui met la vie du patient en danger. Il s'agit d'un trouble rare dans lequel le manque de production d'hormones thyroïdiennes est mal contrôlé, voire non diagnostiqué.

L'intolérance au froid intense et la somnolence sont les principaux symptômes, suivis d'une profonde léthargie et d'une perte de conscience. Le coma mixte doit être traité de toute urgence.

Pour parler de ce problème, nous interrogeons le Dr Mario Vega Carbó, spécialiste en endocrinologie qui travaille comme endocrinologue au bureau Vega & Vado.

Docteur Mario,

1. Quelles sont les causes du coma mixte?

Cette condition survient chez les patients atteints d'hypothyroïdie ou mal contrôlés pendant des années. Lorsque cette maladie n'est pas traitée, une situation de stress grave, un traumatisme, une crise cardiaque, une chirurgie, une infection, une exposition au froid, une fracture de la hanche, un saignement gastro-intestinal ou l'utilisation d'anesthésiques, de sédatifs ou de narcotiques peuvent générer une aggravation soudaine de vos symptômes et provoquer une crise.

2. Qui a plus de risques de le souffrir?

Ce trouble est plus fréquent chez les femmes âgées et survient plus fréquemment en hiver, car l'exposition au froid est un facteur déclenchant.

3. Quels sont vos principaux symptômes?

Ses signes les plus courants sont une intolérance au froid sévère, une insuffisance respiratoire, une hypothermie, une constipation, une fatigue, des douleurs articulaires, un ralentissement du rythme cardiaque, une peau sèche, une alopécie, une voix enrouée et un gonflement du visage, des mains et des pieds.

D'autre part, l'état mental progresse généralement de l'altération de la conscience à la désorientation, à une léthargie profonde et finalement au coma, ce qui peut être accompagné de convulsions.

4. Comment le coma mixte est-il détecté?

Des signes tels que l'abaissement involontaire de la température corporelle sont pris en compte pour le diagnostic; le faible taux de glycémie et de sodium et l'augmentation de la créatine phosphokinase et de l'hormone stimulante de la thyroïde; l'absence d'oxygène dans les tissus pour maintenir les fonctions corporelles; ralentissement du rythme cardiaque et altérations de l'état de conscience. L'urine et le système respiratoire sont également testés pour les infections.

5. Quel est votre traitement?

La thérapie doit être précoce et multidisciplinaire. Il comprendra le réchauffement progressif du patient, la correction des altérations de la glycémie, la surveillance de la fonction cardiovasculaire, la ventilation mécanique et une hydratation adéquate. En outre, l'hypothyroïdie sera contrôlée par de fortes doses de lévothyroxine, par voie orale ou intraveineuse, et des glucocorticoïdes à large spectre et des antibiotiques seront administrés pour lutter contre l'infection . De plus , à faible pression artérielle, traiter l' eau , des troubles électrolytiques et déclencheurs de la crise.

6. Quels sont les résultats attendus?

L'évolution dépendra de l'âge, des maladies associées et, fondamentalement, du contrôle de l'hypothermie. Dans tous les cas, le diagnostic précoce est vital, car le retard du traitement aggrave le pronostic.

Chapitre 70 . Thyroïdite et hypothyroïdie chroniques de Hashimoto

La thyroïdite chronique ou maladie de Hashimoto est un trouble provoqué par une réaction du système immunitaire contre la glande thyroïde. P rovoca diminution de la fonction thyroïdienne, ce qui entraîne l' hypothyroïdie.

Cette affection affecte principalement les femmes d'âge moyen, bien qu'elle puisse également se produire chez les hommes et les garçons. La maladie de Hashimoto se développe lentement et sa détection peut prendre beaucoup de temps. Votre traitement hormonal substitutif donne généralement de bons résultats.

Pour parler de ce sujet, nous avons interviewé le Dr Mario Vega Carbó, spécialiste en endocrinologie responsable du bureau Vega & Vado à Managua, au Nicaragua.

Docteur Mario,

1. Quelles sont les causes de la thyroïdite chronique?

La maladie de Hashimoto est causée par une réaction du système immunitaire, dans laquelle des anticorps dirigés contre la thyroïde entraînent une inflammation de la glande. On ne sait pas avec certitude pourquoi cela se produit, mais on pense que cela est lié à un virus, une bactérie ou un échec génétique.

Les dommages chroniques causés par cette maladie entraînent généralement une diminution du taux d'hormones thyroïdiennes dans le sang. Dans quelques cas, la maladie peut être liée à d'autres troubles endocriniens, tels que l'insuffisance surrénalienne et le diabète de type 1.

2. Qui a plus de risques de l'avoir?

La thyroïdite chronique peut survenir chez toute personne de tout âge. Cependant, il est plus fréquent chez les femmes d'âge moyen. Ceux qui souffrent de maladies immunitaires ou familiales ayant des antécédents de problèmes thyroïdiens et ceux qui sont exposés à des niveaux de rayonnement élevés sont plus susceptibles d'en souffrir.

3. Quels sont vos principaux symptômes?

Le patient souffre généralement de constipation, de difficultés de concentration, de peau pâle et sèche, d'enflure à l'avant de la gorge, de fatigue, de perte de cheveux, d'ongles cassants, de menstruations irrégulières, d'une sensibilité accrue au froid, d'une augmentation de la taille et du poids de la langue. , dépression, douleurs articulaires et faiblesse musculaire.

4. Comment cette maladie est-elle détectée?

Lorsque vos symptômes apparaissent, un examen physique et diverses études sont généralement effectués pour mesurer les niveaux d' hormone thyroïdienne, d'hormone stimulant la thyroïde, de cholestérol et de glucose, ainsi que d'un test de détection des anticorps. D'autres tests spécialisés de la glande peuvent également être nécessaires.

5. Quel est votre traitement?

Si vous souffrez d'hypothyroïdie, elle est traitée à la lévothyroxine, une pilule contenant des hormones thyroïdiennes. Dans cette thérapie, il est nécessaire d'effectuer des contrôles périodiques pour ajuster la dose et le médicament devrait probablement être pris à vie. S'il n'y a pas de déficit hormonal et que la thyroïde fonctionne normalement, seule son évolution doit être surveillée.

6. Que se passe-t-il si une dose plus élevée d'hormones est administrée à celle qui convient?

Si ingéré plus que nécessaire, le patient peut avoir un pouls accéléré, une perte de poids, de la fatigue et de l'hyperactivité. C'est pourquoi des contrôles périodiques sont essentiels pour son administration correcte, car à la bonne dose, il n'y a pas d'effets secondaires.

7. Quelles autres complications la thyroïdite chronique peut-elle entraîner?

La maladie de Hashimoto peut survenir parallèlement à d'autres maladies auto-immunes, telles que l'insuffisance surrénalienne et le diabète de type 1. Si elle n'est pas traitée, elle peut également entraîner un goitre, des problèmes cardiaques, une dépression, une diminution de la libido et un myxoedème. En outre, dans de rares cas, vous pouvez développer un lymphome ou un cancer de la thyroïde. D'autre part, les bébés de femmes atteintes d'hypothyroïdie non traitée peuvent naître avec des anomalies congénitales.

Chapitre 71 . Thyroïdite subaiguë et infections virales

La thyroïdite subaiguë est une inflammation de la glande thyroïde qui survient généralement après une infection virale. C'est une maladie rare qui survient peu de temps après avoir été infectée par les infections des voies respiratoires supérieures, telles que les oreillons (oreillons), la grippe ou le rhume. La fièvre et les douleurs au cou font partie des symptômes.

E n premières semaines près de la moitié des patients enregistrés surproduction d'hormones thyroïdiennes (hyperthyroïdie) qui a ensuite normalisé. Cette maladie s'attaque principalement aux femmes d'âge moyen et disparaît généralement en quelques mois.

Pour en savoir plus sur ce sujet, nous interrogeons Mario Vega Carbó, endocrinologue ayant plus de 20 ans d'expérience.

Docteur Mario,

1. Quels sont les symptômes de la thyroïdite subaiguë?

En général, le patient a de la fièvre et des douleurs à l'avant du cou, bien que cet inconfort puisse se propager à la mâchoire et aux oreilles. C'est pourquoi leurs symptômes sont souvent confondus avec un problème dentaire, une pharyngite ou une otite. Dans ces cas, la taille de la glande augmente généralement de manière asymétrique, elle est enflée et sensible au toucher. De plus, la douleur peut augmenter en cas d'ingestion ou lorsque la tête est tournée.

Les autres symptômes fréquents sont l'enrouement, la fatigue et un sentiment de faiblesse.

Une hyperthyroïdie se manifeste également au début de la maladie: anxiété, nervosité, difficulté à se concentrer, diarrhée, vomissements, augmentation de l'appétit, transpiration, palpitations, perte de cheveux, perte de poids et troubles du sommeil.

2. Comment cette maladie est-elle détectée?

Lorsque vos symptômes apparaissent, un examen physique et différentes études sont généralement effectués pour mesurer les niveaux d'hormones thyroïdiennes. Pour confirmer le diagnostic, des tests spécialisés avec échographie et scintigraphie, comprenant l'absorption d'iode radioactif et la biopsie à l'aiguille fine , peuvent être nécessaires .

3. Quel est votre traitement?

Le traitement visera à réduire la douleur et l'inflammation et à traiter l'hyperthyroïdie, le cas échéant. La gêne causée par la thyroïdite subaiguë peut être résolue avec des anti-inflammatoires non stéroïdiens, tels que l'ibuprofène, ou des corticostéroïdes, tels que la prednisone.

En outre, pour résoudre les symptômes de l'hyperthyroïdie, des bêta-bloquants peuvent également être prescrits, ce qui contribue à améliorer les troubles du rythme cardiaque, les tremblements et l'anxiété.

Si la thyroïde devient hypoactive au cours de la phase de récupération, il peut être nécessaire de remplacer des hormones thyroïdiennes.

4. Que pouvez-vous attendre de cette thérapie?

Le traitement est efficace et la thyroïdite subaiguë guérit généralement spontanément en quelques mois. Cependant, dans certains cas, la maladie peut réapparaître et, avec le temps, provoquer une hypothyroïdie permanente.

Chapitre 72 . Syndrome euthyroïdien

Le syndrome euthyroïdien est un trouble dans lequel les résultats des tests de la thyroïde sont anormaux, bien que la glande fonctionne correctement. Cela se produit généralement lorsque le patient a une autre maladie grave, est mal nourri ou a subi une intervention chirurgicale, ce qui empêche certaines hormones d'agir régulièrement.

La thyroïde est l'une des glandes les plus importantes du corps et son activité influence le métabolisme et la plupart des fonctions du corps, telles que la fréquence cardiaque et la pression artérielle.

Pour parler de ce sujet, nous avons interviewé le Dr Mario Vega Carbó, spécialiste en endocrinologie actuellement responsable du bureau Vega & Vado.

Docteur Mario,

1. Qu'est-ce que le syndrome de la maladie de l'Euthyroïde?

C'est une pathologie peu connue qui apparaît chez les patients hospitalisés, dans laquelle les valeurs sériques des hormones thyroïdiennes sont altérées, sans qu'il y ait une maladie de la glande, mais une autre maladie systémique.

2. Quelles maladies peuvent causer ces altérations?

Certains troubles gastro-intestinaux, pulmonaires, cardiovasculaires, inflammatoires et métaboliques peuvent provoquer le syndrome de la maladie de l'Euthyroïde. En outre , insuffisance rénale chronique, infarctus aigu du myocarde, malnutrition sévère, jeûne, brûlures, traumatisme grave, acidocétose diabétique, anorexie nerveuse, intervention chirurgicale, cirrhose, sepsis, cancer ou greffe de la moelle osseuse

3. Pourquoi les résultats des tests thyroïdiens sont-ils altérés?

Les variations peuvent être dues à des modifications de la production d'hormones thyroïdiennes, de l'axe hypothalamo-hypophyso-thyroïdien ou du métabolisme périphérique des hormones. Cela peut également se produire en combinant ces trois facteurs.

4. Quels sont les résultats altérés les plus fréquents qui apparaissent lors des examens?

Les variations qui apparaissent généralement sont les suivantes: faibles niveaux de triiodothyronine (T3), augmentation de T3 inverse et réduction de la thyroxine (T4). En outre, l'hormone stimulante de la thyroïde (THS) et la T4 libre peuvent également être affectées.

5. Comment ce syndrome est-il détecté?

L'objectif est de définir si le patient est atteint d'hypothyroïdie ou du syndrome de la maladie de l'Euthyroïde. Pour cela, un examen physique et différentes études sont effectuées pour mesurer les niveaux hormonaux. Le test le plus sûr est celui de l'hormone stimulante de la thyroïde, qui est très élevée dans l'hypothyroïdie, alors qu'elle est généralement faible, normale ou légèrement élevée dans le syndrome.

De même, les taux sériques de cortisol ont tendance à augmenter dans le syndrome et à être faibles ou normaux en cas d'hypothyroïdie.

Certains médicaments qui agissent sur les hormones thyroïdiennes, tels que les produits de contraste riches en iode, l'amiodarone, la dopamine et les corticostéroïdes, peuvent rendre difficile l'interprétation des résultats.

6. Quel est votre traitement?

Comme ce n'est pas un problème pour la glande thyroïde, aucun traitement spécifique ni remplacement d'hormones n'est nécessaire. Le traitement sera centré sur la maladie sous-jacente et, une fois celle-ci résolue, les résultats du laboratoire redeviendront normaux.

Chapitre 73 . Hyperthyroïdie ou thyroïde hyperactive

L'hyperthyroïdie est une affection dans laquelle la thyroïde produit trop d'hormones thyroïdiennes. Cette glande est l'une des plus importantes dans le corps et son activité influence le métabolisme, la croissance et la plupart des fonctions corporelles, telles que la fréquence cardiaque et la pression artérielle.

La cause la plus fréquente de sécrétion excessive de thyroïde est la maladie de Graves, une maladie dans laquelle le système immunitaire produit des anticorps qui l'attaquent et le détériorent. Les autres causes peuvent être une inflammation de la glande due à des infections virales, à certains médicaments ou à la thyroïdite post-partum; un adénome hyperactif; les tumeurs; la prise de grandes quantités d'hormone thyroïdienne synthétique; et consommation exagérée d'iode.

L'hyperthyroïdie peut accélérer le métabolisme du corps, ce qui entraîne une perte de poids involontaire, des arythmies et une tachycardie.

Pour parler de ce sujet, nous avons interviewé le Dr Mario Vega Carbó, spécialiste en endocrinologie , avec plus de 20 ans d'expérience .

Docteur Mario,

1. Quels sont les symptômes les plus courants de l'hyperthyroïdie?

Ses signes les plus fréquents sont l'anxiété, la nervosité, la fatigue, une difficulté à se concentrer, la diarrhée, les cheveux fins et fragiles, les tremblements des mains, l'intolérance à la chaleur, une augmentation de l'appétit, la transpiration, des irrégularités menstruelles, des palpitations, des problèmes de sommeil et une perte de poids. Autres symptômes: gonflement ou croissance anormale de la thyroïde, développement du sein chez l'homme, hypertension artérielle, irritation des yeux, nausée, vomissements, peau brûlante et rougeur, changements aux ongles, dépression et éruptions cutanées.

2. Comment cette maladie est-elle détectée?

Lorsque vos symptômes apparaissent, un examen physique et différentes études sont généralement effectués pour mesurer les niveaux d'hormones thyroïdiennes, de cholestérol et de glucose. Des tests spécialisés de la glande, avec échographie et scintigraphie, ou une absorption d'iode radioactif peuvent également être nécessaires .

3. Qui est le plus susceptible de l'avoir?

Cette affection est plus fréquente chez les femmes, les personnes présentant d'autres problèmes de thyroïde et les personnes de plus de 60 ans. Il survient également plus fréquemment chez les personnes qui ont des antécédents familiaux de maladie de Graves.

4. Quel est votre traitement?

Le traitement dépendra de la cause de l'hyperthyroïdie et de la gravité de ses symptômes. Habituellement , il est antithyroïdiens Propylthiouracil comme méthimazole ou qui réduisent ou bloquer les effets de l'hormone. Les deux médicaments causent de graves dommages au foie, ils doivent donc être pris avec prudence et des soins médicaux.

Dans les cas plus graves, une intervention chirurgicale peut être nécessaire pour enlever la glande ou la réduire avec la consommation d'iode radioactif. Si cela se produit, le patient doit prendre des pilules de substitution hormonale toute sa vie. Ils peuvent prescrire des médicaments pour soulager les symptômes de l'hyperthyroïdie, tels que les bêta-bloquants, qui aident à améliorer les troubles du rythme cardiaque, les tremblements et l'anxiété.

5. Que pouvez-vous attendre de cette thérapie?

Les patients répondent généralement bien et s'améliorent avec le traitement. Certaines de ses causes peuvent même disparaître sans traitement. Cependant, l'hyperthyroïdie provoquée par la maladie de Graves peut s'aggraver avec le temps et nuire à la qualité de vie du patient.

6. Quelles autres complications cette condition peut-elle apporter?

Le stress ou une infection peut provoquer une aggravation soudaine des symptômes de l'hyperthyroïdie et générer de la fièvre, une altération de la conscience et des douleurs abdominales aiguës nécessitant des soins médicaux urgents. E La maladie peut causer des problèmes cardiaques et l' ostéoporose.

Dans de rares cas, cela peut également affecter vos yeux et les faire gonfler et sécher. En outre, une intervention chirurgicale visant à l'éloigner de la thyroïde peut provoquer des lésions du larynx, des cordes vocales, un enrouement et de faibles niveaux de calcium en raison de lésions ou du retrait accidentel des glandes parathyroïdes.

7. Quelles autres recommandations ces patients devraient-ils prendre en compte?

Les personnes souffrant d'hyperthyroïdie doivent contrôler la consommation d'iode, qui peut être présente dans les aliments, les suppléments vitaminiques et les sirops pour la toux, car sa consommation peut aggraver les symptômes. Il est également recommandé d'éviter le tabac, qui est associé à l'apparition de problèmes oculaires chez les patients atteints de la maladie de Graves.

Par ailleurs, un exercice régulier peut les aider à maintenir la densité osseuse et le système cardiovasculaire, et la pratique de techniques de relaxation atténue le stress, facteur de risque important de cette affection.

Chapitre 74 . Orbitopathie thyroïdienne

L'orbitopathie thyroïdienne est une maladie d'origine auto-immune qui affecte le fonctionnement de la glande thyroïde et des organes associés à la vue, ensemble ou isolément. Ces patients souffrent généralement d'hyperthyroïdie et d'une série de changements affectant les paupières, l'orbite et les muscles qui déplacent les yeux, provoquant leur gonflement. Cela les oblige à quitter la cavité et à faire apparaître des yeux bombés.

D'autre part, l'orbitopathie thyroïdienne peut également causer un strabisme, une irritation, des problèmes de fermeture des yeux, des larmoiements, une sensation de picotement, une vision double et des lésions des nerfs optiques.

Pour en savoir plus sur ce sujet, nous interrogeons Mario Vega Carbó, endocrinologue, avec plus de 20 ans d'expérience.

Docteur Mario,

1. Qu'est-ce qui cause l'orbitopathie thyroïdienne?

Habituellement, cette affection est causée par une réaction du système immunitaire, qui génère des anticorps qui attaquent et endommagent la thyroïde. Cela provoque la production d'hormones en excès par la glande, entraînant une hyperthyroïdie.

D'autre part, ces mêmes anticorps peuvent affecter les organes liés à la vision, provoquant leur gonflement.

2. Qui est touché par cette maladie?

L'orbitopathie thyroïdienne est plus fréquente chez les femmes fumeuses âgées de 40 à 60 ans et touche généralement les deux yeux.

3. Quels sont vos principaux symptômes?

Cette condition survient généralement des mois ou des années après une maladie de la thyroïde. Cependant, il peut rarement le précéder. Ses signes initiaux sont une pression autour du globe oculaire, une irritation, un strabisme, des larmoiements, des difficultés à fermer les yeux et une sensation de granulosité.

En revanche, si les muscles ou les tissus sont très enflés, ils peuvent comprimer le nerf optique et provoquer une perte de vision. Au fil du temps, le patient peut avoir des séquelles telles que des yeux exorbités, des poches pour les paupières et une vision double.

4. Comment traite-t-on l'orbitopathie thyroïdienne?

Le traitement dépend de la gravité de la maladie et des symptômes présentés. Dans les cas bénins, l'administration de larmes artificielles, de compresses froides et de lunettes de soleil suffisent généralement pour soulager leurs signes.

Pendant la phase active de la maladie, les corticostéroïdes peuvent être prescrits par voie intraveineuse ou la radiothérapie peut être utilisée . Si la maladie est grave et qu'il y a un risque de perte de vision, une intervention chirurgicale consiste à enlever une partie des os entourant le globe oculaire, afin de décompresser l'orbite. Si cela cause de graves problèmes esthétiques, une rééducation ou une chirurgie des paupières peut être effectuée.

5. Quels sont les résultats attendus de cette thérapie?

En général, les traitements chirurgicaux sont généralement sécuritaires et efficaces. Dans quelques cas, une inflammation, des saignements et des infections traitées avec des antibiotiques peuvent survenir.

Chapitre 75 . Tempête thyroïdienne ou crise thyréotoxique

La tempête thyroïdienne est connue comme l'augmentation aiguë des symptômes de l'hyperthyroïdie, qui met en danger le fonctionnement des organes et la vie du patient. C'est une crise rare, mais qui a un taux de mortalité élevé, il faut donc la contrôler de toute urgence.

Cette aggravation soudaine est généralement provoquée par une situation de stress, une infection, une intervention chirurgicale ou le travail, et peut entraîner une forte fièvre, une diarrhée, une tachycardie, un choc et la mort. Il survient généralement chez des patients chez lesquels l' hyperactivité de la thyroïde est mal contrôlée, voire non diagnostiquée.

Pour discuter de cette question nous a interviewé le Dr Mario Vega Carbo, spécialiste Endocrin logie , qui sert un endocrinologue à la clinique Vega et Vado.

Docteur Mario,

1. Quand survient une tempête thyroïdienne?

L'hyperthyroïdie est une affection dans laquelle la thyroïde produit trop d'hormones thyroïdiennes. Cette glande est l'une des plus importantes dans le corps et son activité influence le métabolisme, la croissance et la plupart des fonctions corporelles, telles que la fréquence cardiaque et la pression artérielle.

Lorsque cette maladie n'est pas traitée, une situation de stress grave, telle qu'un traumatisme, une crise cardiaque, une opération chirurgicale, le travail ou une infection, peut entraîner une aggravation soudaine de vos symptômes et une crise.

Dans quelques cas, cela peut aussi être causé par un apport insuffisant d'iode ou d'hormones thyroïdiennes dans les traitements de la maladie de Basedow ou de l'obésité.

2. Quels sont vos principaux symptômes?

Les signes les plus courants sont l'agitation, un niveau de conscience réduit, la confusion, le délire, la diarrhée, la fièvre, l'accélération du rythme cardiaque, l'hypertension, une apparence jaune des yeux et de la peau, une agitation, des tremblements, une transpiration, des nausées, des vomissements et des douleurs abdominales.

3. Comment une tempête thyroïdienne est-elle détectée?

Il n'existe pas de tests diagnostiques spécifiques pour cette affection; sa détection repose donc sur des observations cliniques liées à ses symptômes. Pour cela, la pression artérielle, la fréquence cardiaque et les taux d'hormones thyroïdiennes sont mesurés; les fonctions rénales et cardiaques sont vérifiées et les infections recherchées. Une échographie de la thyroïde et d'autres études peuvent également être effectuées.

4. Quel est votre traitement?

La prise en charge de Thyroid Storm implique la réduction de la fièvre et l'apport d'oxygène et de liquides en cas de difficultés respiratoires et de déshydratation. Il cherche à réduire les taux d'hormones thyroïdiennes dans le sang, soit en apportant de fortes doses d'iode, soit en prenant des médicaments antithyroïdiens, tels que le méthimazole ou le propylthiouracile.

De plus, l'application de bêta-bloquants par voie intraveineuse peut être nécessaire pour réduire la fréquence cardiaque, la pression artérielle, les tremblements et l'anxiété. En cas d'infection, des antibiotiques sont également administrés.

5. Quelles complications ce trouble peut-il apporter?

L'insuffisance cardiaque et l'œdème pulmonaire peuvent se développer rapidement, provoquer un choc et entraîner la mort.

6. Comment prévenir la tempête thyroïdienne?

Le meilleur moyen de le prévenir consiste à traiter et à contrôler l'hyperthyroïdie. L'exercice fait régulièrement peut aider à maintenir la densité osseuse et le système cardio - vasculaire, et les techniques de relaxation de pratique stress loin, ce qui est un facteur de risque majeur dans cette condition.

Chapitre 76 . Traitements de l'hyperthyroïdie: radioiodine et antithyroïdienne

L'hyperthyroïdie est une affection dans laquelle la thyroïde produit trop d'hormones thyroïdiennes. Habituellement, cette affection est traitée avec des médicaments antithyroïdiens, tels que le propylthiouracile ou le méthimazole, qui atténuent ou bloquent ses effets.

Dans les cas plus graves, une intervention chirurgicale peut être nécessaire pour enlever la glande ou la réduire avec la consommation d'iode radioactif. Si cela se produit, le patient doit prendre des pilules de substitution hormonale toute sa vie.

Pour en savoir plus sur ce sujet, nous interrogeons Mario Vega Carbó, endocrinologue ayant plus de 20 ans d'expérience.

Docteur Mario,

1. Comment fonctionnent les médicaments antithyroïdiens?

Ces médicaments inhibent la synthèse, la libération, la conversion périphérique et les effets sur les organes des hormones thyroïdiennes. Le propylthiouracile et le méthimazole se présentent sous forme de comprimés et sont pris 3 fois par jour, toutes les 8 heures, avec de la nourriture.

2. Quels sont leurs effets secondaires?

Dans certains cas, il peut y avoir des éruptions cutanées, des démangeaisons, une perte de cheveux anormale, des vomissements, des douleurs articulaires, une somnolence, des vertiges et une diminution du nombre de leucocytes et de plaquettes.

Dans les situations plus graves, il peut y avoir maux de tête, fièvre, saignements, douleurs abdominales et jaunissement des yeux ou de la peau. E l propylthiouracile peut causer des dommages graves du foie. Par conséquent, son utilisation est recommandée chez les patients ne pouvant recevoir aucun autre traitement, tel qu'une intervention chirurgicale ou de l'iode radioactif.

Le méthimazole, quant à lui, ne doit pas être utilisé pendant la grossesse ni pendant la période d'allaitement, car il peut provoquer des anomalies congénitales. Dans ces cas, le propylthiouracile peut être utilisé pendant les premiers mois de la conception.

3. Que devrait-on faire si vous oubliez de prendre une dose de ces médicaments?

Vous devriez l'ingérer dès que vous vous en souvenez. Toutefois, s'il est presque temps de prendre la prochaine dose, il est préférable de la sauter et de continuer avec la dose habituelle. En aucun cas, une double dose ne doit être prise pour compenser celle oubliée.

4. Quels autres aspects faut-il prendre en compte lors de l'utilisation d'antithyroïdiens?

Avant de commencer le traitement, il est important d'informer le médecin de tout autre médicament, vitamine ou supplément utilisé, afin de déterminer si la combinaison peut être nocive. S et doit en informer si les autres conditions souffrent, comme des problèmes rénaux ou cardiaques ou des maladies affectant le sang; si vous êtes enceinte ou envisagez de concevoir à court terme, ou si vous allaitez.

Enfin, ces médicaments doivent être conservés dans un endroit approprié, à la température ambiante et hors de la portée des enfants.

5. A quoi sert la thérapie à l'iode radioactif?

L'iode radioactif est administré sous forme de comprimés ou de liquide pour réduire ou détruire les cellules de la thyroïde, afin de contrôler certaines maladies. En cas d'hyperthyroïdie, ce traitement tue les cellules hyperactives ou diminue la taille de la glande, ce qui arrête la production hormonale.

Pour le cancer, après une chirurgie pour enlever la thyroïde, l'iode détruit les cellules cancéreuses restantes et celles qui se sont propagées dans d'autres parties du corps. Après ces thérapies, les patients devront peut-être prendre des pilules de substitution hormonales toute leur vie.

6. Quels sont les effets secondaires de cette thérapie?

En plus des risques d'hypothyroïdie, en cas d'abus, le patient est exposé à un très faible niveau de radiation pouvant être nocif. C'est pourquoi il n'est pas recommandé aux femmes enceintes ou allaitantes.

Dans quelques cas, les patients peuvent présenter une faible numération des spermatozoïdes et une infertilité allant jusqu'à 2 ans chez les hommes et des menstruations irrégulières allant jusqu'à un an chez les femmes.

D'autre part, après le traitement, il peut y avoir un gonflement et une sensibilité au cou et aux glandes salivaires, une bouche et des yeux secs, une gastrite et des modifications du sens du goût. De plus, de très fortes doses peuvent diminuer la production de salive ou blesser le côlon ou la moelle osseuse.

7. Quels soins faut-il prendre après ce traitement?

Le patient doit éviter tout contact possible avec d'autres personnes, en particulier les enfants et les femmes enceintes, pendant au moins quatre jours. Cela comprend dormir dans un lit séparé. Pendant au moins 6 mois, vous devriez également éviter de concevoir ou de devenir enceinte.

Par ailleurs, chaque fois que vous allez à la salle de bain, il est recommandé d'évacuer deux fois ou plus pour faire couler l'eau. Il est également conseillé de se laver et de se laver les mains fréquemment, d'utiliser des couverts jetables ou de les laver séparément des autres, et de ne pas cuire les aliments pour d'autres.

Chapitre 77 . Thyroïdite à l'iode radioactif

La thyroïdite post-radioactive à l'iode est une inflammation de la thyroïde qui apparaît après un traitement à l'iode radioactif, généralement destinée à lutter contre les cas d'hyperthyroïdie.

La thyroïde est l'une des glandes les plus importantes du corps et son activité influence le métabolisme, la croissance et la plupart des fonctions corporelles, telles que la fréquence cardiaque et la pression artérielle. Lorsque, pour une raison quelconque, il produit un excès d'hormones, il doit être traité. L'une des thérapies utilisées est la réduction de la glande par l'apport d'iode radioactif. Dans quelques cas, les effets d'une radiation légère peuvent provoquer une inflammation de la thyroïde, appelée thyroïdite post-radioactive à l'iode.

Pour en savoir plus sur ce sujet, nous interrogeons Mario Vega Carbó, endocrinologue ayant plus de 20 ans d'expérience.

Docteur Mario,

1. Dans quels cas ce trouble survient-il?

La thyroïdite post-radioactive à l'iode est un phénomène rare qui survient chez moins de 1% des patients auxquels ce traitement est appliqué. Habituellement, ses symptômes apparaissent moins de deux semaines après sa réalisation et se caractérisent par une augmentation de la taille de la glande, des douleurs au cou et de la fièvre.

2. Qui est le plus susceptible de le souffrir?

Cette affection est plus fréquente chez les femmes et les risques sont plus importants lorsque la dose d'iode radioactif administrée est considérablement supérieure à 15 mCi.

3. Quel est votre traitement?

Si la thyroïdite est légère, elle ne nécessite aucun traitement. S'il est modéré, la douleur et l'inflammation peuvent être résolues avec des anti-inflammatoires non stéroïdiens, tels que l'ibuprofène. Dans les cas graves, il est traité avec des stéroïdes. Parfois, à la suite de cette maladie, les patients enregistrent une production excessive d'hormones thyroïdiennes, qui est ensuite normalisée. Les bêta-bloquants peuvent être prescrits pour traiter les symptômes de l'hyperthyroïdie.

Par contre, si la thyroïde devient hypoactive au cours de la phase de récupération, des hormones thyroïdiennes de remplacement peuvent être nécessaires.

4. Que pouvez-vous attendre de cette thérapie?

Le traitement est généralement efficace et la thyroïdite disparaît peu de temps après.

5. Quels autres aspects faut-il prendre en compte?

Chez les patients recevant un traitement à l'iode radioactif, la possibilité d'une thyréotoxicose après l'application doit toujours être analysée. Cela peut causer des problèmes cardiaques tels que la fibrillation auriculaire, la tachycardie supraventriculaire et les arythmies ventriculaires.

Chapitre 78 . Médecine nucléaire pour la thyroïde

La médecine nucléaire est une spécialité de la médecine utilisée pour le diagnostic et le traitement des maladies. Il utilise un médicament porteur et un isotope radioactif qui sont appliqués à l'intérieur du corps, généralement par voie intraveineuse ou orale. À partir de là, ils émettent des signaux qui sont détectés par une caméra spéciale, appelée caméra gamma.

Cet appareil est responsable du stockage numérique des informations, qui sont ensuite traitées en images. Contrairement à ceux obtenus en radiologie, ceux-ci montrent comment les organes et les tissus ont exploré le travail et en révèlent les altérations au niveau moléculaire. Habituellement, les examens de médecine nucléaire ne sont pas invasifs et ne présentent pas d'effets secondaires graves.

Pour en savoir plus sur ce sujet, nous interrogeons le Dr Mario Vega Carbó, spécialiste en endocrinologie , responsable du bureau Vega & Vado.

Docteur Mario,

1. Dans quels cas la médecine nucléaire est-elle utilisée pour traiter la thyroïde?

Habituellement, cette spécialité est utilisée pour effectuer une scintigraphie, dans laquelle l'anatomie de la glande est analysée et évaluée, et des restes chirurgicaux, du tissu thyroïdien ectopique, des kystes ou des nodules sont recherchés.

En cas de maladie grave, le traitement à l'iode radioactif est également utilisé pour détruire les cellules hyperactives ou cancéreuses.

2. Quelle est la préparation de ces études?

On demande généralement au patient de ne pas manger de nourriture après minuit la veille de l'examen. En outre, si vous prenez un médicament thyroïdien, vous devez arrêter au moins trois jours avant le test. La personne doit indiquer si elle prend des médicaments contenant de l'iode ou si elle a la diarrhée, car ils pourraient nuire aux résultats.

En revanche, avant de commencer l'étude, les bijoux, les prothèses dentaires et les autres métaux doivent être retirés.

3. Comment s'effectue la scintigraphie thyroïdienne?

Pour cette procédure, une pilule contenant une petite quantité d'iode radioactif est administrée. Ensuite, ils attendent entre 4 et 6 heures que ce produit chimique s'accumule dans la thyroïde et le premier balayage est effectué. Pour ce faire, la caméra est placée sur le cou afin de pouvoir prendre des photos de la glande sous différents angles. Pendant ce processus, le patient doit rester complètement immobile.

Après 24 heures, une autre mesure peut être nécessaire. Plus tard, l'iode radioactif est expulsé du corps par l'urine.

4. Quels sont les résultats de ce test?

Parmi les autres possibilités, le scan permet de voir s'il existe des nodules, un cancer du goitre ou de la thyroïde et de rechercher la cause de l'hyperthyroïdie. Si la glande est élargie ou décalée sur le côté, cela peut être le signe d'une tumeur.

Si vous avez accumulé trop d'iode, cela peut être dû à une hyperactivité de la thyroïde. Au lieu de cela, il a fait peu, il peut y avoir une inflammation. Si les nodules sont sombres, cela signifie qu'ils ont absorbé beaucoup d'iode, qu'ils sont très actifs et qu'ils peuvent être à l'origine d'une production excessive d'hormones.

5. Quel est le traitement à l'iode radioactif?

Ce traitement en médecine nucléaire permet de traiter l'hyperthyroïdie et le cancer de la thyroïde. Cela implique la prise d'une petite dose d'iode radioactif, sous forme de capsules ou de liquide, qui s'accumule dans la glande et détruit ses cellules.

L'hyperthyroïdie survient lorsque la thyroïde produit un excès d'hormones. L'iode radioactif traite cette affection en détruisant les cellules hyperactives ou en diminuant la taille de la glande, ce qui arrête la production. Dans le cas du cancer, après une intervention chirurgicale pour enlever la thyroïde, l'iode détruit les cellules cancéreuses restantes et celles qui se sont propagées dans d'autres parties du corps.

Après ces thérapies, les patients devront peut-être prendre des pilules de substitution hormonales toute leur vie.

6. Quels sont les effets secondaires de la médecine nucléaire?

Cette technique n'est pas invasive, à l'exception des injections intraveineuses, elle est généralement indolore et n'a pas d'effets secondaires majeurs. Cependant, si son utilisation est maltraitée, le patient est exposé à un très faible niveau de radiation pouvant être nocif. C'est pourquoi il n'est pas recommandé aux femmes enceintes ou allaitantes.

Dans quelques cas, les patients peuvent également présenter un gonflement et une sensibilité au cou et aux glandes salivaires, une bouche et des yeux secs et des modifications du sens du goût.

7. Quels soins faut-il prendre après ce traitement?

Le patient doit éviter tout contact possible avec d'autres personnes, en particulier les enfants et les femmes enceintes, pendant au moins quatre jours. Cela comprend dormir dans un lit séparé. Par ailleurs, chaque fois que vous allez à la salle de bain, il est recommandé d'évacuer deux fois ou plus pour faire couler l'eau. Il est également conseillé de se laver et de se laver les mains fréquemment, d'utiliser des couverts jetables ou de les laver séparément des autres, et de ne pas cuire les aliments pour d'autres.

Pendant au moins 6 mois, vous devriez également éviter de concevoir ou de devenir enceinte.

Partie V. Métabolisme du calcium

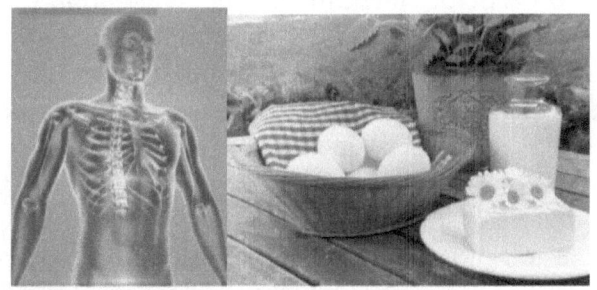

Chapitre 79 . Hypocalcémie

L'hypocalcémie est un trouble dans lequel le taux de calcium dans le sang est faible. Ce minéral joue un rôle structurel important dans le corps en faisant partie des dents et des os et en contribuant à son développement et à son maintien.

En outre, il participe notamment à la coagulation du sang, à la transmission des impulsions nerveuses, à la contraction et à la relaxation musculaires, à la stimulation de la sécrétion hormonale et du rythme cardiaque. Un déficit prolongé de calcium peut entraîner une malformation osseuse ou la fragiliser et favoriser les fractures.

Pour en savoir plus sur ce sujet, nous interrogeons Mario Vega Carbó, spécialiste en endocrinologie, qui travaille comme endocrinologue au bureau Vega & Vado.

Docteur Mario,

1. Qu'est-ce qui cause l'hypocalcémie?

L'hypocalcémie peut être due à différents facteurs, tels qu'un régime alimentaire pauvre en calcium, des troubles sanguins ou des déficits en vitamine D et en magnésium, qui sont essentiels pour la fixation dans le système osseux. L'alcoolisme est une autre cause possible. insuffisance rénale chronique; problèmes de l'hormone parathyroïde et de l'intestin; certains médicaments tels que les diurétiques; chimiothérapie; inflammation du pancréas; le syndrome des os affamés et la consommation de café ou de thé.

2. Quels sont vos principaux symptômes?

Les spasmes musculaires sont particulièrement fréquents, notamment au niveau des mains, des pieds et du visage; les crampes; les contractures; la sensation de picotement; engourdissement et problèmes d'arthrite aux doigts.

En outre, le patient peut présenter une fatigue excessive, des sueurs, des palpitations, des contractions irrégulières, un essoufflement, de l'irritabilité, des vomissements, de la fièvre, des nausées, de la diarrhée, des crises d'anxiété et de la dépression.

3. Comment ce trouble est-il détecté?

Contre ses symptômes, une numération sanguine est généralement effectuée pour contrôler les niveaux de calcium dans le sang. Lorsque les valeurs sont inférieures à 8,5 mg / dl, le patient est considéré comme souffrant d'hypocalcémie. De plus, les taux d'albumine, de créatinine , de magnésium et de phosphore sont également contrôlés .

Par contre, pour compléter le diagnostic, un électrocardiogramme , des rayons X et une échographie peuvent être nécessaires .

4. Quel est votre traitement?

Le traitement dépend de la cause de l'hypocalcémie. Cependant, dans un premier temps, on cherche généralement à ajouter plus de calcium, de magnésium, de phosphore et de vitamine D au régime.

Les aliments riches en calcium comprennent les produits laitiers, tels que le lait, le fromage et le yogourt; les légumes à feuilles vertes, tels que le brocoli; poissons à os mou, tels que les sardines et le saumon en conserve; les céréales; les amandes; Noix du Brésil et jus de fruits.

Si nécessaire, des suppléments ou des perfusions de calcium ou de vitamine D peuvent être prescrits, et dans les cas graves, le minéral peut être administré par voie intraveineuse. Si l'hypocalcémie est une conséquence d'une autre maladie, elle doit être traitée.

5. Quelles autres recommandations peuvent être données à ces patients?

Il est recommandé aux personnes souffrant d'hypocalcémie de maintenir des habitudes de vie saines, telles qu'un régime alimentaire équilibré et des exercices quotidiens, tout en contrôlant les chocs et les chutes. Il est conseillé de maintenir un poids corporel adéquat et d'éviter le tabac et la consommation excessive d'alcool.

Chapitre 80 . Crise hypocalcémique

L'hypocalcémie est un trouble dans lequel le taux de calcium dans le sang est inférieur à 8,5 mg / dl. Les spasmes musculaires, notamment au niveau des mains, des pieds et du visage; les crampes; les contractures; la sensation de picotement; engourdissement et problèmes d'arthrite aux doigts.

En outre, le patient peut présenter une fatigue excessive, des sueurs, des palpitations, des contractions irrégulières, un essoufflement, de l'irritabilité, des vomissements, de la fièvre, des nausées, de la diarrhée, des crises d'anxiété et de la dépression.

Dans de nombreux cas, l'hypocalcémie peut générer une situation grave qui nécessite des mesures thérapeutiques urgentes.

Pour en savoir plus sur ce sujet, nous interrogeons Mario Vega Carbó, spécialiste en endocrinologie, responsable du bureau Vega & Vado.

Docteur Mario,

1. Quels sont les symptômes d'une crise hypocalcémique?

Dans les cas graves, le patient peut présenter des spasmes musculaires, un laryngospasme, une altération de la fonction rénale, une hypotension, une insuffisance cardiaque, des arythmies et des évanouissements, des convulsions et un état de conscience dégradé.

Les crises hypercalcémiques, en général, sont causées par de grosses tumeurs dans les glandes parathyroïdes, qui produisent des concentrations plasmatiques plus élevées de calcium et d'hormones parathyroïdiennes. Ils peuvent également être dus à une insuffisance rénale, à une inflammation du pancréas, à l'administration de phosphates ou à des lésions tissulaires excessives.

2. Comment ces crises sont-elles traitées?

Une hypocalcémie sévère, inférieure à 7 mg / dL, nécessite un traitement immédiat au calcium et à la vitamine D par voie intraveineuse. Généralement, 100 à 200 mg de calcium élémentaire sont appliqués sous forme de gluconate de calcium, suivis d'une perfusion continue de 0,5 à 1,5 mg / kg / h. La perfusion doit être lente pour éviter les complications cardiovasculaires.

Une autre option consiste à utiliser du chlorure de calcium, bien que celui-ci soit moins utilisé que le gluconate, car il est plus irritant localement. Cette thérapie doit être maintenue jusqu'à ce que le patient puisse recevoir du calcium par voie orale.

En ce qui concerne les substituts de vitamine D, le calcitriol, un médicament qui agit en quelques heures, peut être utilisé.

3. Quelles sont les contre-indications du gluconate de calcium?

Ce médicament ne doit pas être utilisé en cas d'insuffisance rénale grave ni chez les patients subissant une digitale . Parmi les autres effets indésirables, le gluconate de calcium peut provoquer des démangeaisons, des bouffées de chaleur, des vertiges et une nécrose des tissus.

Par contre, une application trop rapide ou à très fortes doses peut provoquer une hypercalcémie. Cela augmente les risques d'hypotension, de bradycardie, d'arythmie, de syncope et d'arrêt cardiaque.

4. Quels autres aspects faut-il prendre en compte lors d'une crise hypocalcémique?

Dans ces cas, il convient également de prévenir les convulsions et les spasmes du larynx et de contrôler le rythme cardiaque. Les patients hypocalcémiques ont souvent aussi une hypomagnésémie, en particulier s'ils sont alcooliques ou souffrent de malnutrition grave ou de malabsorption.

Par conséquent, lors d'une crise, il est également important de traiter les faibles concentrations de magnésium dans le sang, car cela provoque une résistance à l' hormone parathyroïdienne et réduit sa sécrétion. La dose habituelle est de 2 g de sulfate de magnésium à 10%, suivie d'une perfusion de 1 g / 100 ml / h.

Enfin, s'il existe également une hyperphosphatémie, une augmentation de la teneur en phosphate inorganique dans le sang, ses valeurs sont corrigées par hémodialyse en cas d'insuffisance rénale au stade terminal ou par administration d'antacides fixant le phosphate.

Chapitre 81 . Supplémentation: calcium, vitamine D et magnésium

Le calcium, la vitamine D et le magnésium sont indispensables au corps humain. Ils aident à former les dents et les os et contribuent à leur développement et à leur entretien. En outre, ils participent notamment à la coagulation du sang, à la transmission des impulsions nerveuses, à la contraction et à la relaxation des muscles, à la stimulation de la sécrétion hormonale et au rythme cardiaque.

Un déficit prolongé de ces substances peut entraîner une malformation osseuse ou les rendre fragiles et prédisposées aux fractures.

Pour en savoir plus sur ce sujet, nous avons interrogé le médecin cubain Mario Vega Carbó, spécialiste en endocrinologie clinique .

Docteur Mario,

1. Qu'est-ce que l'hypocalcémie et quelles en sont les causes?

L'hypocalcémie est un trouble dans lequel le taux de calcium dans le sang est faible. Cela peut être dû à différents facteurs, tels qu'un régime alimentaire pauvre en minéraux, des troubles sanguins ou des déficits en vitamine D et en magnésium, qui sont essentiels à la fixation dans le système osseux.

L'alcoolisme est une autre raison possible. insuffisance rénale chronique; problèmes de l'hormone parathyroïde et de l'intestin; certains médicaments tels que les diurétiques; chimiothérapie; inflammation du pancréas; le syndrome des os affamés et la consommation de café ou de thé. En moyenne, les adultes devraient consommer entre 1 000 et 1 200 mg de calcium par jour.

2. Quel est votre traitement?

Le traitement dépendra de la cause de l'hypocalcémie. Cependant, dans un premier temps, on cherche généralement à ajouter plus de calcium, de magnésium, de phosphore et de vitamine D au régime

Les aliments riches en calcium comprennent les produits laitiers, tels que le lait, le fromage et le yogourt; les légumes à feuilles vertes, tels que le brocoli; poissons à os mou, tels que les sardines et le saumon en conserve; les céréales; les amandes; Noix du Brésil et jus de fruits.

Si nécessaire, des suppléments ou des perfusions de calcium ou de vitamine D peuvent être prescrits, et dans les cas graves, le minéral peut être administré par voie intraveineuse.

3. Qui devrait évaluer la prise de suppléments de calcium?

Les personnes qui suivent un régime végétalien, celles qui consomment de grandes quantités de protéines ou de sodium, celles qui suivent un traitement prolongé par des corticostéroïdes et celles qui présentent une intolérance au lactose, une ostéoporose ou une maladie digestive ou intestinale qui diminue l'absorption du calcium peuvent besoin de consommer des suppléments de ce minéral.

4. Comment prend-on des suppléments de calcium?

Ceux-ci sont vendus sous forme de comprimés, de gélules, de liquides ou de poudres. Ils sont généralement mieux absorbés s'ils sont ingérés à petites doses (moins de 500 mg) distribuées dans les repas.

Cependant, il est important de garder à l'esprit que ces suppléments peuvent modifier la façon dont le corps absorbe certains médicaments, tels que ceux utilisés pour contrôler la pression artérielle, les hormones synthétiques de la thyroïde, les antibiotiques et les pilules de fer.

En fonction des médicaments utilisés, le médecin vous dira s'il est préférable de les prendre avec ou entre les repas.

5. Ces suppléments présentent-ils des risques ou des effets secondaires?

Habituellement, ils sont très bien tolérés. Dans de rares cas, le patient peut présenter des flatulences, de la constipation et un gonflement. Pris en grande quantité, ils peuvent provoquer une hypercalcémie et un risque accru de fractures osseuses, d'hypertension, de problèmes cardiaques, de calculs rénaux ou de troubles rénaux graves.

D'autre part, bien que les études ne soient pas concluantes, il pourrait exister une relation entre ces suppléments et la probabilité accrue de cancer de la prostate.

6. Quel est le rôle de la vitamine D?

Cette substance est essentielle pour la formation normale des os et des dents, pour l'absorption du calcium et du phosphore au niveau intestinal et pour le fonctionnement du système nerveux, musculaire et immunitaire.

Lorsque la quantité adéquate de vitamine D n'est pas reçue ou lorsque le corps a du mal à l'utiliser, cela peut entraîner une perte de densité osseuse, de l'ostéoporose, de l'ostéomalacie et du rachitisme.

7. Comment la vitamine D est-elle obtenue?

Cette substance peut être obtenue de deux manières: en étant exposée au soleil ou en mangeant des aliments qui en contiennent, comme du lait, des œufs, du poisson gras, des céréales, de la viande, du pain et du jus d'orange.

8. Pourquoi certaines personnes ont-elles des problèmes d'absorption de cette substance?

Cela pourrait être une conséquence de différentes conditions telles que la maladie coeliaque; maladies intestinales, cardiaques ou immunitaires; certains types de cancer; problèmes rénaux; la polyarthrite rhumatoïde; et la tuberculose.

De plus, les chirurgies qui enlèvent l'estomac ou l'intestin peuvent causer des problèmes d' absorption de la vitamine D.

9. Qui peut avoir besoin de suppléments de vitamine D?

Les personnes à la peau foncée, celles qui vivent dans des zones géographiques peu exposées au soleil, celles qui restent à l'intérieur et celles qui utilisent un écran solaire très puissant peuvent avoir besoin de consommer des suppléments de cette substance. Aussi ceux qui ont une intolérance au lactose, ceux qui ne mangent pas et ne boivent pas de produits laitiers, les végétariens et ceux qui consomment certains anticonvulsivants et antirétroviraux.

Il en va de même pour ceux qui souffrent de cancer, d'insuffisance rénale et de maladies du foie.

10. Est-ce que manger trop de vitamine D peut être nocif?

Oui, l'excès de cette substance peut également être nocif et endommager les reins et augmenter le taux de calcium dans le sang. Cela peut entraîner des problèmes de rythme cardiaque, des nausées, des vomissements, un manque d'appétit, une constipation et une perte de poids. Généralement, l'excès de vitamine D est dû à la consommation exagérée de suppléments de cette substance.

11. Quelle est la fonction du magnésium?

Ce minéral intervient dans le maintien de la santé des dents, du cœur et des os, participe au métabolisme énergétique et à l'activation des enzymes qui libèrent le glucose, aide à la production d'énergie et de protéines et joue également un rôle dans la transmission nerveuse. de l'organisme.

12. Dans quels aliments est-il présent?

Il peut être obtenu à partir de légumes, de légumes verts, de noix, de légumineuses, de céréales, de maïs blanc, de fruits comme les bananes ou les abricots, de produits à base de soja, de chocolat, de poissons, de fruits de mer, de céréales complètes et de lait, entre autres aliments.

13. Qui peut avoir un déficit en magnésium?

Bien que ce ne soit pas habituel, les alcooliques, les personnes nouvellement opérées, les personnes atteintes de diabète et celles qui ont subi des brûlures ou le retrait d'une grande partie de l'intestin peuvent présenter un déficit en magnésium important. Ses symptômes les plus courants sont l'excitabilité excessive, la faiblesse musculaire et la somnolence.

Dans tous les cas, l'utilisation de suppléments de ce minéral n'est recommandée que dans des cas très particuliers et il est toujours préférable de l'obtenir naturellement.

14. Quels effets secondaires les suppléments de magnésium peuvent-ils provoquer?

Le corps élimine généralement l'excès de magnésium. Cependant, son utilisation aveugle peut provoquer de la diarrhée, des troubles nerveux, des contractions musculaires et une insuffisance rénale.

Chapitre 82 . Rachitisme et manque de vitamine D

Le rachitisme est un trouble de l'enfance qui provoque un ramollissement et une faiblesse des os des enfants. Cela est généralement dû au manque prolongé de vitamine D, responsable de la promotion de niveaux adéquats de calcium et de phosphore dans le corps. Cela provoque généralement un retard de croissance, des jambes arquées, un épaississement des poignets et des chevilles et des douleurs à la colonne vertébrale, au bassin et aux jambes.

Son traitement consiste en l'ajout de suppléments de vitamine D ou de calcium au régime alimentaire, de médicaments et, dans certains cas, d'une intervention chirurgicale corrective.

Pour en savoir plus sur ce sujet, nous interrogeons Mario Vega Carbó, spécialiste en endocrinologie , qui travaille comme endocrinologue au bureau Vega & Vado.

Docteur Mario,

1. Quelle est la cause du rachitisme?

La vitamine D est essentielle à la formation normale des os et des dents et à l'absorption du calcium et du phosphore au niveau intestinal. Lorsque la quantité appropriée de cette substance n'est pas reçue ou lorsque le corps a du mal à l'utiliser, cela peut causer le rachitisme.

2. Comment la vitamine D est-elle obtenue?

Cette substance peut être obtenue de deux manières: en étant exposée au soleil ou en mangeant des aliments qui en contiennent, comme du lait, des œufs, du poisson gras, des céréales, de la viande, du pain et du jus d'orange.

3. Pourquoi certaines personnes ont-elles des problèmes d'absorption de cette substance?

Cela pourrait être une conséquence de différentes conditions telles que la maladie coeliaque; maladies intestinales, cardiaques ou immunitaires; certains types de cancer; problèmes rénaux; la polyarthrite rhumatoïde; et la tuberculose.

4. Qui est le plus susceptible de souffrir du rachitisme?

Les personnes à la peau foncée, les bébés prématurés et les enfants de mères déficientes en vitamine D pendant la grossesse courent un plus grand risque de la souffrir. Aussi les enfants vivant dans des zones géographiques peu exposées au soleil, ceux qui restent à l'intérieur et ceux qui consomment certains anticonvulsivants et antirétroviraux.

En revanche, les enfants intolérants au lactose, les bébés nourris exclusivement au lait maternel et ceux ayant des antécédents familiaux sont également plus susceptibles de le développer.

5. Quelles complications cette maladie peut-elle entraîner?

Non traité, le rachitisme peut causer des problèmes de croissance, une courbure anormale de la colonne vertébrale, des déformations du squelette, des anomalies dentaires et des convulsions. Il peut également générer des crampes, des douleurs, des fractures osseuses sans cause et une diminution du tonus musculaire.

6. Comment le rachitisme est-il détecté?

Pour confirmer vos symptômes, des tests physiques et sanguins, des radiographies des os et des tests de gaz artériel sont généralement effectués, entre autres études.

7. Quel est votre traitement?

Thérapie pour le rachitisme vise à remédier aux causes qui le provoquent et à en soulager les symptômes. Dans la plupart des cas, l'ajout de calcium, de phosphore et de vitamine D à l'alimentation résout le problème. Les enfants souffrant de troubles gastro-intestinaux ou d'autres maladies peuvent avoir besoin de suppléments sur ordonnance.

D'autre part, certaines déformations du squelette peuvent nécessiter une intervention chirurgicale corrective, tandis que d'autres peuvent être résolues à l'aide d'appareils orthopédiques.

8. Est-ce que manger trop de vitamine D peut être nocif?

Oui, l'excès de cette substance peut également être nocif et endommager les reins et augmenter le taux de calcium dans le sang. Cela peut entraîner des problèmes de rythme cardiaque, des nausées, des vomissements, un manque d'appétit, une constipation et une perte de poids. Généralement, l'excès de vitamine D est dû à la consommation exagérée de suppléments de cette substance.

Chapitre 83 . Densitométrie osseuse et diagnostic de l'ostéoporose

La densitométrie osseuse est une étude médicale qui mesure la densité des os d'une personne. Il est généralement utilisé pour le diagnostic de l'ostéoporose, pour évaluer les risques de fractures et pour déterminer si un traitement pour cette maladie est efficace.

Il s'agit d'un test indolore qui vous permet d'estimer le nombre de grammes de calcium et d'autres minéraux osseux contenus dans l'os. Le test dure généralement entre 10 et 30 minutes et expose le patient à une très petite quantité de rayonnement.

Pour en savoir plus sur cette étude, nous avons consulté le Dr Mario Vega Carbó, spécialiste en endocrinologie , responsable du bureau Vega & Vado.

Docteur Mario,

1. Qu'est-ce que la densitométrie osseuse?

Il s'agit d'un test également connu sous le nom d'absorptiométrie à rayons X à double énergie (DXA), qui mesure la densité osseuse osseuse. Pour ce faire, il utilise une très petite dose de rayonnements ionisants pour produire des images de l'intérieur du corps. L'étude est simple, rapide et non invasive.

2. Dans quels cas cette étude est-elle utilisée?

La densitométrie osseuse est recommandée pour les patients qui ont perdu de la taille, qui se sont fracturé un os, qui utilisent des médicaments stéroïdiens pendant une longue période, qui ont subi une greffe d'organe ou de moelle osseuse ou qui ont subi une diminution de leurs niveaux hormonaux. Également chez les personnes souffrant de douleurs dorsales et des membres inférieurs, d'une posture voûtée ou de tout signe lié à l'ostéoporose.

En outre, il est conseillé aux femmes ménopausées qui ne consomment pas d'oestrogène et aux personnes ayant des antécédents de tabagisme, polyarthrite rhumatoïde, diabète de type 1, maladie du foie ou des reins, hyperthyroïdie ou hyperparathyroïdie.

3. Comment se prépare la densitométrie osseuse?

Ces examens ne nécessitent aucune préparation particulière et vous n'avez pas besoin d'être à jeun. Il est recommandé de porter des vêtements amples et confortables et d'éviter de prendre des suppléments de calcium pendant au moins 24 heures avant de mener l'étude.

En cas de grossesse, si vous avez effectué un test de baryum récent ou reçu une injection de produit de contraste pour un scanner ou une radio-isotopie, vous devez en informer le médecin.

Avant de commencer, le patient doit retirer tous les objets métalliques des poches, tels que les clés, les portefeuilles ou les pièces de monnaie, en plus des bijoux, des prothèses dentaires et des lentilles métalliques.

4. Dans quelle partie du corps les tests sont-ils effectués?

Habituellement , des tests de densité osseuse sont effectués sur les os susceptibles de se rompre en raison de l'ostéoporose. Ce sont les vertèbres lombaires situées dans la partie inférieure de la colonne vertébrale, le fémur situé près de l'articulation de la hanche et les os de l'avant-bras.

5. Quels sont les résultats attendus?

La densitométrie osseuse vous permet d'estimer le nombre de grammes de calcium et d'autres minéraux osseux contenus dans les os. Plus la teneur en minéraux est élevée, plus sa densité et sa résistance sont grandes et plus le risque de fracture est faible.

L'étude propose deux résultats: le score T, qui compare la densité osseuse à la moyenne d'un jeune adulte du même sexe en bonne santé, et le score Z, comme il le fait avec d'autres personnes du même groupe d'âge, de la même taille et du même sexe.

Bien que ce test nous permette de savoir s'il existe une faible densité osseuse, il ne donne pas d'information sur la cause. Dans ces cas, des examens plus complets seront nécessaires.

6. L'exposition aux radiations pendant la densitométrie osseuse est-elle dangereuse?

Non. L'exposition est très faible, voire inférieure à celle émise lors d'une radiographie pulmonaire.

7. La densitométrie et la scintigraphie sont-elles les mêmes?

Non, les études sont différentes. G moelle ammagrafía nécessite une injection préalable et généralement utilisé pour détecter les fractures, le cancer, les infections et autres anomalies osseuses.

Chapitre 84 . Ostéoporose et faiblesse osseuse

L'ostéoporose est une maladie qui affine et affaiblit les os, les rendant fragiles et se cassant facilement. Cette diminution de la densité de masse osseuse affecte particulièrement la hanche, la colonne vertébrale et le poignet. Bien que n'importe qui puisse en souffrir, il est plus fréquent chez les femmes, à partir de 50 ans.

L'alcoolisme, certains médicaments, l'insuffisance rénale et les maladies inflammatoires, rhumatismales, hépatiques et endocriniennes peuvent causer l'ostéoporose. Dans certains cas, la perte osseuse et la minceur des os sont héréditaires.

Pour en savoir plus sur ce sujet, nous avons consulté le Dr Mario Vega Carbó, spécialiste en endocrinologie possédant plus de 20 ans d'expérience clinique .

Docteur Mario,

1. Quand survient l'ostéoporose?

Les os sont des tissus vivants qui se brisent et se renouvellent constamment. L'ostéoporose survient lorsque la formation de nouveaux os ne suffit pas pour remplacer ceux qui ont été enlevés.

2. Comment cette condition est-elle détectée?

L'ostéoporose est une maladie silencieuse, c'est-à-dire qu'elle ne présente aucun symptôme tant que le dommage n'est pas grave et qu'une fracture ne survient, par exemple. À un stade avancé, il peut provoquer des douleurs au dos et aux membres inférieurs, une perte de hauteur, une posture voûtée et des os fragiles.

Pour contrôler la santé du tissu osseux, il est recommandé d'effectuer un test de densité minérale afin de voir et d'analyser l'état dans lequel il se trouve et d'éviter toute complication.

3. Quels aspects augmentent le risque de fractures?

La possibilité de fracturation augmente si le corps ne consomme pas assez de calcium et de vitamine D ou s'il n'est pas absorbé correctement par l'organisme. Les risques augmentent également avec les années et avec la consommation d'alcool, le tabagisme, le manque d'exercice et de poids corporel, la malnutrition, certains médicaments tels que la prednisone et la cortisone et les troubles de l'alimentation.

4. Quel est le lien entre cette maladie et les hormones?

L'ostéoporose est généralement plus fréquente chez les personnes ayant des taux d'hormones plus élevés ou plus bas que la normale. Par exemple, la diminution des œstrogènes chez les femmes ménopausées et de la testostérone chez les hommes au fil des ans augmente le risque de souffrir de celui-ci.

Il en va de même pour les problèmes hormonaux liés à la thyroïde, à l'hypophyse, à la parathyroïde et aux glandes surrénales.

5. Quelles autres maladies peuvent influencer le développement de l'ostéoporose?

Des affections telles que la maladie cœliaque, le lupus, le cancer, le myélome multiple, la polyarthrite rhumatoïde et les maladies intestinale, rénale, hépatique, endocrinienne, rhumatismale et inflammatoire peuvent augmenter le risque de survenue de la maladie.

6. Quel est le traitement?

En tant que première étape du traitement de l'ostéoporose, il est recommandé de conserver des habitudes de vie saines, telles qu'une alimentation équilibrée et riche en calcium et des exercices quotidiens, tout en contrôlant les mouvements pour éviter les chocs et les chutes. En outre, il est conseillé d'éviter le tabac et la consommation excessive d'alcool.

Par ailleurs, certaines personnes peuvent avoir besoin de suppléments de calcium et de vitamine D et de médicaments pour renforcer leurs os. Parmi ces derniers figurent les bisphosphonates, les modulateurs des récepteurs aux œstrogènes et aux œstrogènes, qui empêchent la perte osseuse. En revanche, la tériparatide stimule la formation de nouveaux tissus.

S'il y a un problème endocrinien, hépatique ou autre qui cause l'ostéoporose, il faut également le traiter. Un traitement hormonal substitutif peut être nécessaire si les taux sont trop élevés ou trop bas.

7. Que peut-on faire pour garder les os en bonne santé?

Comme je l'ai dit, l'idéal est de manger une alimentation riche en calcium et en vitamine D, de faire de l'exercice quotidiennement, de maintenir un poids adéquat et de ne pas fumer. Chez les personnes âgées, il est important d'éviter les chutes, qui sont la principale cause de fractures.

Les fractures de la hanche et de la colonne vertébrale sont particulièrement importantes car elles nécessitent une intervention chirurgicale, une hospitalisation et ont une incidence sur la qualité de vie du patient.

Chapitre 85 . Hypoparathyroïdie, calcium et vitamine D

L'hypoparathyroïdie est un trouble dans lequel les glandes parathyroïdes produisent peu d' hormone parathyroïdienne, chargée de contrôler l'utilisation et l'élimination du calcium, du phosphate et de la vitamine D de l'organisme. Lorsque cela se produit, le taux de calcium dans le sang diminue et le taux de phosphore augmente.

Chez les enfants, cette affection peut provoquer une croissance médiocre, des dents anormales et un développement mental lent. Chez l'adulte, malformation osseuse et tendance à la fracture.

Pour en savoir plus sur ce sujet, nous interrogeons Mario Vega Carbó, spécialiste en endocrinologie clinique .

Docteur Mario,

1. Qu'est-ce qui cause l'hypoparathyroïdie?

Cela est généralement dû à une blessure involontaire des glandes parathyroïdes lors d'une chirurgie de la thyroïde ou du cou. En outre, il peut aussi être provoqué par une radiothérapie, une très faible concentration de magnésium dans le sang ou une réaction auto-immune.

D'autre part, dans certains cas, les bébés naissent directement sans les glandes parathyroïdes. Ceci est connu comme le syndrome de Di George et est une maladie chromosomique qui cause un développement médiocre dans plusieurs systèmes du corps.

2. Quels sont vos principaux symptômes?

Ce trouble se développe généralement lentement et, dans de nombreux cas, ne présente aucun signe ou est très léger. Des douleurs abdominales, des ongles cassants, des cataractes, des dépôts de calcium dans certains tissus, des cheveux et de la peau secs, des crampes et des spasmes musculaires, une sensation de picotement ou de brûlure, une fatigue et une menstruation douloureuse peuvent être ressentis au cours de l'évolution de la maladie.

Également altérée la fonction rénale, les arythmies et les évanouissements, la dépression, l'anxiété, les convulsions et l'état de conscience diminué.

3. Comment cette maladie est-elle détectée?

Face à ses symptômes, des analyses physiques, urinaires et sanguines sont effectuées pour vérifier les niveaux d'hormone parathyroïdienne, de calcium, de phosphore et de magnésium. D'autre part, pour compléter le diagnostic, un électrocardiogramme peut être nécessaire pour vérifier la fréquence cardiaque et un scanner pour déterminer s'il existe des dépôts de calcium dans le cerveau.

4. Quel est votre traitement?

La thérapie visera à réduire les signes d'hypoparathyroïdie et à rétablir l'équilibre du calcium et des minéraux dans l'organisme. En général, l'administration de suppléments de calcium et de vitamine D sera nécessaire, ce qui, dans de nombreux cas, devra être pris à vie. Pour cela, des contrôles périodiques doivent être effectués pour réguler la dose. De plus, une alimentation riche en calcium et pauvre en phosphore est recommandée.

Parmi les aliments contenant du calcium, on trouve des produits laitiers, tels que le lait, le fromage et le yogourt; les légumes à feuilles vertes, tels que le brocoli; poissons à os mou, tels que les sardines et le saumon en conserve; les amandes; Noix du Brésil et jus de fruits. À son tour, les boissons gazeuses, les viandes, les fromages à pâte dure et les grains entiers doivent être évités.

Dans les cas graves, le calcium et la vitamine D peuvent être administrés par voie intraveineuse. Les convulsions, les spasmes du larynx doivent également être évités et le rythme cardiaque contrôlé.

5. Quelles autres complications cette maladie peut-elle entraîner?

L'hypoparathyroïdie peut, si elle n'est pas traitée à temps, causer une croissance médiocre chez les enfants, des dents anormales, des cataractes et des calcifications cérébrales irréversibles. En outre, un traitement excessif au calcium et à la vitamine D peut entraîner une hypercalcémie et une insuffisance rénale.

D'autre part, cette condition augmente les risques de maladie d'Addison, d'anémie pernicieuse et de maladie de Parkinson.

Chapitre 86 . Hyperparathyroïdie: causes, symptômes et conséquences

L'hyperparathyroïdie est un trouble dans lequel les glandes parathyroïdes produisent trop d' hormone parathyroïdienne, chargée de contrôler l'utilisation et l'élimination du calcium, du phosphate et de la vitamine D de l'organisme. Cette maladie est plus fréquente chez les personnes de plus de 60 ans, mais elle peut aussi se manifester chez les jeunes adultes. Son apparition dans l'enfance est très inhabituelle et les femmes sont plus susceptibles d'en souffrir que les hommes.

Dans la plupart des cas, on ignore quelle est la cause sous-jacente qui la provoque. Cependant, il est connu que le fait de recevoir des rayonnements ionisants dans la tête, d'utiliser de façon chronique le lithium et certains syndromes génétiques augmente le risque d'en souffrir.

De même, une insuffisance rénale ou calcique dans l'alimentation, des conditions qui rendent difficile la décomposition du phosphate, des problèmes d'absorption des éléments nutritifs provenant des aliments et des troubles de la vitamine D peuvent également en générer.

Pour en savoir plus sur ce sujet, nous avons interrogé le médecin cubain Mario Vega Carbó, spécialiste en endocrinologie clinique .

Docteur Mario,

1. Que sont les glandes parathyroïdes?

Ce sont quatre glandes qui ont la taille d'un grain de riz et se trouvent dans le cou. Sa principale fonction est de produire de l'hormone parathyroïdienne, qui, avec la vitamine D, est responsable du contrôle de la quantité de calcium dans le corps, en particulier des os et du sang.

Le calcium et le phosphore qui circulent dans tout le corps aident à la transmission des signaux dans les cellules nerveuses, participent à la contraction musculaire et affectent divers systèmes. Par conséquent, sa réglementation est très importante.

2. Quelles sont les causes de l'hyperparathyroïdie?

La production excessive d'hormone parathyroïdienne peut être due à la croissance de certaines des glandes pectorales et, dans une bien moindre mesure, à une tumeur cancéreuse. E hyperparathyroïdie L peut également résulter d'une carence sévère de calcium ou de la vitamine D, ou une insuffisance rénale chronique.

3. Quels sont les principaux symptômes de cette maladie?

Habituellement, leurs symptômes sont liés à des lésions d'organes ou de tissus causées par un taux élevé de calcium dans le sang ou par la perte de leurs os. Ceux-ci peuvent inclure des douleurs osseuses ou abdominales, une dépression, un manque de mémoire, de la fatigue et une faiblesse physique, des os fragiles se fracturant facilement (ostéoporose), des calculs rénaux, des nausées, des vomissements, une perte d'appétit, une urine excessive et des mictions fréquentes.

4. Comment l'hyperparathyroïdie est-elle confirmée?

En cas de présentation de ses signes, des analyses de sang sont effectuées pour vérifier les niveaux d'hormone parathyroïdienne, de calcium et de phosphore; et l'urine pour confirmer le diagnostic. En outre, à l'aide de radiographies et d'une étude de la densité minérale osseuse, il est possible de déterminer l'état des os et de détecter d'éventuelles fractures.

Par contre, il est possible de savoir s'il existe des dépôts de calcium ou une obstruction au moyen d'analyses des reins et des voies urinaires. Il est également nécessaire d'analyser le cou à la recherche de tumeurs ou de modifications des glandes parathyroïdes.

5. Quel est le traitement de l'hyperparathyroïdie?

Le traitement dépendra de la cause qui cause cette affection. Si les niveaux de calcium sont trop élevés, une intervention chirurgicale peut être nécessaire pour enlever la glande parathyroïde qui produit l'excès d'hormone. Si le problème se situe dans les reins, le patient peut nécessiter une dialyse ou une greffe.

D'autre part, certains médicaments tels que le calcium mimétique imitent le calcium qui circule dans le sang et peuvent provoquer une libération de moins d'hormone par les glandes parathyroïdes. Dans les cas moins graves, certains changements d'habitude peuvent aider à améliorer le trouble, tels que faire plus d'exercice, suivre un régime alimentaire approprié, ne pas fumer et boire plus de liquide pour prévenir les calculs rénaux.

Par contre, les femmes ménopausées et présentant des signes d'ostéoporose peuvent nécessiter un traitement hormonal substitutif avec l'application d'œstrogènes, afin de retenir le calcium dans les os.

6. Quels troubles cette maladie peut-elle apporter?

L'hyperparathyroïdie peut entraîner un risque accru de fractures osseuses, d'hypertension artérielle, de maladies cardiaques, de calculs rénaux ou d'une maladie grave des reins. D'autre part, la chirurgie des glandes parathyroïdes peut endommager les nerfs qui contrôlent les cordes vocales.

Chapitre 87 . Chirurgie parathyroïdienne

Les parathyroïdes sont quatre glandes situées autour de la thyroïde, qui sécrètent l'hormone parathyroïdienne. Cette substance est chargée, avec la vitamine D, d'équilibrer le calcium, le magnésium et le phosphore dans le corps, en maintenant un équilibre entre ses niveaux dans le sang et les os.

Ces minéraux qui circulent dans le corps aident à la transmission des signaux dans les cellules nerveuses, participent à la contraction musculaire et affectent divers systèmes. Par conséquent, sa réglementation est très importante. Une parathyroïdectomie ou une chirurgie parathyroïdienne est réalisée pour retirer la glande ou une tumeur.

Pour en savoir plus sur ce sujet, nous avons interrogé le médecin cubain Mario Vega Carbó, spécialiste en endocrinologie clinique .

Docteur Mario,

1. Dans quels cas la chirurgie thyroïdienne est-elle pratiquée?

Cette intervention est généralement pratiquée en cas d'hyperparathyroïdie, trouble dans lequel les parathyroïdes produisent trop d' hormone parathyroïdienne. Lorsque cette affection est due à la croissance d'une des glandes ou à une tumeur cancéreuse, une excision est généralement pratiquée.

2. Quelle est cette procédure?

Il y a plusieurs façons d'effectuer une parathyroïdectomie. En chirurgie traditionnelle, une petite quantité de marqueur radioactif est injectée, afin que les glandes touchées se détachent. Ensuite, à l'aide d'une sonde, ils sont localisés et une incision est faite dans le cou par laquelle le retrait est effectué.

En chirurgie vidéo assistée, deux petits shorts sont fabriqués dans le cou, l'un pour présenter l'appareil photo qui vous permet de voir la région et l'autre pour les instruments avec lesquels les glandes sont retirées.

Pendant ce temps, l'intervention endoscopique est similaire. Dans ce cas, de petites coupures sont pratiquées à l'avant du cou et une autre dans la partie supérieure du sternum, à travers laquelle l' endoscope est inséré , un fin tube avec une lumière et une caméra à son extrémité. Cela réduit les cicatrices visibles, la douleur et le temps de récupération. Dans de rares cas où les quatre glandes doivent être retirées, une partie de l'une d'entre elles peut être transplantée dans l'avant-bras pour que le taux de calcium reste à un niveau sain.

3. Comment se prépare la chirurgie?

Avant l'opération, il est important d'informer le médecin de tous les médicaments pris, en cas d'allergie ou de maladie, ou si vous êtes enceinte. D'autre part, les parathyroïdes étant très petites, il peut être nécessaire de réaliser un scanner ou une échographie avant la chirurgie afin que le chirurgien puisse trouver les glandes plus facilement.

En cas de prise de médicaments anticoagulants, tels que l'aspirine et l'ibuprofène, le patient peut être amené à les suspendre temporairement avant l'intervention.

4. Quelles complications peuvent survenir lors d'une parathyroïdectomie?

Pendant la chirurgie, une lésion involontaire de la glande thyroïde peut survenir ou la nécessité de retirer une partie de celle-ci. Cela peut conduire à une hypothyroïdie, un trouble dans lequel peu d'hormones thyroïdiennes sont produites. D'autre part, l'opération peut également provoquer une hypoparathyroïdie et entraîner une baisse des taux de calcium et de phosphore dans le sang . Ceci est généralement traité avec des suppléments de calcium.

À leur tour, après une parathyroïdectomie, certaines personnes ressentent une douleur au cou ou une voix rauque ou affaiblie à la suite d'une blessure aux nerfs des cordes vocales et du larynx. De plus, comme dans toute chirurgie, il peut y avoir des réactions anormales aux médicaments, des problèmes respiratoires, des caillots sanguins ou des infections.

5. Quels soins le patient devrait-il suivre après l'intervention?

Après la chirurgie, la zone où l'incision a été faite doit être maintenue propre et sèche. Au cours des premières semaines, il peut y avoir un gonflement et une rougeur, qui vont progressivement disparaître . En outre, le patient peut être amené à boire des liquides et à manger des aliments mous pendant une journée.

Par contre, le taux de calcium dans le sang peut être inférieur à la normale et vous devrez peut-être prendre des comprimés pendant un certain temps. Les symptômes de l'hypocalcémie peuvent inclure des picotements des lèvres et du bout des doigts. L près avoir une intervention sera nécessaire des contrôles périodiques pour mesurer les niveaux de divers minéraux dans le corps pour détecter les lacunes.

6. Comment sont les cicatrices après l'opération?

La chirurgie plastique permet de fermer les petites incisions latérales et de les rendre pratiquement invisibles en quelques mois. Les cicatrices centrales sont plus visibles, mais peuvent aussi passer presque inaperçues un an après l'opération.

Chapitre 88 . Hypercalcémie et excès de calcium

L'hypercalcémie est une affection caractérisée par des taux de calcium sanguin supérieurs à la normale. Parmi d'autres troubles, cela peut affaiblir les os, former des calculs rénaux et nuire au fonctionnement du cœur et du cerveau.

Habituellement, cette affection se produit lorsque les glandes parathyroïdes produisent trop d' hormones parathyroïdiennes, responsables du contrôle de l'utilisation et de l'élimination du calcium, du phosphate et de la vitamine D de l'organisme. Ceci est connu comme l'hyperparathyroïdie. L'hypercalcémie est plus fréquente chez les femmes de plus de 50 ans, bien qu'elle puisse survenir chez des personnes de tout sexe et de tout âge.

Pour en savoir plus sur ce sujet, nous avons interviewé le médecin cubain Mario Vega Carbó, spécialiste en endocrinologie avec plus de 20 ans d'expérience .

Docteur Mario,

1. Que sont les parathyroïdes et quelles sont les causes de l'hyperparathyroïdie?

Les parathyroïdes sont quatre glandes situées dans le cou. Sa principale fonction est de produire de l'hormone parathyroïdienne, qui, avec la vitamine D, est responsable du contrôle de la quantité de calcium dans le corps, en particulier des os et du sang. La production excessive de cette hormone peut être due à la croissance de certaines des glandes parasitoïdes et, dans une bien moindre mesure, à une petite tumeur non cancéreuse. Cela peut également être une conséquence d'une carence grave en calcium ou en vitamine D, ou d'une insuffisance rénale chronique.

2. En plus de l'hyperparathyroïdie, que peut causer l'hypercalcémie?

Cela peut aussi être dû à une déshydratation grave; certains types de cancer, tels que les cancers du sein et du poumon; excès de vitamine D et de calcium dans l'alimentation; et rester prostré pendant plusieurs jours. Par contre, l'hyperthyroïdie; problèmes rénaux; certains médicaments, tels que le lithium et les diurétiques; certaines maladies infectieuses et inflammatoires, telles que la tuberculose et la sarcoïdose; et certains facteurs héréditaires peuvent aussi en être la cause.

3. Quels sont vos principaux symptômes?

Si l'hypercalcémie est légère, elle ne présente généralement aucun signe. Dans les cas plus graves, douleur osseuse ou abdominale, dépression, manque de mémoire, désorientation, fatigue et faiblesse physique, spasmes, os fragiles se fracturant facilement (ostéoporose), calculs rénaux, nausée, vomissements, constipation, perte d'appétit. , miction excessive et mictions fréquentes. En outre, il peut rarement causer des palpitations et des évanouissements.

4. Comment cette maladie est-elle détectée?

En cas de présentation de ses signes, des analyses de sang sont effectuées pour vérifier les niveaux d'hormone parathyroïdienne, de calcium et de vitamine D; et l'urine pour confirmer le diagnostic. En outre, à l'aide de radiographies et d'une étude de la densité minérale osseuse, il est possible de déterminer l'état des os et de détecter d'éventuelles fractures.

Par contre, il est possible de savoir s'il existe des dépôts de calcium ou une obstruction au moyen d'analyses des reins et des voies urinaires. Il est également nécessaire d'analyser le cou à la recherche de tumeurs ou de modifications des glandes parathyroïdes.

5. Quel est le traitement de l'hypercalcémie?

Le traitement dépend de la cause qui cause ce trouble. Si les taux de calcium élevés sont dus à l'hyperparathyroïdie, une intervention chirurgicale peut être nécessaire pour retirer la parathyroïde. Si le problème se situe au niveau des reins, le patient peut nécessiter une dialyse ou une greffe. D'autre part, certains médicaments tels que le calcium mimétique imitent le calcium qui circule dans le sang et peuvent provoquer une libération de moins d'hormone par les glandes parathyroïdes. De plus, la calcitonine, les bisphosphonates et la prednisone peuvent également aider à contrôler l'hypercalcémie.

En revanche, les femmes ménopausées et présentant des signes d'ostéoporose peuvent nécessiter un traitement hormonal substitutif avec application d'œstrogènes afin d'améliorer la rétention de calcium dans les os.

6. Quelles autres complications l'hypercalcémie peut-elle causer?

Si rien n'est fait, ce trouble peut entraîner un risque accru de fractures osseuses, d'hypertension artérielle, de problèmes cardiaques, de calculs rénaux ou de troubles rénaux graves. Aussi, pancréatite, ulcère peptique, kystes osseux, déshydratation, ostéoporose, dépression, démence et difficultés de concentration et de réflexion.

Chapitre 89 . Lithiase rénale: c ausas, conséquences et traitement des fameuses "pierres" des reins

La lithiase rénale, également appelée «calculs» dans les reins, est une affection causée par la présence de calculs urinaires. Il s'agit de l'une des maladies les plus douloureuses et touche environ 15% des hommes et 8% des femmes.

Ses symptômes les plus fréquents sont des douleurs sévères dans le bas du dos, du sang ou l'élimination du sable dans les urines, des sueurs, des nausées et des vomissements.

Cependant, dans de nombreux cas, il ne présente pas de signaux spécifiques et est généralement détecté par hasard sur des radiographies ou des échographies réalisées pour d'autres raisons.

Pour en savoir plus sur ces problèmes de santé, nous nous entretenons avec Mario Vega Carbó, spécialiste en endocrinologie qui travaille actuellement comme endocrinologue au bureau Vega & Vado.

Docteur Mario,

1. Comment se forment les "pierres" dans les reins?

La lithiase rénale prend naissance lorsque l'urine contient une concentration élevée de sels minéraux qui ne sont pas dilués correctement. Les calculs les plus fréquents, entre 75 et 80%, sont formés par l'oxalate de calcium, les 20-25% restants correspondant à l'acide urique, au phosphate de magnésium ammonium et à la cystine.

2. Quelles sont les conséquences de ces calculs? Peuvent-ils causer la mort?

Ses effets varient en fonction de la taille et du mouvement qu'ils ont à l'intérieur des conduits. Plusieurs fois, les pierres sont très petites et sont expulsées naturellement sans causer de douleur ni produire aucun effet. D'autres, en revanche, sont très douloureux et doivent être traités avec du sérum pour empêcher l'urine de s'accumuler et de provoquer une infection.

La lithiase peut difficilement entraîner la mort, mais il y a eu des cas de patients dialysés qui ont souffert de complications graves de la fonction rénale à la suite de celle-ci.

3. Qui souffre de cette maladie et à quelle fréquence?

L'incidence maximale se situe entre 15 et 44 ans et touche davantage les hommes que les femmes, bien que la différence soit faible. Il existe également une composante génétique importante qui rend les enfants de personnes ayant souffert de cette maladie plus susceptibles de la souffrir.

D'autre part, les patients qui ont eu des calculs rénaux ont tendance à rechuter tout au long de leur vie, probablement au fil des ans.

4. Que peut-on faire pour prévenir la lithiase rénale?

Le plus important est de toujours garder le corps bien hydraté. Dans ce sens, il est conseillé de boire au moins 2,5 litres d'eau par jour. D'autre part, il est également recommandé de mener une vie saine et de faire du sport, car l'obésité et le mode de vie sédentaire augmentent la possibilité de générer des calculs.

En ce qui concerne l'alimentation, il est important d'éviter le sel et le sodium, les sucres, l'alcool et l'excès de viande et de protéines animales.

5. Que se passe-t-il lorsque les pierres ne sont pas expulsées naturellement?

Les traitements ont considérablement progressé ces dernières années et il est aujourd'hui possible de retirer les calculs en utilisant des techniques de moins en moins invasives, telles que la lithotripsie et la chirurgie endoscopique. Dans le premier cas, il s'agit d'une procédure qui utilise des ondes de choc pour casser les calculs en petits morceaux, qui sont ensuite expulsés par l'urine.

Comme pour l'extraction endoscopique, le calcul est divisé mécaniquement ou par laser, puis ses restes sont éliminés.

6. Quelles recommandations donneriez-vous à un patient atteint de lithiase rénale?

Je vous conseillerais de ne pas cesser de prendre des médicaments ou des soins préventifs, tels qu'une hydratation constante, une vie saine, une bonne nutrition, l'exercice, car, comme je l'ai mentionné précédemment, des études montrent que la plupart des patients qui ont ce problème se régénèrent Pierres au fil du temps.

Chapitre 90 . Maladie osseuse de Paget

La maladie de Paget, également connue sous le nom d'ostéite déformante, est une maladie qui interfère avec le processus de renouvellement progressif du tissu osseux. Avec le temps, les os deviennent fragiles et déformés. Il affecte généralement le bassin, le crâne, la colonne vertébrale, les bras, les clavicules et les jambes.

Il s'agit de la deuxième affection osseuse la plus courante, derrière l'ostéoporose, et le risque de l'obtenir augmente avec l'âge. Entre autres complications, il peut causer des fractures, une perte d'audition et une compression des nerfs de la colonne vertébrale.

Pour en savoir plus sur ce sujet, nous interrogeons Mario Vega Carbó, endocrinologue ayant plus de 20 ans d'expérience.

Docteur Mario,

1. Qu'est-ce qui cause la maladie osseuse de Paget?

Bien que son origine exacte soit inconnue, on pense qu'il pourrait être lié à une infection virale, telle que la rougeole ou la rubéole. Par ailleurs, il existe également une composante génétique, car il est très fréquent que plusieurs membres de la même famille souffrent, et l'environnement, car il est plus fréquent en Europe et en Océanie.

2. Quels sont vos symptômes?

Dans la plupart des cas, cette maladie ne présente aucun signe et est généralement détectée lors de la prise d'une radiographie ou de la réalisation de tests sanguins pour une autre cause. Certaines personnes peuvent ressentir des douleurs osseuses, des raideurs articulaires, une perte auditive, une hauteur réduite, des picotements et des os fragiles se fracturant facilement. De plus, dans les cas graves, il peut y avoir une cambrure des jambes, un élargissement de la tête et d'autres déformations.

3. Qui est le plus susceptible de l'avoir?

Les personnes de plus de 40 ans, les hommes, ceux qui vivent en Europe et en Océanie et ceux qui ont des antécédents familiaux avec cette maladie ont plus de risques.

4. Quel est votre traitement?

Dans certains cas où la maladie ne présente aucun symptôme, aucun traitement n'est nécessaire. Au contraire, en cas de douleur, de modifications osseuses notables ou de déformations, cela sera nécessaire. Certains médicaments, tels que les bisphosphonates et l'hormone calcitonine, aident à prévenir la formation et la dégradation supplémentaires des os . Par contre, le paracétamol et les anti-inflammatoires non stéroïdiens servent à soulager la douleur. En outre, certaines déformations, articulations endommagées et fractures peuvent nécessiter une chirurgie orthopédique. En général, les résultats de la thérapie sont positifs.

5. Quelles complications cette maladie peut-elle entraîner?

Les personnes atteintes de ce trouble courent un plus grand risque de souffrir de problèmes neurologiques, cardiovasculaires et orthopédiques. Une croissance osseuse anormale peut affecter certains nerfs, tels que l'auditif, lorsque la maladie survient dans le crâne. Les complications peuvent également inclure l'arthrose, les fissures, les fractures, l'hypercalcémie et l'insuffisance cardiaque, la paraplégie et le rétrécissement de la colonne vertébrale. Dans quelques cas, cela peut conduire à un cancer des os, appelé ostéosarcome.

6. Quelles autres recommandations faut-il prendre en compte?

Il est conseillé aux personnes atteintes de la maladie de Paget de suivre un régime alimentaire riche en calcium et en vitamine D, de faire de l'exercice quotidiennement, de maintenir un poids corporel adéquat et de ne pas fumer. Chez les personnes âgées, il est important d'éviter les chutes, qui sont la principale cause de fractures. Dans certains cas, il peut être nécessaire d'utiliser une canne ou un déambulateur.

Chapitre 91 . Ostéomalacie et ramollissement des os

L'ostéomalacie est un trouble qui provoque un ramollissement marqué des os. Cela est généralement dû au manque prolongé de vitamine D, responsable de la promotion de niveaux adéquats de calcium et de phosphore dans le corps. Cela peut causer des jambes arquées pendant la croissance, des douleurs osseuses et davantage de risques de fractures, en particulier celles des côtes, de la colonne vertébrale et des jambes. Chez les enfants, cette maladie s'appelle rachitisme.

Pour en savoir plus sur ce sujet, nous interrogeons Mario Vega Carbó, spécialiste en endocrinologie, nutrition et médecine familiale, endocrinologue au centre médical de Santa Fe et au bureau Vega & Vado.

Docteur Mario,

1. Quelle est la cause de l'ostéomalacie?

La vitamine D est essentielle à la formation normale des os et des dents et à l'absorption du calcium et du phosphore au niveau intestinal. Lorsque la quantité appropriée de cette substance n'est pas reçue ou lorsque le corps a du mal à l'utiliser, ceci peut provoquer une ostéomalacie.

Par exemple, les chirurgies qui enlèvent l'estomac ou l'intestin peuvent causer des problèmes d'absorption de la vitamine D. Maladie cœliaque, certains problèmes de reins et de foie, polyarthrite rhumatoïde, tuberculose et certains médicaments pour traiter les convulsions.

2. Comment la vitamine D est-elle obtenue?

Cette substance peut être obtenue de deux manières: en étant exposée au soleil ou en mangeant des aliments qui en contiennent, comme du lait, des œufs, du poisson gras, des céréales, de la viande, du pain, du yogourt et du jus d'orange.

3. Qui est le plus susceptible d'être atteint d'ostéomalacie?

Les personnes à la peau foncée, celles qui vivent dans des zones géographiques peu exposées au soleil, celles qui restent à l'intérieur et celles qui utilisent un écran solaire très puissant courent un plus grand risque de le subir. Aussi ceux qui souffrent d'intolérance au lactose, ceux qui ne mangent pas et ne boivent pas de produits laitiers, les végétariens et ceux qui consomment certains médicaments antirétroviraux et antirétroviraux. Il en va de même pour ceux qui souffrent de cancer, d'insuffisance rénale et de maladies du foie.

4. Quels sont vos principaux symptômes?

Les personnes souffrant d'ostéomalacie souffrent généralement de fractures sans cause certaine, de faiblesse musculaire, de fourmillements dans les bras et les jambes et de crampes aux mains et aux pieds. Douleur osseuse, particulièrement dans le dos, le bassin, les hanches, les jambes et les côtes.

5. Comment détecte-t-on l'ostéomalacie?

Pour confirmer vos symptômes, des tests physiques et sanguins sont généralement effectués afin de vérifier les niveaux de vitamine D, de créatinine, de calcium, de phosphate, d'électrolytes, de phosphatase alcaline et d'hormone parathyroïdienne. Les rayons X peuvent également être nécessaires pour détecter d'éventuelles fractures et pertes osseuses, ainsi qu'une biopsie pour déterminer s'il y a un ramollissement des os.

6. Quel est votre traitement?

La thérapie visera à remédier aux causes qui le provoquent et à en soulager les symptômes. En général, on cherchera à ajouter du calcium, du phosphore et de la vitamine D au régime alimentaire et, si nécessaire, des suppléments oraux seront administrés. D'autre part, les maladies du rein ou du foie qui affectent le métabolisme doivent être traitées.

Partie VI Glandes surrénales

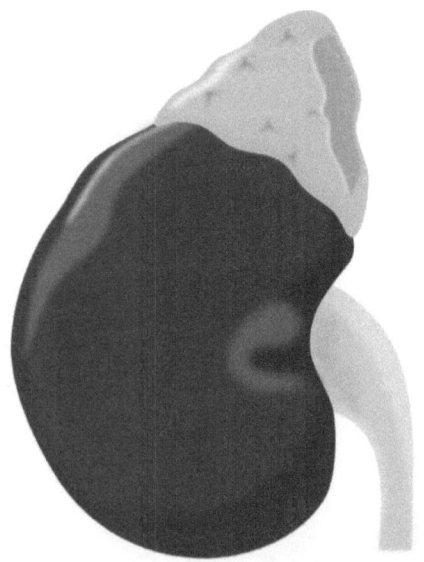

Chapitre 92 . Lipotimias et évanouissement

La lipotimie est connue comme une perte de conscience soudaine due à une diminution du débit sanguin cérébral. Cela comprend la syncope, les convulsions et certaines crises d'épilepsie.

Pendant la syncope, un malaise temporaire survient, avec récupération spontanée et sans séquelles ultérieures. Bien que cela puisse être alarmant, cela n'a généralement pas de conséquences majeures. Dans de nombreux cas, il n'ya pas de signes prémonitoires et la perte de conscience est soudaine. Dans d'autres cas, il peut y avoir des nausées, une sensation d'évanouissement, une vision floue, une peau pâle et une sensation de froid. Pour en savoir plus sur ce sujet, nous interrogeons Mario Vega Carbó, endocrinologue ayant plus de 20 ans d'expérience.

Docteur Mario,

1. Qu'est-ce qui cause une lipotimie?

Elle est causée par une diminution du flux sanguin du cerveau. Cela pourrait être dû à la fatigue; fatigue manque de nourriture; une impression soudaine, joie ou émotion; anxiété la peur; la fièvre; déshydratation ou chaleur excessive.

Les autres causes possibles sont les suivants: prises de sang, hypotension artérielle, douleurs aiguës, essoufflement, phobies et consommation d'alcool ou de drogues . Dans des cas plus abrupts, cela peut être la conséquence d'un problème cardiaque, tel qu'une arythmie.

2. Quels sont vos principaux symptômes?

Dans certains cas, il n'y a pas de signes précédents. Dans d'autres, on peut ressentir une sensation de faiblesse, de pâleur, de transpiration froide, de vision trouble, de pouls faible, de respiration superficielle, de nausée et de chute soudaine. Lors de crises d'épilepsie, elles peuvent être précédées d'un engourdissement anormal et de tremblements de certaines parties du corps, d'hallucinations visuelles et de changements de comportement.

3. Quelles complications une lipotimie peut-elle entraîner?

L'évanouissement lui-même n'a généralement aucune conséquence. Les inconvénients peuvent provenir de la zone dans laquelle ils se produisent, par exemple en raison d'un coup porté au sol ou d'autres objets, ou encore lorsqu'ils se produisent pendant que la personne conduit ou grimpe à une échelle.

4. Que faire face à l'évanouissement?

Avant une lipotimie, il est important de placer la personne dans un endroit frais, jambes en l'air, afin de faciliter le retour du sang dans le cerveau. Vous devriez également desserrer vos vêtements, lui demander de tousser plusieurs fois et de prendre une profonde respiration, en inspirant par le nez et en l'expulsant par la bouche. Une fois rétabli, vous devriez vous lever lentement, si possible avec l'aide d'une autre personne, et vérifier si vous avez des bosses ou des blessures.

Si la personne ne reprend pas conscience, placez-la dans un endroit ventilé et sur le côté pour éviter la noyade en cas de vomissement. S'il fait froid, une couverture peut être placée dessus pour qu'elle ne refroidisse pas. Si l'évanouissement dure plus de cinq minutes, il est conseillé de demander de l'aide médicale.

5. Peut-on prévenir la lipotimie?

Pour que cela ne se produise pas, il est important de toujours rester bien hydraté, en particulier par temps chaud. Évitez également les endroits fermés et les émotions fortes.

6. Quels autres soins faut-il prendre en compte?

Les femmes enceintes et les personnes de plus de 50 ans doivent accorder une attention particulière à l'évanouissement, ce qui peut être le symptôme d'un problème plus grave. Dans le cas d'une personne atteinte de diabète, la cause peut être une baisse soudaine du taux de glucose. Vous devez donc lui donner du soda sucré ou une cuillerée de miel ou de sucre.

S'il y a des crises, il peut s'agir d'une crise d'épilepsie, un trouble dans lequel l'activité des cellules nerveuses du cerveau est interrompue. Devant elle, la personne doit être placée sur le sol avec un oreiller sur la tête pour éviter les coups. Vous devriez également enlever vos lunettes, desserrer vos vêtements et éloigner tout élément pointu ou avec lequel vous pouvez entrer en collision. En aucun cas, vous ne devez mettre des objets dans votre bouche ou la tenir fermement pour éviter ses mouvements. Lorsque la crise passe, vous devez le laisser reposer sur son côté pour récupérer.

Chapitre 93 . Maladie d'Addison et insuffisance surrénalienne

La maladie d'Addison est une maladie qui survient lorsque les glandes surrénales ne produisent pas suffisamment d'hormones. C'est un trouble rare qui peut toucher n'importe qui, quel que soit l'âge et qui, s'il n'est pas traité, peut entraîner la mort. Généralement, sa cause est un problème du système immunitaire.

Les glandes surrénales sont situées au-dessus des reins et sont responsables de la production d'hormones, telles que le cortisol et l'aldostérone, essentielles à la vie. Entre autres fonctions essentielles, elles permettent une croissance normale et régulent le métabolisme, les niveaux d'énergie, la pression artérielle et la réponse au stress.

Pour en savoir plus sur ce sujet, nous interrogeons Mario Vega Carbó, spécialiste en endocrinologie qui travaille actuellement comme endocrinologue au bureau Vega & Vado .

Docteur Mario,

1. Quelle est la cause de cette condition médicale?

La maladie d'Addison est généralement due à un problème du système immunitaire, qui attaque par erreur ses propres tissus et endommage les glandes surrénales. Lorsque cela se produit, on parle d'insuffisance surrénalienne primaire. Parmi les autres causes possibles figurent certaines infections telles que la tuberculose ou le VIH, le cancer ou une hémorragie dans les glandes.

D'autre part, l'hypophyse produit une hormone appelée adrénocorticotropine, qui stimule le cortex surrénal pour générer ses hormones. Lorsqu'il subit une tumeur, une inflammation ou une intervention chirurgicale, il cesse de produire des hormones, ce qui finit par affecter le travail des glandes surrénales. Ceci est connu comme l'insuffisance surrénalienne secondaire.

2. Qui a plus de risques de souffrir de la maladie d'Addison?

Les personnes atteintes de certaines maladies, telles que la thyroïdite chronique, l'hyperthyroïdie, la maladie de Graves, la dermatite herpétiforme, l'hypoparathyroïdie, l'hypopituitarisme, la myasthénie grave, l'anémie pernicieuse, le dysfonctionnement testiculaire, le diabète de type 1, le vitiligo et des anomalies génétiques en sont plus susceptibles.

3. Quels sont vos principaux symptômes?

La maladie progresse généralement lentement, de sorte qu'il n'y a initialement aucun signe. Au cours de la progression, en cas d'insuffisance surrénalienne primaire, diarrhée chronique, nausées, vomissements, assombrissement de la peau, déshydratation, douleurs abdominales et musculaires, vertiges en position debout, hypotension artérielle, faiblesse, fatigue extrême , soif de sel, irritabilité, dépression, évanouissement et perte de poids avec diminution de l'appétit.

Les signes d' insuffisance surrénalienne secondaire sont similaires, bien qu'ils soient plus susceptibles de présenter une glycémie basse, une hyperpigmentation, une déshydratation sévère et une pression artérielle basse.

4. Comment cette maladie est-elle détectée?

Pour poser un diagnostic, il est nécessaire de procéder à des examens physiques et d'analyser les antécédents médicaux et les médicaments pris par le patient. Des analyses de sang, de salive et d'urine sont généralement effectuées pour mesurer les niveaux d'hormones et les anticorps liés à la maladie, ainsi que des tests d'imagerie diagnostique pour détecter les anomalies de l'hypophyse et des glandes surrénales.

Des tests de stimulation avec l'hormone adrénocorticotropine et une hypoglycémie induite par l'insuline peuvent également être nécessaires.

5. Quel est votre traitement?

Le traitement implique généralement le remplacement des hormones non produites avec des corticostéroïdes (hydrocortisone, prednisone, acétate de fludrocortisone) et des minéralocorticoïdes. Habituellement, ces médicaments doivent être pris à vie.

De plus, le patient doit faire l'objet de contrôles réguliers pour ajuster la dose et, en cas d'infection, de blessure, de chirurgie ou de stress, il peut être nécessaire d'augmenter la dose.

6. Quelles autres complications la maladie d'Addison peut-elle apporter?

Les personnes atteintes de la maladie d'Addison risquent d'avoir une crise surrénalienne en raison du taux de cortisol sanguin très bas. Cela provoque une diarrhée, des vomissements, une déshydratation et une baisse du taux de sucre dans le corps qui nécessitent une attention immédiate.

En outre, les personnes atteintes de cette maladie souffrent généralement de maladies auto-immunes, telles que diabète, thyroïdite chronique, hypoparathyroïdie, insuffisance testiculaire, anémie pernicieuse et hyperthyroïdie.

7. Quels autres aspects faut-il prendre en compte lors de cette maladie?

Il est important que ces patients portent un bracelet ou une carte spéciale indiquant leur état pour alerter les autres dans les situations d'urgence. Vous devez y indiquer le médicament et la dose utilisée.

Il est également recommandé de disposer de plus de drogue sur le lieu de travail, dans un sac de voyage ou un sac à main, car ne pas prendre le médicament même pour une seule journée peut être dangereux. En outre, ils sont invités à effectuer des contrôles réguliers et à emporter un kit d'injection d'urgence d'hydrocortisone. Il doit être appliqué immédiatement en cas de crise surrénalienne.

Chapitre 94 . La crise surrénale ou l'insuffisance surrénale aiguë

La crise surrénalienne est un déficit aigu d'hormones produites par les glandes surrénales, ce qui crée une situation critique qui nécessite un traitement urgent. Cela se produit généralement en cas d'insuffisance de cortisol, l'hormone responsable de l'ajustement des niveaux d'énergie, de la tension artérielle, de la fonction vasculaire, des concentrations de glucose, du système immunitaire et de la réponse au stress, entre autres aspects essentiels pour la santé du corps.

Les personnes atteintes de la maladie d'Addison, d' hyperplasie surrénalienne congénitale et d'autres troubles de la glande thyroïde peuvent subir une crise de ce type si elles ne sont pas traitées correctement, si elles arrêtent de prendre les médicaments brusquement ou si elles font face à des situations stressantes. Lorsque cela se produit, la pression artérielle et la glycémie baissent, alors que les taux de potassium augmentent et peuvent même entraîner la mort.

Pour en savoir plus sur ce sujet, nous interrogeons Mario Vega Carbó, spécialiste en endocrinologie avec plus de 20 ans d'expérience.

Docteur Mario,

1. Comment survient une crise surrénalienne?

Cette situation se produit lorsqu'il y a une forte réduction des niveaux d'hormones produites par les glandes surrénales dans le corps. Cela se produit généralement lorsque des personnes atteintes de la maladie d'Addison, d'hyperplasie surrénalienne congénitale et d'autres troubles similaires arrêtent soudainement le traitement hormonal substitutif par les corticostéroïdes.

Cela peut également être le résultat d'une hémorragie bilatérale massive ou de lésions soudaines des glandes surrénales, ou lorsque les maladies susmentionnées ne sont pas bien traitées. Dans ces cas, une infection, une déshydratation, un traumatisme, une situation de stress ou une intervention chirurgicale peuvent déclencher la crise.

2. Quels sont vos principaux symptômes?

Fièvre, tachycardie, déshydratation, tension artérielle extrêmement basse, détresse respiratoire, chute de sucre, douleurs abdominales, diarrhée, nausée, vomissements, perte d'appétit, vertiges, fatigue, faiblesse grave, confusion et réduction de l'insuffisance surrénalienne aiguë niveau de conscience Les symptômes se manifestent rapidement et progressivement et nécessitent une attention immédiate.

3. Quel est votre traitement?

La thérapie doit être administrée rapidement et consiste à reconstituer le volume de liquide dans le sang et à administrer de l'hydrocortisone par voie intraveineuse pour stabiliser le patient. Les altérations d'ions, tels que le sodium et le potassium, et la pression artérielle doivent également être corrigées. Une fois que l'urgence est résolue, les causes qui ont provoqué la crise doivent être traitées.

4. Quels troubles peuvent provoquer une crise surrénalienne?

S'il n'est pas traité rapidement, il peut provoquer un choc dans lequel le corps ne reçoit pas un flux sanguin suffisant et entraîner la mort.

5. Quels autres aspects devraient être pris en compte lors d'une insuffisance surrénalienne aiguë?

Il est important que les patients souffrant de troubles surrénaliens portent un bracelet ou une carte spéciale indiquant leur état pour alerter les autres en cas d'urgence. Vous devez y indiquer le médicament et la dose utilisée. En outre, ils sont invités à effectuer des contrôles réguliers et à emporter un kit d'injection d'urgence d'hydrocortisone. Il doit être appliqué immédiatement en cas de crise surrénalienne.

En cas de maladie, avant de subir une intervention chirurgicale ou s'ils sont très stressés, il est généralement conseillé aux patients atteints de la maladie d'Addison d'augmenter temporairement la dose de glucocorticoïde.

Chapitre 95 . Remplacement du cortisol: glucocorticoïdes

Le cortisol est une hormone stéroïde produite par les glandes surrénales, qui remplit des fonctions essentielles dans le corps. Entre autres tâches, il ajuste les niveaux d'énergie et est responsable de l'augmentation du niveau de sucre dans le sang; le métabolisme des graisses, des protéines et des glucides; et la réponse au stress.

Plusieurs formes synthétiques de cortisol, appelées corticostéroïdes ou glucocorticoïdes, sont utilisées pour traiter une grande variété de maladies.

Pour en savoir plus sur ce sujet, nous avons interrogé le médecin cubain Mario Vega Carbó, spécialiste en endocrinologie clinique .

Docteur Mario,

1. Que sont les glucocorticoïdes et à quoi servent-ils?

Les glucocorticoïdes sont des médicaments qui imitent les effets des hormones naturellement produites par le corps dans les glandes surrénales. Ils se caractérisent par leur pouvoir anti-inflammatoire, antiallergique et immunosuppresseur. En endocrinologie, ils sont utilisés pour remplacer le déficit en cortisol dans les traitements hormonaux substitutifs, pour traiter la maladie d'Addison et d'autres cas d'insuffisance surrénalienne.

En raison de leur large champ d'application, ils sont également utilisés pour le contrôle de diverses affections, telles que l'arthrite, l'asthme, le lupus, la sclérose en plaques, les allergies et autres affections cutanées et certains types de cancer. En outre, ils sont également utilisés pour prévenir le rejet d'organes chez les greffés.

Cependant, étant des médicaments très puissants pouvant provoquer des effets indésirables graves, ils sont généralement indiqués pour de courtes périodes.

2. Quels sont les glucocorticoïdes les plus couramment utilisés?

Parmi ceux-ci figurent la béclométhasone, le budésonide, la cortisone, le déflazacort, la dexaméthasone, l'hydrocortisone, la méthylprednisolone, la prednisone, la prednisolone et la triamcinolone. En raison de son action rapide, de son coût peu élevé et de sa faible incidence d'effets indésirables, la prednisone est le glucocorticoïde le plus prescrit. Toutefois, dans les cas d'insuffisance surrénalienne, la cortisone ou l'acétate d'hydrocortisone est préférable, en utilisant de la prednisone uniquement lorsque ceux-ci ne sont pas disponibles.

Par contre, en cas de crise surrénalienne aiguë et périopératoire , l'utilisation d'hydrocortisone injectable est recommandée en fonction des besoins du patient.

3. Comment ces médicaments sont-ils donnés?

Ils viennent dans différentes présentations. Il existe des comprimés, des gélules et des sirops qui sont ingérés par voie orale et qui sont généralement utilisés pour traiter les inflammations et les douleurs associées à des affections chroniques, telles que la polyarthrite rhumatoïde et le lupus.

En cas de remplacement de l'hormone cortisol, dans le traitement de la maladie d'Addison et d'autres insuffisances surrénaliennes, un comprimé est généralement administré à 7 ou 8 heures du matin et un demi-comprimé à 5 heures de l'après-midi. Cependant, certains patients peuvent nécessiter des doses ou des fréquences plus élevées, en fonction de la pression artérielle et du taux de potassium, taux qui devrait normalement rester normal.

D'autre part, il existe également des inhalateurs et des vaporisateurs nasaux, qui sont utilisés pour l'asthme et les allergies nasales, ainsi que des crèmes et des onguents topiques qui aident à guérir les maladies de la peau.

Dans le même temps, les injections de glucocorticoïdes servent à traiter les douleurs musculaires et articulaires, ainsi que dans les cas de crise périopératoire et surrénalienne, comme je l'ai déjà mentionné.

4. Quels effets secondaires ces médicaments peuvent-ils provoquer?

Les glucocorticoïdes oraux, en affectant tout le corps et pas seulement la région pour laquelle ils sont pris, sont ceux qui peuvent provoquer le plus d'effets secondaires. Parmi eux, on peut citer la rétention d'eau, l'hypertension, les sautes d'humeur, le glaucome, des problèmes de mémoire et de comportement, confusion, prise de poids, cataractes, hyperglycémie, ostéoporose, risque accru d'infections, nausée, faiblesse musculaire, crises psychotiques, peau mince et cicatrisation plus lente.

D'autre part, chez les enfants, cela peut causer des problèmes de croissanceInhalé, pendant ce temps, peut provoquer un enrouement et une infection fongique dans la bouche, tandis que les sujets traités peuvent générer une peau mince, des lésions cutanées rouges et de l'acné.

À leur tour, les produits injectables peuvent provoquer une hyperglycémie, des rougeurs au visage, de l'insomnie, une douleur intense, un amincissement et une perte de couleur de la peau à proximité du site d'injection.

5. Comment ces effets secondaires peuvent-ils être limités?

L'approvisionnement d'une dose unique, même élevée, ne génère généralement pas de problèmes de toxicité. En revanche, les traitements de moins d'une semaine ne causent généralement pas de dommages.

Dans les traitements prolongés de plus de deux semaines, pour réduire les effets secondaires, des concentrations plus faibles ou des doses intermittentes peuvent être testées, et d'autres présentations peuvent être choisies à la place des présentations orales. Dans ces cas, il est également recommandé de prendre des suppléments de calcium et de vitamine D pour éviter l'ostéoporose De plus, des contrôles périodiques sont conseillés pour évaluer les risques possibles.

Par contre, lors de l'interruption de l'approvisionnement, cela doit être fait progressivement et non soudainement car cela peut provoquer une insufisance surrénalienne sévère.

6. Que sont les minéralocorticoïdes?

Les minéralocorticoïdes sont d'autres hormones sécrétées par les glandes surrénales. Le plus important est l'aldostérone, qui aide à maintenir la quantité de sodium nécessaire dans le corps en régulant son élimination via l'urine, les glandes sudoripares et l'intestin. En outre, il participe à la sécrétion de potassium et à l'augmentation de la pression artérielle.

7. À quoi servent les minéralocorticoïdes synthétiques?

Ces médicaments, tels que la fludrocortisone, sont utilisés pour le traitement du remplacement hormonal en cas d'insuffisance surrénalienne ou du syndrome surrénalien congénital. Ils aident à contrôler la quantité de sodium et de liquides dans le corps, évitant ainsi que de grandes quantités ne se perdent dans l'urine. En outre, ils sont également utilisés pour augmenter la pression artérielle.

8. Comment donne-t-on de la fludrocortisone?

Ce médicament se présente sous forme de comprimé à prendre par la bouche.

9. Quels effets secondaires peut-il provoquer?

Son utilisation peut provoquer des maux d'estomac, des vomissements, des maux de tête, des vertiges, de l'insomnie, de l'agitation, de l'anxiété, de l'acné, une augmentation de la pilosité et des irrégularités menstruelles. Dans les cas graves, il peut y avoir des éruptions cutanées, des problèmes de vision et un gonflement du visage, des jambes ou des chevilles. Il peut également provoquer une dépression et une augmentation des pensées suicidaires.

10. Quels autres aspects faut-il prendre en compte lors de l'utilisation de ces médicaments?

En cas d'insuffisance surrénalienne, il est important que ces patients portent un bracelet ou une carte d'identité indiquant leur état afin d'alerter les autres en cas d'urgence. Vous devez y indiquer le médicament et la dose utilisée.

Il est également recommandé de disposer de plus de drogue sur le lieu de travail, dans un sac de voyage ou un sac à main, car ne pas prendre le médicament même pour une seule journée peut être dangereux. En outre, ils sont invités à effectuer des contrôles réguliers pour éviter une crise.

Chapitre 96 . Syndrome polyglandulaire auto-immune

Les syndromes polyglandulaires auto-immuns sont une série de troubles dans lesquels apparaissent au moins deux maladies du système endocrinien, associées à d'autres pathologies d'étiologie auto-immune.

Les maladies endocriniennes les plus courantes parmi ces groupes sont le diabète sucré, l'insuffisance surrénalienne, l'hyperthyroïdie, l'hypothyroïdie, l'hypoparathyroïdie, l'alopécie, le vitiligo et les maladies rhumatismales. Pendant ce temps, les conditions auto-immunes sont généralement de nature cutanée.

L'association entre les différents troubles montre des modèles récurrents. Cela a permis aux syndromes polyglandulaires auto-immuns d' être classés en types I, II et III.

Pour en savoir plus sur ce sujet, nous interrogeons Mario Vega Carbó, endocrinologue ayant plus de 20 ans d'expérience.

Docteur Mario,

1. Qu'est-ce que le syndrome polyglandulaire auto-immune de type I?

Ce trouble apparaît généralement dans l'enfance et est généralement associé à une hypoparathyroïdie et à une candidose cutanéo-muqueuse de la bouche. Cette infection fongique est généralement chronique et résistante au traitement conventionnel. C ERCA adolescence rejoint le diagnostic de l' insuffisance rénale.

Ce syndrome est héréditaire et est causé par la mutation d'un seul gène auto-immun situé sur le chromosome 21. Il peut notamment causer des anomalies dentaires, une diarrhée chronique ainsi que des problèmes osseux, articulaires, cutanés, ongles, ongles. ovaires, testicules, yeux et autres organes internes.

L'hypogonadisme et l'hypothyroïdie sont d'autres maux endocriniens. Rarement aussi le diabète. D'autre part, plus de la moitié des femmes de moins de 30 ans atteintes de cette maladie développent également une insuffisance ovarienne primaire.

2. Comment se présente le syndrome polyglandulaire auto-immun de type II?

Elle débute à l'âge adulte et se caractérise par la présence d'une insuffisance surrénalienne ainsi que d'une maladie thyroïdienne auto-immune. Le diabète de type 1 peut également apparaître. On ne sait pas exactement ce qui le cause, mais on pense qu'il est lié à une combinaison de facteurs génétiques et environnementaux.

Ce syndrome est plus fréquent chez les femmes que chez les hommes. On peut également y ajouter d'autres problèmes endocriniens tels que l'hypogonadisme primaire, la myasthénie grave et la maladie cœliaque.

3. Qu'est-ce que le syndrome polyglandulaire auto-immun de type III?

Ce type est caractérisé par une thyroïdite auto-immune associée à une autre affection, qui peut être le diabète de type

1, l'anémie pernicieuse, le vitiligo, la myasthénie grave ou l'alopécie, entre autres possibilités.

Il affecte généralement les femmes au cours de l'âge moyen. Sa cause n'est pas connue, mais on pense qu'elle est due à une maladie auto-immune dérivée de facteurs environnementaux et génétiques. Dans de nombreux cas, plusieurs membres de la même famille en souffrent.

4. Comment ces syndromes sont-ils traités?

Le traitement des syndromes polyglandulaires auto-immuns consiste à traiter chacune des conditions endocriniennes qui apparaissent. En règle générale, le remplacement hormonal est le pilier du traitement.

Dans le type I, les médicaments sont également utilisés pour traiter la candidose. Dans cette infection, les récidives dans le tube digestif doivent être surveillées, car elles peuvent provoquer un cancer de l'épithélium.

Chapitre 97 . Vitiligo Perte de couleur de peau

Le vitiligo est une maladie dégénérative de la peau caractérisée par une dépigmentation des zones cutanées. Cette perte de couleur génère des taches blanches de différentes tailles et formes, pouvant affecter n'importe quelle partie du corps . Il n'est pas contagieux et ses conséquences sont principalement esthétiques, car la texture de la peau ne change pas.

Bien qu'elle ait une forte composante héréditaire, elle apparaît généralement associée à d'autres maladies auto-immunes, telles que la maladie cœliaque, le diabète, la polyarthrite rhumatoïde ou l'anémie pernicieuse. Environ 2 % de la population souffre de vitiligo, qui a souvent un impact psychologique et social sur le patient.

Pour en savoir plus sur ce sujet, nous avons interrogé le médecin cubain Mario Vega Carbó, spécialiste en endocrinologie clinique .

Docteur Mario,

1. Qu'est-ce qui cause le vitiligo?

Cette condition apparaît lorsque les cellules responsables de la pigmentation, appelées mélanocytes, meurent ou suspendent la production de mélanine. Bien que la cause exacte soit inconnue, on pense que cela est dû à un problème immunitaire: les cellules de ce système détruisent les mélanocytes par erreur.

Cela peut également se produire à la suite d'un coup de soleil, d'un stress ou de l'exposition à des produits chimiques industriel

2. Qui est plus susceptible de l'avoir?

Le vitiligo peut apparaître à tout âge et il y a une plus grande propension chez les personnes ayant des antécédents familiaux. Cela touche autant les hommes que les femmes.

Par contre, les personnes qui souffrent de changements hormonaux (grossesse, ménopause, stress), de diabète, d'Addison ou de maladies de la thyroïde et de l'anémie pernicieuse sont également plus susceptibles d'en souffrir.

3. Quels sont vos symptômes?

Le vitiligo se caractérise par l'apparition de zones de couleur différente dans le corps. Les personnes à la peau foncée ont généralement des taches roses, tandis que celles à la peau claire sont blanches. Ces taches apparaissent généralement sur le visage, les mains, les pieds, les genoux et les coudes. Ils peuvent également se produire dans le dos, le torse, les organes génitaux, les bras et les jambes, bien que moins fréquemment.

Dans certains cas, il affecte l'intérieur de la bouche et du nez, les yeux et les cheveux, ce qui prématurément devient blanc ou gris sur le cuir chevelu, les cils, les sourcils ou la barbe.

4. Quel est votre traitement?

Le vitiligo est difficile à traiter et prend du temps à montrer des résultats concrets. L'utilisation de la photothérapie et des lasers pourrait aider à repigmenter la peau. Par ailleurs, certains médicaments contenant des corticostéroïdes, des crèmes ou des pommades immunosuppressives ou des médicaments topiques tels que le méthoxalène peuvent favoriser la production de mélanine.

Dans certains cas, une greffe de peau peut être réalisée à partir d'une zone qui n'est pas affectée à une autre. En outre, les remèdes à base de plantes telles que l' huile d'onagre, le ginkgo biloba et l' aloe vera peut améliorer l'apparence de Vitiligo

Dans les situations extrêmes où la maladie s'est étendue à la majeure partie du corps, une dépigmentation des zones non touchées peut être effectuée . Ce retrait de couleur sera permanent et la personne sera extrêmement sensible au soleil.

5. Que pouvez-vous attendre de cette thérapie?

Dans de nombreux cas, le traitement parvient à rétablir la couleur de la peau affectée. Cependant, cela n'empêche pas la perte continue de pigmentation et ne prévient pas complètement sa propagation à d'autres parties du corps.

Par contre, certains maquillages spéciaux peuvent masquer vos symptômes.

6. Quels autres aspects devraient considérer ceux qui souffrent de cette maladie?

La peau dépigmentée n'a pas de protection naturelle et est plus exposée aux effets des rayons UV. Pour éviter les brûlures graves, il est recommandé d'utiliser un écran solaire ou un écran solaire ayant un facteur supérieur à 30, des chapeaux à larges bords et des vêtements couvrant tout le corps. Il est également important d'éviter le stress qui, dans de nombreux cas, augmente les symptômes du vitiligo et les tatouages non liés au traitement.

7. Quelles autres complications cette maladie peut-elle causer?

Les personnes atteintes de vitiligo sont plus susceptibles de souffrir de coups de soleil, de cancers de la peau et de problèmes aux yeux et aux oreilles. D'autre part, ceux qui souffrent de cette faction souffrent généralement d'un manque d'estime de soi, de honte et de dépression en raison du changement d'apparence. Il est donc conseillé d' accompagner le traitement avec un soutien psychologique et familial.

Chapitre 98 . Hypertension secondaire Les maladies qui le causent

L'hypertension secondaire est l'hypertension artérielle causée par d'autres maladies, telles que celles affectant les reins, les artères, le cœur et le système endocrinien. Il diffère de l'école primaire, qui est la plus courante, et est liée à des problèmes héréditaires, à une mauvaise alimentation, au manque d'exercice et à l'obésité.

La pression artérielle est la force exercée par le sang qui circule contre les parois des artères. L'augmentation de l'hypertension artérielle survient, un trouble dont souffre un tiers de la population adulte. Si elle n'est pas traitée, elle peut entraîner de graves complications, telles qu'une crise cardiaque, un accident vasculaire cérébral, des lésions rénales et visuelles.

Pour en savoir plus sur ce sujet, nous interrogeons Mario Vega Carbó, endocrinologue ayant plus de 20 ans d'expérience.

Docteur Mario,

1. Quels sont les symptômes de l'hypertension?

Habituellement, cette condition ne présente aucun symptôme et est détectée par des mesures. Dans les cas très graves, il peut y avoir maux de tête et douleurs à la poitrine, nausées, vomissements, saignements de nez, transpiration, vision brouillée et confusion.

2. Quelles sont les causes de l'hypertension secondaire?

Elle peut être provoquée par de nombreuses affections, en particulier celles liées aux reins, aux artères, au cœur et au système endocrinien. Les plus courants sont le diabète, les kystes dans les reins, le syndrome de Cushing, les tumeurs des glandes surrénales, les problèmes de thyroïde, l'hyperparathyroïdie, le rétrécissement de l'aorte et l'apnée du sommeil.

En outre, une hypertension secondaire peut apparaître en raison de l'obésité, de la grossesse ou de la consommation de divers médicaments, suppléments et drogues illicites.

3. Qui est le plus susceptible de l'avoir?

Les personnes âgées, les obèses, les personnes stressées, ceux qui boivent beaucoup, les fumeurs et ceux qui ont des antécédents familiaux sont plus susceptibles de souffrir d'hypertension.

4. Quels autres troubles peuvent causer une hypertension secondaire?

Si rien n'est fait, il peut provoquer un durcissement et un épaississement des artères et provoquer une crise cardiaque ou un accident vasculaire cérébral. Il peut également générer un anévrisme, des troubles métaboliques, une insuffisance cardiaque ou des vaisseaux sanguins affaiblis, épaissis ou brisés dans les reins ou les yeux.

5. Comment est-il diagnostiqué?

Le seul moyen de le détecter consiste à le mesurer. Beaucoup de gens peuvent l'avoir pendant des années sans le savoir. Lorsque le patient n'est pas obèse, il n'a pas d'antécédents familiaux et l'hypertension artérielle apparaît soudainement, il s'agit peut-être d'une hypertension secondaire.

Dans ce cas, des analyses de sang et d'urine, une échographie du rein, un électrocardiogramme et d'autres études sont effectuées pour détecter l'état qui en est la cause.

6. Quel est le traitement de l'hypertension secondaire?

Tout d'abord, la maladie qui la cause doit être traitée. Une fois que cela est résolu ou contrôlé, l'hypertension secondaire peut se normaliser. D'autre part, il existe des médicaments spécifiques pour maintenir une pression artérielle basse, tels que les diurétiques thiazidiques, les bêta-bloquants et les inhibiteurs de l'enzyme de conversion de l'angiotensine.

Habituellement, une combinaison de médicaments est utilisée pour le traitement.

7. Quelles autres recommandations sont fournies pour ces cas?

Comme avec l'hypertension primaire, mener une vie saine, faire de l'exercice, boire beaucoup de liquide et bien manger peut aider au traitement.

Au sein des aliments, une alimentation riche en fruits, légumes, grains entiers et produits laitiers est recommandée, en évitant le sel, les graisses saturées et les graisses totales. Le potassium, présent dans les pommes de terre, les épinards et les bananes, aide à contrôler la pression. Il est également conseillé de maintenir un poids santé, de corriger les carences en vitamines, d'éviter l'alcool et d'arrêter de fumer.

Enfin, pour contrôler le stress, vous pouvez pratiquer des techniques de relaxation musculaire, telles que le yoga ou la méditation.

Chapitre 99 . Incidentalome bénin et malin des surrénales

Un incidentalome surrénalien est une tumeur inattendue qui apparaît dans une ou les deux glandes surrénales. Il s'agit d'une affection de plus en plus courante pouvant être bénigne ou maligne (cancéreuse).

Les glandes surrénales sont situées au-dessus des reins et sont responsables de la production d'hormones, telles que le cortisol et l'aldostérone, essentielles à la vie. Entre autres fonctions essentielles, elles permettent une croissance normale et régulent le métabolisme, les niveaux d'énergie, la pression artérielle et la réponse au stress.

L'incidentalome surrénalien peut se manifester à tout âge, bien qu'il soit plus fréquent chez les enfants de moins de 5 ans et les adultes de plus de 50 ans. Par contre, les personnes diabétiques, obèses et hypertendus sont plus susceptibles d'en souffrir.

Pour en savoir plus sur ce sujet, nous interrogeons Mario Vega Carbó, endocrinologue ayant plus de 20 ans d'expérience.

Docteur Mario,

1. Pourquoi cette condition est-elle «en plein essor»?

À l'heure actuelle, le nombre d'incidents découverts par hasard au cours des ultrasons, de la tomodensitométrie, de l'imagerie par résonance magnétique et de la scintigraphie a augmenté. Cela est dû d'une part au développement et à la résolution plus importants que les tests d'imagerie ont permis d'atteindre ainsi qu'au vieillissement progressif de la population, ce qui accroît les pathologies.

2. Qu'est-ce qui provoque un incidentalome surrénalien?

Certains font que les glandes surrénales produisent trop d'hormones et génèrent ce qu'on appelle une tumeur fonctionnelle active. Cela peut être provoqué par diverses conditions telles que le syndrome de Cushing, l'hyperaldostéronisme, l'hyperplasie surrénalienne congénitale ou un phéochromocytome.

D'autre part, lorsque l'indentalome ne provoque pas une production excessive d'hormones, on parle de tumeur non fonctionnelle. Dans ces cas, il peut s'agir d'un adénome, d'un cancer ou d'un kyste à l'intérieur ou à l'extérieur des glandes.

3. Comment est-il diagnostiqué?

Comme je l'ai dit, ces types de tumeurs sont généralement détectés par hasard lors d'un test d'imagerie afin d'étudier un autre trouble. Une fois trouvés, ils analysent généralement les antécédents médicaux du patient et effectuent des examens physiques ainsi que des analyses de sang et d'urine pour mesurer les niveaux d'hormones et en identifier les causes.

4. Quels sont vos symptômes?

Les symptômes varient selon que la tumeur est fonctionnelle ou non. En cas d'excès d'hormones, le patient peut présenter une perte de poids, une obésité au milieu et le haut du corps, des traînées violettes, une peau mince et fragile, de l'acné, une faiblesse musculaire, une hypertension artérielle et une augmentation de la glycémie.

D'autre part, chez les femmes, il peut générer de l'hirsutisme (développement excessif des poils) et des menstruations irrégulières ou inexistantes. Chez les hommes, diminution de la libido et de la fertilité, ainsi que de la diffusion érectile. En outre, les patients peuvent souffrir de dépression, d'anxiété, d'irritabilité, de transpiration et de troubles du sommeil.

5. Quel est le traitement de l'incidentalome surrénalien?

Environ 85 % de ces tumeurs ne sont pas fonctionnelles et pourraient ne pas nécessiter de traitement. Seulement votre contrôle périodique. Dans certains cas, une radiothérapie, une chimiothérapie ou une chirurgie seront nécessaires pour retirer la tumeur ou l'une ou les deux glandes surrénales. Aussi un traitement pour normaliser les niveaux hormonaux.

Le cancer des glandes surrénales est très rare et son traitement peut être utilisé pour retarder sa progression. Bien que généralement très agressif, il est possible de guérir s'il est détecté à temps.

6. Quels autres aspects sont recommandés à considérer?

Dans le cas d'une tumeur maligne, il est recommandé de rechercher un soutien psychologique et de participer à des groupes thérapeutiques avec des personnes atteintes de la même maladie, afin de traiter l'anxiété, l'angoisse et le stress que cette maladie peut causer.

Chapitre 100 . Hypercortisolisme ou syndrome de Cushing

Le syndrome de Cushing est un trouble causé par une exposition prolongée à un excès de cortisol, produit par les glandes surrénales situées dans la partie supérieure des reins.

Cette hormone est responsable de l'ajustement des niveaux d'énergie, de la pression artérielle, de la fonction vasculaire, des concentrations de glucose, du système immunitaire et de la réponse au stress, entre autres fonctions essentielles à la santé du corps. La cause de cette affection peut être due à une tumeur bénigne de l'hypophyse ou à l'utilisation chronique de glucocorticoïdes et d'autres médicaments pour traiter des maladies inflammatoires telles que l'asthme et la polyarthrite rhumatoïde . En outre, cela peut être dû à des anomalies des glandes surrénales.

Aussi appelé hypercortisolisme, le syndrome de Cushing est une affection rare qui touche moins de 40 personnes par million d'habitants.

Pour en savoir plus sur ce sujet, nous interrogeons Mario Vega Carbó, spécialiste en endocrinologie avec plus de 20 ans d'expérience.

Docteur Mario,

1. Quels sont les symptômes de cette maladie?

Les signes habituels du syndrome de Cushing sont l'obésité au milieu et au haut du corps, générant une sorte de bosse de graisse entre les épaules et le visage rond et rouge. Les autres symptômes sont des bras et des jambes maigres, des traînées violettes , une peau mince et fragile, une récupération lente des coupures et des ecchymoses faciles.

2. Comment est-il diagnostiqué?

En général, il peut être difficile de détecter l'hypercortisolisme, car ses symptômes sont similaires à ceux d'autres maladies, telles que l'obésité et les syndromes métaboliques.

Pour poser un diagnostic, il est nécessaire de procéder à des examens physiques et d'analyser les antécédents médicaux et les médicaments pris par le patient. En outre, des analyses de sang, de salive et d'urine sont généralement effectuées pour mesurer les niveaux d'hormones et des tests d'imagerie diagnostique pour détecter les anomalies de l'hypophyse et des glandes surrénales. Il est également conseillé de mesurer l'épaisseur du pli cutané.

3. Quel est le traitement de l' hypercortisolisme?

Le traitement dépendra de la cause de l'excès de cortisol dans le corps. Par exemple, s'il s'agit d'une tumeur, une intervention chirurgicale, une radiothérapie et d'autres traitements peuvent être nécessaires. D'autre part, si le problème est causé par un médicament, la dose peut être réduite ou remplacée par une dose similaire ne produisant pas ces symptômes.

D'autre part, il existe différents médicaments pour contrôler la production excessive de cortisol, parmi lesquels le kétoconazole, le mitotane, le méthirapone, le pasiréotide et la mifépristone.

4. Ces médicaments ont-ils des effets secondaires?

Oui, ces médicaments peuvent causer de la fatigue, des nausées, des vomissements, de la diarrhée, des maux de tête et des douleurs abdominales, des douleurs musculaires, une hypertension artérielle, une hypotension potassique et un gonflement. Les effets secondaires sont assez fréquents.

5. Quels autres problèmes de santé cette maladie peut-elle causer?

Le syndrome de Cushing peut entraîner une diminution de la masse osseuse, une hypertension artérielle, une augmentation de la glycémie, une miction excessive, des infections fréquentes, des fractures des vertèbres, de l'acné et de l'obésité.

D'autre part, chez les femmes, il peut générer de l'hirsutisme (développement excessif des poils) et des menstruations irrégulières ou inexistantes. Chez les hommes, diminution de la libido et de la fertilité, ainsi que de la diffusion érectile.

En outre, les patients atteints de cette maladie peuvent souffrir de dépression, d'anxiété, d'irritabilité, d'insomnie, de troubles cognitifs, d' hallucinations et de symptômes paranoïaques.

6. Quelle est l'influence des médicaments à base de corticostéroïdes?

Dans de nombreux cas, l'hypercortisolisme peut être dû à la prise de corticostéroïdes oraux à fortes doses pendant une période prolongée.

Ces médicaments, tels que la prednisone, ont le même effet sur le corps que le cortisol et sont utilisés pour traiter des états inflammatoires tels que la polyarthrite rhumatoïde, le lupus et l'asthme, ou pour empêcher le corps de rejeter une greffe d'organe. En général, les stéroïdes inhalés ou contenus dans des crèmes sont moins susceptibles de provoquer le syndrome de Cushing que ceux administrés par voie orale.

7. Le syndrome de Cushing est-il héréditaire?

Très rarement, les personnes héritent d'une tendance à souffrir de tumeurs dans leurs glandes endocrines, ce qui affecte les niveaux de cortisol et provoque l'hypercortisolisme.

8. Quels sont les résultats habituels de votre traitement?

Généralement, si la production de cortisol est normalisée dans le corps, le pronostic est bon. Cependant, dans certains cas, les patients peuvent être plus enclins à l'obésité, à l'ostéoporose et à la dépression que la population normale.

Chapitre 101 . Phéochromocytome et hypertension artérielle

Le phéochromocytome est une tumeur des glandes surrénales généralement non cancéreuse (bénigne). Il stimule la sécrétion exagérée de l'épinéphrine et de la noradrénaline, deux hormones qui contrôlent la fréquence cardiaque, le métabolisme et la pression artérielle.

S'il n'est pas traité, il peut causer de graves dommages à d'autres systèmes de l'organisme, en particulier le système cardiovasculaire, le cerveau et les reins. Le retrait chirurgical du phéochromocytome provoque généralement le retour à la normale de la pression artérielle.

Pour en savoir plus sur ce sujet, nous interrogeons Mario Vega Carbó, endocrinologue, nutritionniste et maître d'une longévité satisfaisante avec plus de 20 ans d'expérience.

Docteur Mario,

1. Qu'est-ce qui cause un phéochromocytome?

Les causes pour lesquelles cette tumeur apparaît ne sont pas connues mais, en général, elles se développent au centre d'une ou des deux glandes surrénales, dans des cellules appelées phéochromocytes. Celles-ci libèrent certaines hormones, telles que l'épinéphrine et la noradrénaline, qui aident à contrôler de nombreuses fonctions corporelles, telles que la fréquence cardiaque, la pression artérielle et la glycémie.

L'apparition d'un phéochromocytome provoque une libération irrégulière et excessive de ces hormones, ce qui entraîne une augmentation de la pression artérielle.

2. Qui a plus de risques de le souffrir?

Le phéochromocytome peut survenir à tout âge, mais il est plus fréquent chez les personnes âgées de 20 à 50 ans. Dans quelques cas, la maladie apparaît chez plusieurs membres de la famille.

Ceux qui ont hérité de troubles tels que la néoplasie endocrinienne multiple de type II, la maladie de von Hippel-Lindau, les syndromes de neurofibromatose 1 et de paragangliome ont un risque plus élevé de développer ces tumeurs.

3. Quels sont vos principaux symptômes?

En plus d'une augmentation de la pression artérielle, la personne peut ressentir des maux de tête, une transpiration sévère, des palpitations cardiaques, des tremblements, un essoufflement et une pâleur extrême. Généralement, ces signes se manifestent sous forme d'épisodes au cours desquels la tumeur libère des hormones et peuvent durer quelques minutes ou se prolonger plus longtemps.

Ils peuvent également être provoqués par des situations d'anxiété ou de stress, d'effort physique ou par la consommation de certains aliments, médicaments ou stimulants. À mesure que le phéochromocytome se développe, la fréquence, la durée et la gravité des attaques augmentent.

4. Comment le phéochromocytome est-il détecté?

Pour le diagnostic, des tests physiques, sanguins et urinaires ainsi que divers tests d'imagerie sont généralement effectués. Ceux-ci peuvent inclure la tomodensitométrie, la scintigraphie et l'imagerie par résonance magnétique de l'abdomen; biopsie surrénale; et analyse des catécholamines, du glucose et de la méthanephrine plasmatique.

En outre, une analyse génétique peut également être nécessaire pour déterminer si la tumeur est liée à une maladie héréditaire.

Dans de nombreux cas, le phéochromocytome est découvert par hasard lors d'études menées pour d'autres raisons.

5. Quel est votre traitement?

Le traitement le plus courant est l'élimination du phéochromocytome par voie chirurgicale. Avant de le pratiquer, il est nécessaire de stabiliser la pression artérielle et le pouls du patient avec des médicaments. Après l'intervention, les niveaux d'hormones norépinéphrine et épinéphrine reviennent généralement à la normale.

Parmi les autres options de traitement, citons la radiothérapie, la chimiothérapie et une thérapie ciblée, qui utilisent des substances pour identifier et attaquer les cellules cancéreuses sans nuire aux cellules saines.

6. Quelles autres complications le phéochromocytome peut-il générer?

Si elle n'est pas traitée, l'hypertension artérielle provoquée par cette tumeur peut endommager plusieurs organes et provoquer une maladie cardiaque, des accidents vasculaires cérébraux, une insuffisance rénale, des difficultés respiratoires et des lésions des nerfs oculaires.

D'autre part, le phéochromocytome est rarement malin et les cellules cancéreuses se propagent à d'autres parties du corps, provoquant des métastases.

Chapitre 102 . Hyperaldostéronisme primaire et pression artérielle

L'hyperaldostéronisme primaire est un trouble hormonal dans lequel les glandes surrénales produisent une quantité excessive d'aldostérone dans le sang. Cela est dû à une tumeur non cancéreuse (bénigne) des glandes.

L'aldostérone est une hormone qui aide à maintenir la quantité appropriée de sodium et de potassium dans l'organisme en régulant son élimination dans l'urine, les glandes sudoripares et les intestins.

L'hyperaldostéronisme primaire entraîne une perte de potassium et un excès de sodium, ce qui génère une rétention hydrique qui augmente le volume sanguin et la pression sanguine.

Pour en savoir plus sur cette maladie, nous avons consulté le Dr Mario Vega Carbó, spécialiste en endocrinologie, qui travaille actuellement au bureau Vega & Vado.

Docteur Mario,

1. Quelles sont les causes de l'hyperaldostéronisme primaire?

Cela est généralement dû à une tumeur non cancéreuse (bénigne) des glandes surrénales, appelée syndrome de Conn. Cela peut également être le résultat d'une hyperactivité des deux glandes et, rarement, d'une masse cancéreuse ou d'un hyperdostéronisme héréditaire.

2. Quels sont vos principaux symptômes?

Ses signes les plus courants sont une pression artérielle élevée, un faible taux de potassium, la fatigue, des maux de tête, des engourdissements et une faiblesse musculaire.

3. Qui a plus de risques de le souffrir?

L'hyperaldostéronisme primaire est plus fréquent chez les personnes âgées de 30 à 50 ans. Ceux qui ont des antécédents familiaux d'hypertension, les obèses, ceux qui mènent une vie sédentaire, les fumeurs et ceux qui consomment beaucoup d'alcool risquent davantage de souffrir de cette maladie.

4. Comment ce trouble est-il détecté?

Un examen physique, une tomodensitométrie de l'abdomen, une échographie des reins sont généralement effectués et les niveaux d'aldostérone, de rénine, de sodium et de potassium dans le sang et l'urine sont mesurés. Les mesures de l'aldostérone peuvent inclure des études de perfusion de solution saline et de suppression de la fludrocortisone.

Dans certains cas, un échantillonnage de la veine surrénale peut également être nécessaire pour vérifier laquelle des deux glandes produit trop d'aldostérone.

5. Quel est votre traitement?

Le traitement de l'hyperaldostéronisme primaire comprend les médicaments, les changements de mode de vie et la chirurgie. La première option consiste à traiter l'état pathologique avec des médicaments et avec un régime alimentaire sain. Des médicaments bloquant l'action de l'aldostérone, tels que la spironolactone, peuvent être prescrits, tandis que les diurétiques aident à améliorer l'accumulation de liquides dans le corps.

Dans certains cas, le retrait de la tumeur ou de la glande peut contrôler les symptômes. Si la tension artérielle persiste, il sera nécessaire de prendre un médicament pour y remédier.

6. Quels autres aspects faut-il prendre en compte?

Les médicaments pour la tension artérielle sont plus efficaces lorsqu'ils sont accompagnés d'un mode de vie sain. Cela comprend le contrôle du poids et une alimentation équilibrée pauvre en sodium, en évitant les assaisonnements, en éliminant le sel et en ajoutant plus de fruits, de légumes, de protéines maigres et de grains entiers.

Faites également de l'activité physique pendant au moins 30 minutes la plupart des jours, et évitez de fumer et de consommer de l'alcool et une consommation excessive de caféine.

7. Quelles complications peuvent causer un hyperaldostéronisme primaire?

Cette affection génère une pression artérielle très élevée pouvant endommager de nombreux organes, notamment les reins, les yeux, le cœur et le cerveau. Parmi les complications possibles figurent une crise cardiaque, un accident vasculaire cérébral, une insuffisance rénale et un décès prématuré. D'autre part, de faibles niveaux de sodium peuvent provoquer une faiblesse, une arythmie, des crampes musculaires et une soif excessive ainsi que la miction. En outre, l'utilisation prolongée de médicaments pour contrôler l'hyperaldostéronisme primaire peut causer des problèmes d'érection et de gynécomastie chez les hommes.

Chapitre 103 . Syndrome carcinoïde

Le syndrome carcinoïde est appelé une série de symptômes associés à des tumeurs portant le même nom et affectant l'intestin grêle, le côlon, l'appendice, le rectum et les poumons. Il s'agit d'une condition rare et généralement à croissance lente.

Les tumeurs carcinoïdes sécrètent une grande quantité de l'hormone sérotonine et d'autres substances, ce qui provoque la dilatation des vaisseaux sanguins et l'apparition du syndrome. Ses symptômes ne se manifestent généralement qu'au stade final de la maladie. Les plus courants sont la diarrhée et les rougeurs de la peau.

Pour en savoir plus sur ce sujet, nous interrogeons Mario Vega Carbó, endocrinologue ayant plus de 20 ans d'expérience.

Docteur Mario,

1. Comment cette affection est-elle diagnostiquée?

Dans la plupart des cas, les tumeurs carcinoïdes sont détectées lorsque les études sont effectuées pour d'autres raisons, par exemple lors d'une chirurgie abdominale.

Pour confirmer le diagnostic, des analyses de sang et d'urine, une tomodensitométrie et une imagerie par résonance magnétique du thorax et de l'abdomen, une échographie et une scintigraphie sont effectuées. Seul un faible pourcentage des tumeurs carcinoïdes sécrètent les substances chimiques responsables du syndrome, ce qui survient très rarement (entre 5 et 8 %). Lorsque cela se produit, c'est généralement parce que la maladie s'est propagée au foie ou aux poumons.

2. Quels sont les principaux signes du syndrome?

Son symptôme le plus courant est la dilatation de petits vaisseaux sanguins à la surface de la peau, principalement sur le visage, le cou et le haut du thorax. Cette rougeur peut apparaître sans raison ou être due au stress, à l'activité physique ou à la consommation d'alcool. Il peut être bref ou durer des heures, généralement accompagné de palpitations.

Autres signes: difficulté à respirer, diarrhée, blessures au visage, crampes abdominales, nausées, vomissements et problèmes cardiaques, tels que tachycardie ou hypotension artérielle.

3. Comment cette affection est-elle traitée?

Le traitement du syndrome carcinoïde est le même que celui du cancer, avec certains médicaments spécifiques pour contrôler vos symptômes. Habituellement, la première chose à faire est la chirurgie pour enlever la tumeur.

Cela peut être accompagné de médicaments qui bloquent la sécrétion d'hormones produites par les cellules cancéreuses, ce qui contribue à réduire leurs signes et à renforcer le système immunitaire. La thérapie peut également inclure la chimiothérapie et l'élimination des cellules cancéreuses du foie par le froid ou la chaleur.

D'autre part, dans les cas avancés où la tumeur ne peut pas être retirée chirurgicalement, des injections d'octréotide ou de lanréotide sont appliquées pour la traiter et réduire les symptômes du syndrome.

4. Quelles sont les attentes de cette thérapie?

Le pronostic dépend de la localisation de la tumeur et de son degré de progression. S'il est diagnostiqué tôt, le traitement est généralement efficace.

Chez les patients présentant un syndrome carcinoïde, la tumeur est généralement avancée et s'est propagée au foie, ce qui réduit le taux de survie.

5. Quelles autres complications cette maladie peut-elle entraîner?

Cette condition peut entraîner une augmentation des chutes et des blessures en raison d'une hypotension artérielle, d'une obstruction et d'un saignement gastro-intestinal, et d'un épaississement des valvules cardiaques, ce qui provoque une maladie cardiaque. Ces derniers peuvent causer de la fatigue et des difficultés respiratoires lors d'une activité physique.

D'autre part, l'exposition à certains déclencheurs, tels que l'anesthésie pratiquée lors d'une intervention chirurgicale, peut provoquer une crise carcinoïde. Cela se caractérise par de graves épisodes de rougeur, une pression artérielle basse qui provoque une hypotension et des difficultés respiratoires. Cela peut être mortel.

6. Quels autres soins ces patients devraient-ils prendre?

Les personnes atteintes du syndrome carcinoïde doivent éviter l'alcool, les aliments consistants et les aliments riches en tyramine (fromage affiné, noix, foie de poulet, chocolat, vin rouge et certains poissons), car elles peuvent déclencher leurs symptômes. Il en va de même pour certains médicaments, tels que le Prozac, qui peuvent augmenter les taux de sérotonine.

Il est également pratique d'essayer d'éviter les situations stressantes, de bien vous reposer et de prendre un supplément de vitamines pour contrer les effets de la diarrhée.

Enfin, il leur est recommandé de mener une vie saine et, si nécessaire, de rechercher un soutien psychologique pour mieux faire face à la maladie.

Chapitre 104 . Néoplasie Endocrinienne Multiple

La néoplasie endocrine multiple englobe une série de troubles héréditaires rares, dans lesquels plusieurs glandes endocrines se développent de manière excessive ou présentent des tumeurs bénignes ou malignes. Ils sont causés par des mutations génétiques, qui affectent généralement tout le groupe familial. Vos symptômes, qui varient selon les glandes touchées, peuvent survenir à tout âge.

En général, la néoplasie endocrinienne multiple produit une surproduction d'hormones qui doivent être traitées. Il existe trois classes: type 1, type 2A et type 2B.

Pour en savoir plus sur ce sujet, nous interrogeons Mario Vega Carbó, endocrinologue ayant plus de 20 ans d'expérience.

Docteur Mario,

1. Qu'est-ce que la néoplasie endocrinienne multiple de type 1?

Cette classe est caractérisée par la présence de tumeurs ou par l'hyperactivité de deux ou plusieurs glandes, parmi lesquelles figurent généralement le pancréas, la parathyroïde et l'hypophyse. Les tumeurs sont généralement bénignes et provoquent une sécrétion excessive d'hormones. Lorsqu'il survient dans les parathyroïdes, il peut augmenter le taux de calcium dans le sang et causer des calculs rénaux.

Quand il apparaît dans le pancréas, il provoque un excès de gastrine et peut générer une surproduction d'acide gastrique et former des ulcères peptiques.

Pendant ce temps, s'il se développe dans l'hypophyse, il peut provoquer une augmentation de la prolactine ou de l'hormone de croissance et causer des anomalies menstruelles, une galactorrhée, une absence de libye, une acromégalie et un dysfonctionnement érectile.

2. Comment la néoplasie endocrinienne multiple est-elle de type 2A?

Cette classe est caractérisée par la présence de tumeurs ou par l'hyperactivité de deux ou plusieurs glandes, qui incluent généralement la thyroïde , la parathyroïde et les glandes surrénales. Dans la plupart des cas, un carcinome médullaire de la thyroïde se développe et l'apparition de phéochromocytomes à l'origine de l'hypertension est également courante.

Chez certains patients, on observe des obstructions du gros intestin et une maladie de la peau prurigineuse connue sous le nom de lichen amyloïde cutané.

3. Qu'est-ce que la néoplasie endocrinienne multiple de type 2B?

Cette classe est caractérisée par l'apparition d' un cancer médullaire de la thyroïde, d'une hyperplasie parathyroïdienne, d'adénomes, de phéochromocytomes et de tumeurs des cellules nerveuses dans les muqueuses ou à d'autres endroits. À certaines occasions, les patients atteints de cette maladie n'ont pas d'antécédents familiaux avec cette maladie, mais il s'agit d'une nouvelle mutation génétique.

En raison de tumeurs bénignes des muqueuses, les lèvres et les paupières peuvent apparaître épaisses. Les névromes peuvent également apparaître sur la langue, l'intérieur de la bouche et les yeux.

Ces patients ont souvent un corps mince, avec des bras et des jambes minces. Les altérations de la colonne vertébrale et les anomalies des os du crâne sont également courantes.

4. Comment diagnostique-t-on la néoplasie endocrinienne multiple?

Les tests génétiques sont généralement effectués et les niveaux hormonaux sont mesurés par des tests sanguins et urinaires. Dans certains cas, des études d'imagerie peuvent également être nécessaires pour déterminer l'emplacement des tumeurs.

5. Quel est votre traitement?

Le néoplasme lui-même n'a pas de traitement curatif, la thérapie vise donc à résoudre les changements générés individuellement dans chacune des glandes touchées. En cas de tumeurs, elles peuvent être enlevées par chirurgie. D'autre part, les déséquilibres hormonaux sont traités avec des médicaments.

Si le néoplasme est de type 2A ou 2B, dans de nombreux cas, une élimination préventive de la glande thyroïde est effectuée pour empêcher l'apparition d'un carcinome thyroïdien médullaire, qui peut être fatal. Après la chirurgie, vous devez prendre des hormones thyroïdiennes à vie.

6. Quelles autres complications cette maladie peut-elle entraîner?

Les complications dépendent en grande partie des glandes touchées. Dans de nombreux cas, les tumeurs peuvent continuer à réapparaître. C'est pourquoi des contrôles réguliers sont essentiels.

Chapitre 105 . Tumeurs neuroendocrines bénignes et malignes

Les tumeurs neuroendocrines sont des masses anormales provenant des cellules neuroendocrines, responsables de la production des hormones. Ils sont rares et se produisent généralement dans les poumons, l'appendice, l'intestin grêle, le rectum et le pancréas. Ils peuvent également apparaître dans la glande thyroïde, la parathyroïde, les glandes surrénales et pituitaires, ainsi que dans d'autres organes tels que les reins, la vessie et la prostate.

Les tumeurs neuroendocrines ont généralement une croissance lente, bien qu'elles puissent également se développer de manière agressive et se propager à d'autres parties du corps.

Pour en savoir plus sur cette maladie, nous avons consulté le Dr Mario Vega Carbó, spécialiste en endocrinologie, qui travaille actuellement au bureau Vega & Vado.

Docteur Mario,

1. Quels sont les principaux symptômes des tumeurs neuroendocrines?

De nombreuses personnes ne présentent aucun signe et la maladie peut passer inaperçue pendant des années ou être dépistée de manière fortuite. Lorsqu'il y a des symptômes, ceux-ci varient en fonction de l'emplacement de la tumeur. Les plus courantes sont les rougeurs cutanées, la diarrhée, la transpiration, les douleurs abdominales et les variations de la glycémie. Habituellement, les signes apparaissent lorsque la tumeur génère une élaboration exagérée de certaines hormones.

2. Quelles sont les tumeurs neuroendocrines les plus fréquentes?

Ceux-ci comprennent les tumeurs carcinoïdes, le cancer médullaire de la thyroïde, les phéochromocytomes, les insulinomes, le carcinome neuroendocrinien de la peau, le cancer de la glande surrénale, le cancer du poumon à petites cellules et la tumeur carcinoïde à grandes cellules.

3. Qui a plus de risques de les souffrir?

Les tumeurs neuroendocrines surviennent chez les hommes et les femmes, le plus souvent vers l'âge de 50 ans.

Bien qu'ils ne soient généralement pas associés à une mutation génétique héréditaire, ils apparaissent parfois dans des syndromes familiaux, tels que la néoplasie endocrinienne multiple de type 1.

En outre, les personnes atteintes de diabète sucré ou de maladies de l'estomac et les fumeurs courent un plus grand risque de souffrir de ces maladies.

4. Quel est votre traitement?

La thérapie dépendra du type de tumeur, de son emplacement, si elle affecte la production d'hormones et si elle s'est propagée à d'autres parties du corps. Certains traitements peuvent inclure une chirurgie, une radiothérapie, une chimiothérapie et une thérapie ciblée. De plus, l'utilisation de certains médicaments pour empêcher la croissance et la propagation de la tumeur ou pour bloquer la sécrétion d'hormones produites par les cellules cancéreuses.

Cela aide à réduire leurs signes et à renforcer le système immunitaire.

Pour les personnes atteintes d'un cancer qui s'est propagé au foie, la transplantation peut être une option.

5. Quels autres soins ces patients devraient-ils prendre?

Ces tumeurs peuvent être à croissance lente et causer des problèmes métaboliques et nutritionnels liés à la surproduction d'hormones, aux métastases ou aux effets indésirables du traitement. C'est pourquoi les contrôles réguliers sont importants.

Il est également pratique que ces patients évitent les situations stressantes pour lesquelles il est conseillé de pratiquer des techniques de relaxation telles que le yoga ou la méditation. En outre, il leur est recommandé de mener une vie saine. puissent-ils bien se reposer; qui pratiquent une activité physique légère, telle que la gymnastique, le Pilates ou des promenades quotidiennes; et qu'ils prennent un supplément de vitamines pour contrer les effets éventuels de la diarrhée.

6. Quels autres aspects faut-il prendre en compte pendant la maladie?

Dans le cas d'une tumeur maligne, il est recommandé de rechercher un soutien psychologique et de participer à des groupes thérapeutiques avec des personnes atteintes de la même maladie, afin de traiter l'anxiété, l'angoisse et le stress pouvant en résulter.

Partie VII Hypothalamus et hypophyse

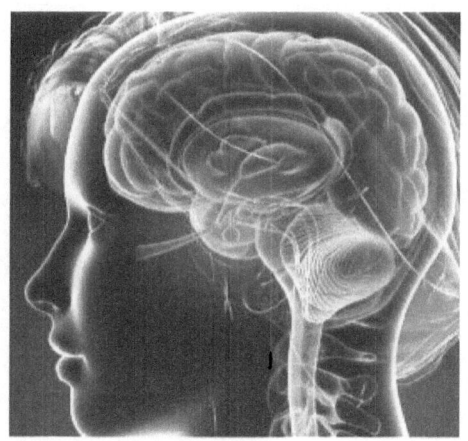

Chapitre 106 . Syndrome de sécrétion inappropriée d'hormones antidiurétiques

Le syndrome de la sécrétion inappropriée d'hormones antidiurétiques (SSIHA) est un trouble dans lequel le corps produit trop de cette substance.

L'hormone antidiurétique est générée dans l'hypothalamus et aide les reins à conserver l'eau en concentrant l'urine et en réduisant son volume.

La SSIHA permet au corps de retenir l'excès de liquide et d'abaisser le taux de sodium dans le sang, ce qui affecte le fonctionnement normal des organes.

Pour en savoir plus sur ce sujet, nous avons interviewé le médecin cubain Mario Vega Carbó, spécialiste en endocrinologie avec plus de 20 ans d'expérience .

Docteur Mario,

1. Quelles sont les causes du syndrome de sécrétion inappropriée d'hormones antidiurétiques?

Ce trouble peut être causé par la consommation de certains médicaments contre le diabète, la pression artérielle, le coeur, les convulsions, la dépression et le cancer. Cela peut également être le résultat d'un traitement hormonal, de causes héréditaires, d'une chirurgie avec anesthésie générale, de certains troubles du cerveau ou d'une maladie pulmonaire, de la moelle épinière, de l'hypothalamus ou de l'hypophyse.

2. Quels sont vos principaux symptômes?

Les patients atteints de SSIHA présentent généralement fatigue, maux de tête et muscles, urines foncées, perte d'appétit, soif accrue, diarrhée, nausée, vomissements, irritabilité, convulsions, confusion et problèmes de mémoire.

3. Comment cette maladie est-elle détectée?

Un examen physique et des analyses de sang et d'urine sont généralement effectués pour mesurer les niveaux de sodium et d'autres produits chimiques ainsi que le fonctionnement des organes. Dans certains cas, une radiographie thoracique, une tomodensitométrie de la tête et des tests de liquide sont également effectués pour vérifier les niveaux de rétention et d'élimination dans l'urine.

4. Quel est le traitement du syndrome de sécrétion inappropriée d'hormone antidiurétique?

Habituellement, la première chose à faire est de limiter l'apport en liquide afin d'empêcher son accumulation dans le corps. Ensuite, pour soulager les symptômes, des solutions salines sont généralement administrées par voie intraveineuse afin d'augmenter le pourcentage de sodium dans le sang.

Si la production excessive d'hormone antidiurétique est causée par une tumeur, celle-ci peut être éliminée par chirurgie. Si la cause est un certain médicament, la dose peut être ajustée ou remplacée par un autre. Certains médicaments tels que la déméclocycline, le lithium, le conivaptan et le tolvaptan aident également à réduire les niveaux de cette hormone.

5. Quelles autres complications la SSIHA peut-elle apporter?

Lorsque le niveau de sodium baisse rapidement sous forme sévère, il peut provoquer une hernie cérébrale, une diminution de la lucidité mentale, des hallucinations ou un coma.

6. Quels autres aspects faut-il prendre en compte pendant la maladie?

Dans certains cas, il peut être nécessaire de suivre un régime alimentaire spécial contenant davantage de sel et de protéines, comme des haricots, des noix, des œufs, du poulet et du poisson.

Chapitre ou 107 . Polyurie ou miction excessive

La polyurie est la production anormale de grandes quantités d'urine, ce qui entraîne un besoin excessif d'aller aux toilettes. Un adulte en bonne santé urine en moyenne 700 millilitres et 2,5 litres par jour, en fonction de la quantité de liquide qu'il a bu et de la quantité totale d'eau dans le corps. Quand il dépasse 3 litres en 24 heures, il est très possible que vous souffriez de cette maladie.

La polyurie doit être distinguée de la polaquiurie, nécessitant des mictions fréquentes tout en maintenant des volumes normaux. Souvent, ces deux symptômes apparaissent ensemble. La plupart des gens urinent environ 4 à 7 fois par jour.

De nombreux patients découvrent qu'ils souffrent de ce trouble lorsqu'ils doivent se lever la nuit dans la salle de bain, appelée nycturie. Cela peut aussi arriver si vous buvez beaucoup de liquide au coucher.

La polyurie est un symptôme assez commun et peut être due à différents facteurs. Pour en savoir plus sur cette maladie, nous consultons le Dr Mario Vega Carbó, spécialiste en endocrinologie , responsable du bureau Vega & Vado.

Docteur Mario,

1. Quelles sont les causes les plus fréquentes de polyurie?

Deux des causes les plus courantes sont le diabète insipide, une maladie qui empêche les reins d'éviter l'élimination de liquide, et le diabète sucré, dans lequel la glycémie ou la glycémie augmente en raison d'un déficit. dans la production d'insuline dans le pancréas. Une autre cause fréquente est de boire de grandes quantités d'eau pendant la journée.

Parmi les raisons moins courantes, on compte l'insuffisance rénale ou cardiaque, certains médicaments tels que les diurétiques et le lithium, des taux de calcium faibles ou élevés, la consommation d'alcool ou de caféine, la drépanocytose et le syndrome de Sjögren, un trouble du système. immunologique caractérisée par la sécheresse des yeux et de la bouche.

2. Les causes sont-elles les mêmes dans le cas du polonais?

Non. L'augmentation de la fréquence d'aller aux toilettes est généralement due à une cystite (inflammation de la vessie), à une miction involontaire, à la croissance de la prostate ou à des calculs urinaires. Des douleurs ou des brûlures lors de la miction, de la fièvre et une gêne lombaire ou au flanc peuvent indiquer une infection.

D'autre part, s'il est difficile de commencer à uriner, un faible courant d'urine et des gouttes d'eau à la fin peuvent signifier une lésion de la prostate.

3. En revenant en Polyurie, comment cette maladie est-elle diagnostiquée?

Avant d'aller chez le médecin, il est important que le patient contrôle son niveau d'urine quotidien, en enregistrant la fréquence à laquelle il doit se rendre aux toilettes, la quantité qu'il produit à chaque fois et la quantité totale de liquide qu'il boit. Parallèlement à ces données, pour établir un diagnostic, il sera nécessaire de connaître les antécédents médicaux de la personne, de procéder à des examens physiques, à des analyses de l'urine et de la glycémie, ainsi qu'à des tests d'osmolarité et de privation d'eau, entre autres études.

Chez la femme, l'examen nécessite généralement un examen gynécologique et un prélèvement de liquide cervical et vaginal afin de détecter les maladies sexuellement transmissibles. Chez les hommes, la sécrétion du pénis est examinée et un examen rectal est effectué pour évaluer la prostate.

4. Quels autres problèmes faut-il prendre en compte lors des examens?

Parmi les autres points importants, il faut surveiller les signes d'obésité ou de malnutrition, pouvant refléter la présence d'un type de cancer ou de troubles de l'alimentation. Au cours de l'examen de la tête et du cou, il convient d'analyser la présence d'une sécheresse oculaire ou buccale (syndrome de Sjögren) et de vérifier si la peau présente des lésions hyperpigmentées ou hypopigmentées, des ulcères ou des nodules sous-cutanés indiquant une sarcoïdose.

D'autre part, il est important de savoir si Polyuria est apparue de manière abrupte et si le patient a des sueurs nocturnes, une toux, une perte de poids, s'il a déjà fumé et s'il souffre de troubles psychiatriques.

5. Quel est le traitement de la polyurie?

Le traitement dépend de la cause du problème. Par exemple, s'il est dû au diabète Insipidus, il peut être contrôlé avec la desmopressine, un médicament synthétique qui favorise la rétention d'eau et prévient la déshydratation. Dans le cas du diabète sucré, il sera nécessaire d' appliquer un substitut de l'insuline ou des antidiabétiques oraux et de suivre un régime alimentaire particulier.

D'autre part, il est possible de réduire l'excès d'urine en diminuant la consommation de café ou d'alcool et, en cas de traitement par des diurétiques, en ajustant la dose.

6. Quel soin particulier faut-il prendre en compte?

Si une personne atteinte de polyurie a une faiblesse dans les jambes, elle devrait se rendre immédiatement à l'hôpital, car elle pourrait souffrir d'un trouble de la colonne vertébrale. D'autre part, si vous avez de la fièvre et des douleurs dans le bas du dos, vous devriez consulter un médecin de toute urgence, car cela peut être une infection des reins.

7. Les personnes âgées sont-elles plus susceptibles de souffrir de ce trouble?

Oui, les hommes plus âgés ont tendance à uriner plus fréquemment en raison d'une augmentation de la prostate et, chez les femmes, de la même chose en raison de divers facteurs, tels que la faiblesse du plancher pelvien après l'accouchement et la perte d' œstrogènes après la naissance. ménopause

Chapitre 108 . Soins et traitement du diabète insipide

Le diabète insipide (DI) est une maladie qui empêche les reins d'éviter l'élimination des liquides, en raison d'une déficience de l'hormone vasopressine, sécrétée par l'hypophyse, ou d'une insensibilité des reins à réagir à ce problème. hormone

L au plus de l'eau du corps est réabsorbé et seule une petite partie est éliminée. Lorsque cette condition se produit, la capacité de rétention est perdue et de grandes quantités d'urine diluée sont produites.

La carte d'identité est une maladie rare qui peut toucher des personnes de tout âge et de tout sexe. Il est causé par des maladies génétiques ou rénales, des infections, des chirurgies, des tumeurs ou d'autres maladies qui endommagent l'hypothalamus ou l'hypophyse. Ses principaux symptômes sont la miction et la soif excessive, le besoin de boire une grande quantité de liquide, l'incontinence urinaire et la confusion liée à la déshydratation et à un taux de sodium supérieur à la normale.

Dans le cas de jeunes enfants, il peut aussi y avoir arrêt de la croissance, manque de gain ou de perte de poids, constipation et fièvre récurrente.

Pour parler de ce sujet, nous interrogeons Mario Ve ga Carbó, endocrinologue ayant plus de 20 ans d'expérience.

Docteur Mario,

1. Comment le diabète insipide est-il détecté?

Une fois ses signes présentés, il est nécessaire de procéder à une série de tests pour confirmer le diagnostic. En général, les études sur l'osmolarité et le sodium dans le sang, les analyses d'urine, l'imagerie par résonance magnétique et des tests de privation d'eau et de provocation avec la desmopressine sont généralement effectués.

2. Quels sont les niveaux de miction normaux?

Normalement, un adulte en bonne santé urine en moyenne 2 litres par jour. Une personne avec une carte d'identité, si elle boit beaucoup de liquide, peut dépasser 15 litres, en fonction de la gravité de la maladie.

3. Quel est le traitement du diabète insipide?

Tout d'abord, la cause qui cause cette affection doit être traitée, qu'il s'agisse d'une anomalie de l'hypophyse ou de l'hypothalamus. La DI peut être contrôlée avec la desmopressine, un médicament synthétique qui favorise la rétention d'eau et prévient la déshydratation. Il est administré sous forme de spray nasal, de comprimés, de plaquettes sous la langue ou d'injections, et ne doit être utilisé que lorsque cela est nécessaire.

Chez la plupart des gens, le déficit en vasopressine n'est pas complet et la quantité d'hormone produite par l'organisme varie d'un jour à l'autre. Dans les cas moins graves, il suffit de boire plus d'eau pour assurer une bonne hydratation.

D'autre part, lorsque les reins ne répondent pas correctement à l'hormone, un régime alimentaire faible en sel est recommandé pour aider à réduire la quantité d'urine qu'ils produisent.

4. Que se passe-t-il si une personne consomme plus de desmopressine que nécessaire?

Cela peut entraîner une rétention hydrique et de faibles niveaux de sodium et de sels dans le sang, ce qui est très dangereux, voire entraîne des convulsions. Les symptômes de la rétention d'eau excessive dans le corps sont un gain de poids, des jambes gonflées, une pression artérielle élevée et des maux de tête.

5. Le diabète insipide est-il identique au diabète sucré?

Non. Dans le diabète sucré, qui est plus courant, la glycémie augmente, en raison d'un déficit de production d'insuline dans le pancréas. Les causes et les traitements sont différents. Le point commun des deux maladies est qu'il y a beaucoup de soif et beaucoup de liquide est uriné.

6. Quelles complications l'identification peut-elle apporter?

Une consommation insuffisante de liquide peut provoquer une déshydratation et un déséquilibre électrolytique. Cela peut entraîner une hypotension artérielle, de la fièvre, une concentration élevée de sodium dans le sang, des maux de tête, une accélération du rythme cardiaque, de la fatigue, des nausées, des crampes musculaires et d'autres problèmes graves.

7. Quels autres soins les personnes ayant une identité doivent-elles prendre?

Il est recommandé que ces patients portent un bracelet ou une carte spéciale indiquant leur état pour alerter les autres dans les situations d'urgence. De plus, ayez toujours une bouteille d'eau et une réserve de votre médicament sous la main et transférez-la partout où ils vont.

D'autre part, la consommation d'alcool diminue généralement la sécrétion de vasopressine, il est donc recommandé de l'éviter.

Chapitre 109 . Hypopituitarisme

L'hypopituitarisme, ou déficit en hormone hypophysaire multiple (DHHM), est une affection dans laquelle l'hypophyse ne produit pas la quantité normale de certaines ou de la totalité de ses hormones. Cette altération peut être présente dès la naissance ou générée par la suite à la suite de tumeurs ou d'autres problèmes.

Le premier signe de cette affection est généralement lié à la diminution de la vitesse de développement des os et à la petite taille, due à un déficit en hormone de croissance. Douleurs abdominales et maux de tête, perte d'appétit, manque de désir sexuel, vertiges ou évanouissements, fatigue, miction excessive et soif, infertilité, perte de pilosité, changements de poids, sensibilité au froid, anémie, hypotension artérielle et baisse de la glycémie.

Ces signes peuvent apparaître progressivement et varier en fonction de la quantité d'hormones manquantes et de la gravité de la maladie.

Pour en savoir plus sur ce sujet, nous avons interrogé le médecin cubain Mario Vega Carbó, spécialiste en endocrinologie clinique .

Docteur Mario,

1. Qu'est-ce que l'hypophyse?

L'hypophyse est une glande à sécrétion interne située à la base du crâne, derrière le nez et entre les oreilles. Il est responsable du contrôle de l'activité d'autres glandes et de la régulation de certaines fonctions du corps, telles que la croissance et l'activité sexuelle. Les hormones produites sont essentielles au maintien de la santé, du développement et de la régulation du métabolisme.

2. Quelles sont les causes de l'hypopituitarisme?

La DHHM peut être due à des troubles héréditaires, mais elle est généralement acquise et résulte généralement d'une tumeur hypophysaire. Il peut aussi être causé par un traumatisme à la tête. un accident vasculaire cérébral; une tumeur, une inflammation ou une infection du cerveau; chirurgie ou radiothérapie dans la région de la tête; ou des maladies métaboliques, hypothalamus ou du système immunitaire.

Par ailleurs, certains médicaments, tels que la prednisone et la dexaméthasone, peuvent inhiber le fonctionnement normal de cette glande.

3. Comment DHHM est-il détecté?

Lorsque vos symptômes apparaissent, certains tests sont nécessaires pour confirmer votre diagnostic. Ceux-ci peuvent inclure un scanner cérébral, une IRM de l'hypophyse et des tests pour contrôler les niveaux de différentes hormones dans le corps.

4. Quel est votre traitement?

Pour reconstituer les hormones qui ne sont pas produites par l'hypophyse correctement, le patient aura besoin d'un traitement hormonal à vie. Cela peut inclure les corticostéroïdes (cortisol), la lévothyroxine, l'hormone de croissance, les hormones sexuelles, l'hormone thyroïdienne et la desmopressine, entre autres médicaments.

Si l'insuffisance hypophysaire est causée par une tumeur, il peut être nécessaire de la traiter par radiothérapie ou de la retirer chirurgicalement.

5. Comment ces hormones sont-elles administrées?

Selon le type d'hormone, certaines peuvent être administrées par voie orale sous forme de pilules et d'autres par injections, patchs pour la peau ou crèmes.

6. Que pouvez-vous attendre de cette thérapie?

Habituellement, cette affection est permanente et vous devez donc suivre un traitement à vie. Quoi qu'il en soit, avec une thérapie appropriée et des contrôles périodiques pour ajuster les doses, vous pouvez mener une vie normale.

7. Les adolescents hypopituitaristes peuvent-ils avoir un développement sexuel habituel?

Oui, lorsqu'il existe une déficience en hormones sexuelles, l'utilisation appropriée de la testostérone chez l'homme et de l'œstrogène chez la femme permet un début et une progression normaux de la puberté et un développement sexuel complet. Ce traitement devrait être poursuivi à l'âge adulte afin de garantir la fonction génitale et un comportement sexuel sans problème.

8. Quels autres soins les personnes atteintes de DHMH devraient-elles prendre en compte?

Il est recommandé que ces patients portent un bracelet ou une carte spéciale indiquant leur état de santé pour alerter les autres en cas d'urgence ou d'accident sur les voies publiques. Ceci est important, en particulier chez les personnes présentant des carences en cortisol et en hormone de croissance, en raison du risque élevé d'hypoglycémie sévère ou d'hypotension artérielle dans des situations stressantes.

Chapitre 110 . Syndrome de Sheehan et saignements graves pendant l'accouchement

Le syndrome de Sheehan est une maladie qui survient quand une femme a des saignements abondants ou une pression artérielle trop basse pendant l'accouchement. Lorsque cela se produit , le tissu hypophysaire peut mourir et empêcher la glande de fonctionner correctement, ce qui signifie qu'elle ne produit pas une quantité normale d'une ou de plusieurs hormones. Cette condition est un type rare d'hypopituitarisme.

L'hypophyse est chargée de contrôler l'activité d'autres glandes et de réguler certaines fonctions du corps, telles que la croissance, la production de lait maternel et l'activité sexuelle. Les hormones qu'elle génère sont essentielles au maintien de la santé, du développement et de la régulation du métabolisme, de sorte qu'une défaillance dans sa production peut causer divers troubles.

Pour en savoir plus sur ce sujet, nous avons interrogé le médecin cubain Mario Vega Carbó, spécialiste en endocrinologie, avec plus de 20 ans d'expérience .

Docteur Mario,

1. Quelles conditions peuvent augmenter le risque de saignement pendant l'accouchement?

Les grossesses multiples (jumeaux ou triplés) et les problèmes de placenta peuvent augmenter les risques. Quoi qu'il en soit, il s'agit d'une maladie très rare qui se produit une fois tous les 10 000 naissances et les soins médicaux appropriés réduisent davantage les risques de saignement dans ces cas.

2. Quels sont les symptômes du syndrome de Sheehan?

L'incapacité à allaiter, la fatigue, l'absence de menstruations, la perte des poils pubiens et axillaires, l'hypoglycémie, le manque d' appétit, l'intolérance au froid, la réduction des seins et une hypotension artérielle.

Certaines femmes peuvent également souffrir d'une diminution de la fonction mentale, d'une prise de poids et d'une difficulté à rester vigilante en raison d'une activité thyroïdienne médiocre. Plusieurs fois, ces symptômes se manifestent après l'accouchement, et des mois et même des années peuvent s'écouler.

3. Comment cette condition est-elle détectée?

Comme ses symptômes coïncident avec ceux d'autres maladies, il peut être difficile à diagnostiquer. Pour cela, il est nécessaire de réaliser certaines études, qui peuvent inclure une tomodensitométrie du cerveau, une IRM de l'hypophyse et des tests sanguins pour contrôler les niveaux de différentes hormones dans le corps.

4. Quel est votre traitement?

Pour remplacer les hormones qui ne sont pas produites par l'hypophyse correctement, le patient aura besoin d'un traitement hormonal. Dans le cas des œstrogènes et de la progestérone , ils doivent être appliqués au moins jusqu'à l'âge normal de la ménopause. D'autre part, les hormones thyroïdiennes et surrénaliennes devront être prises à vie.

En cas de maladie grave ou de stress, de grossesse ou de changement de poids important, la posologie du médicament doit être ajustée.

5. Que pouvez-vous attendre de cette thérapie?

Habituellement, lorsqu'un diagnostic précoce est posé, les résultats sont très positifs. Le recrutement et des contrôles périodiques pour ajuster les doses peuvent mener une vie normale.

6. Quelles autres complications le syndrome de Sheehan peut-il engendrer?

Certaines femmes peuvent vivre des années sans se rendre compte que l'hypophyse ne fonctionne pas correctement. Ensuite, un facteur de stress physique extrême peut déclencher une crise surrénalienne mettant votre vie en danger. Cela peut survenir à la suite d'une infection grave ou d'une intervention chirurgicale.

D'autre part, cette maladie peut également entraîner une hypotension artérielle et un amincissement non intentionnel. Il est donc important de connaître ses signes.

Chapitre 111 . Syndrome de la chaise turque vide

Le syndrome de la chaise turque vide est une condition dans laquelle la glande pituitaire rétrécit ou devient aplatie. Cette glande est essentielle pour le corps, car elle contrôle l'activité des autres et coordonne certaines fonctions du corps, telles que la croissance et l'activité sexuelle.

De plus, les hormones produites sont essentielles au maintien de la santé, du développement et de la régulation du métabolisme. La glande pituitaire est située à la base du crâne, dans une dépression de l'os sphénoïde qui, vu de profil, ressemble à une selle de chevaux utilisée par les Turcs. C'est pourquoi on l'appelle une chaise turque.

Lorsque la glande se rétrécit ou s'aplatit, elle ne peut pas être vue en IRM. Cela fait apparaître que la chaise est vide.

Pour en savoir plus sur cette maladie, nous avons consulté le Dr Mario Vega Carbó, spécialiste en endocrinologie , responsable du bureau Vega & Vado.

Docteur Mario,

1. Qu'est-ce qui cause le rétrécissement de l'hypophyse?

Généralement, lorsque la chaise turque semble vide, elle est en réalité remplie de liquide céphalo-rachidien, qui entoure le cerveau et la moelle épinière. Lorsqu'il pénètre dans cette zone, il exerce une pression sur l'hypophyse et provoque son rétrécissement ou son aplatissement.

D'autre part, les lésions des glandes peuvent également être dues à une tumeur, à un traumatisme, à une radiothérapie ou à une chirurgie.

2. Quels troubles sont responsables du syndrome de la chaise turque vide?

La glande pituitaire est responsable du contrôle des glandes surrénales, de la thyroïde, des ovaires et des testicules. Ainsi, tout dommage que vous subissez peut causer des problèmes à ces organes et à des niveaux hormonaux anormaux dans le corps. Cependant, dans de nombreux cas où la chaise turque a l'air vide, elle peut fonctionner normalement.

3. Quels sont les principaux symptômes de ce syndrome?

Lorsque l'hypophyse ne fonctionne pas correctement, les patients peuvent présenter des maux de tête, des menstruations irrégulières ou absentes, une impuissance, une baisse de la libido, une hypertension artérielle, des bourdonnements d'oreille, des troubles de la vision, de l'anxiété, de la fatigue et de la carie.

4. Comment cette condition est-elle détectée?

Habituellement, le syndrome de la chaise turque vide est découvert lors d'une IRM ou d'un scanner de la tête et du cerveau. Pour confirmer le diagnostic, des tests sont généralement effectués pour contrôler les niveaux de différentes hormones dans le corps.

5. Qui est le plus susceptible de l'avoir?

Habituellement, les patients atteints de ce syndrome ont entre 40 et 50 ans, bien que cela puisse également se produire dans l'enfance. Il y a une prédominance des femmes, avec une incidence élevée d'obésité.

6. Quel est le traitement?

Le traitement dépendra du fait que l'hypophyse présente des dommages ou non. Si cela fonctionne normalement, aucun traitement n'est nécessaire. Si, au contraire , ce syndrome entraîne un déficit hormonal dans le corps, il faudra prendre des médicaments qui les remplaceront. Cela peut inclure les corticostéroïdes (cortisol), la lévothyroxine, l'hormone de croissance, les hormones sexuelles, l'hormone thyroïdienne et la desmopressine, entre autres médicaments.

Si l'insuffisance hypophysaire est causée par une tumeur, il peut être nécessaire de la traiter par radiothérapie ou de la retirer chirurgicalement.

7. Quels autres troubles peuvent causer cette maladie?

Le syndrome de la chaise turque vide peut entraîner une concentration plus élevée de prolactine dans le corps, l'hormone qui stimule le développement et la production de lait maternel.

Les médicaments qui inhibent sa préparation, tels que la bromocriptine, sont généralement efficaces pour résoudre ce problème. D'autre part, on pense que cette affection pourrait être l'une des causes de l'hypopituitarisme.

Chapitre 112 . Galactorrhée et sécrétion mammaire anormale

La galactorrhée est la sécrétion de lait à travers les mamelons qui n'est pas liée à l'allaitement. Elle affecte généralement les femmes, bien que dans certains cas, elle puisse survenir chez les hommes et même chez les bébés.

Ce trouble n'est pas en soi une maladie, mais il peut être le symptôme d'une pathologie non diagnostiquée. Les seins peuvent s'égoutter seuls ou lorsqu'ils sont touchés. La sécrétion est généralement blanche et, moins fréquemment, jaune, verte ou brune.

Pour en savoir plus sur ce sujet, nous interrogeons Mario Vega Carbó, endocrinologue ayant plus de 20 ans d'expérience.

Docteur Mario,

1. Qu'est-ce qui cause la galactorrhée?

Il y a beaucoup de causes possibles. Cela est généralement dû à un excès de prolactine dans le corps, l'hormone responsable de la production de lait à la naissance. Il peut également résulter d'une stimulation mammaire excessive, de problèmes d'hypophyse ou de thyroïde, de maladies rénales ou auto-immunes, d'une tumeur, de stress, d'une inflammation ou de la tenue d'un vêtement irritant les seins.

D'autre part, la consommation de certains médicaments, tels que les pilules contraceptives, les antidépresseurs ou les sédatifs, ou les drogues illicites, telles que la marijuana, la cocaïne et les opiacés, peuvent en générer. Dans certains cas, son origine n'est pas tout à fait claire.

2. Comment cela se produit-il chez les hommes et les bébés?

Chez les hommes, il est généralement lié à un manque de testostérone et s'accompagne généralement d'un élargissement des seins, un trouble connu sous le nom de gynécomastie.

Chez les bébés, l'élargissement du tissu mammaire peut survenir lorsque des taux élevés d'œstrogènes maternels traversent le placenta et atteignent votre sang. Dans ce cas, la sécession est généralement temporaire et se résout d'elle-même.

3. Quels sont les symptômes de la galactorrhée?

Outre les pertes persistantes au niveau du mamelon, les autres signes associés à ce trouble sont l'absence ou des irrégularités au cours de la période menstruelle, des maux de tête, des problèmes de vision, une diminution du désir sexuel, de l'acné et une pilosité accrue. Chez les hommes, il peut y avoir un dysfonctionnement érectile.

4. Comment cette maladie est-elle diagnostiquée?

Compte tenu de leurs symptômes, les antécédents du patient sont généralement analysés et un examen physique est effectué. Également un test sanguin pour contrôler les niveaux d'hormones et d'autres tests pour exclure une grossesse.

Si une tumeur ou un problème hypophysaire est suspecté, une IRM du cerveau, une mammographie et une biopsie du sein peuvent être nécessaires.

5. Quel est votre traitement?

Le traitement dépendra de la cause de la galactorrhée. Si elle est due à une production excessive de prolactine, elle peut être contrôlée avec des médicaments , il en va de même dans le cas de l' hypothyroïdie. En cas de tumeurs bénignes, elles peuvent être enlevées chirurgicalement ou traitées avec des médicaments.

Si cela est dû à la consommation d'un certain remède, le médecin peut le remplacer par un autre. D'autre part, certaines crèmes peuvent traiter les modifications de la peau autour du mamelon. Plusieurs fois, la galactorrhée disparaît d'elle-même avec le temps, sans nécessiter de traitement.

6. Quelles complications ce trouble peut-il apporter?

Si la sécrétion comprend du sang ou est transparente et est liée à un nodule, cela peut être un symptôme du cancer du sein et nécessite donc un contrôle urgent. Cela peut également être dû à une tumeur hypophysaire ou à la maladie du sein de Paget, un type de cancer rare qui affecte la peau du mamelon.

7. Quels autres aspects faut-il prendre en compte?

Les personnes atteintes de galactorrhée devraient éviter de stimuler leurs seins pendant les rapports sexuels et porter des vêtements serrés qui frottent ou irritent la peau.

Chapitre 113 . Hyperprolactinémie et tumeurs de l'hypophyse

L'hyperprolactinémie est un trouble dans lequel le taux de prolactine dans le sang est supérieur à la normale. Cette hormone est sécrétée par l'hypophyse et est responsable de la stimulation de la production de lait maternel après l'accouchement. Cette condition peut entraîner une diminution de l'œstrogène chez la femme et de la testostérone chez l'homme, altérer la vision, générer de la galactorrhée et de l'infertilité.

La cause la plus fréquente d'hyperprolactinémie est la présence d'une tumeur dans l'hypophyse, généralement bénigne, appelée prolactinome.

Pour en savoir plus sur ce sujet, nous interrogeons Mario Vega Carbó, endocrinologue ayant plus de 20 ans d'expérience.

Docteur Mario,

1. Qu'est-ce qui cause l'hyperprolactinémie?

Habituellement, ce trouble est provoqué par une tumeur de l'hypophyse qui produit un taux élevé de prolactine. D'autres causes possibles sont la consommation de certains médicaments contre l'hypertension, la dépression, les brûlures d'estomac, les troubles mentaux graves et la douleur, ou certains problèmes de la thyroïde, de l'hypophyse, du foie ou des reins.

2. Quels sont vos principaux symptômes?

L'hyperprolactinémie peut entraîner, entre autres signes, une infertilité et une perte de libido et de masse osseuse. Chez les femmes, la sécheresse vaginale, les problèmes menstruels, l'acné, l'hirsutisme et la production de lait maternel sans raison sont également fréquents . Chez les hommes, il peut exister une dysfonction érectile, des seins hypertrophiés et une pilosité réduite.

En revanche, en cas de prolactinome, les grosses tumeurs peuvent causer des maux de tête et des problèmes de vision.

3. Comment l'hyperprolactinémie est-elle détectée?

Un test sanguin est généralement effectué pour mesurer les niveaux de prolactine dans le sang. En cas d'augmentation, l'hypothyroïdie et la grossesse seront exclues et les médicaments pris par la patiente seront analysés.

D'autre part, si une tumeur est suspectée, une IRM du cerveau et de l'hypophyse sera réalisée. Si le prolactinome est confirmé, des tests de vision peuvent être nécessaires pour déterminer s'il a été affecté.

4. Qui a plus de risques de le souffrir?

L'hyperprolactinémie dérivée d'une tumeur est plus fréquente chez les femmes de 20 à 35 ans, bien qu'elle puisse se manifester chez toute personne de tout âge.

5. Quel est le traitement de l'hyperprolactinémie?

Le traitement dépend de la cause et de ses symptômes. Dans certains cas, en l'absence de signes, le traitement peut ne pas être nécessaire.

Si la maladie est causée par un prolactinome, certains médicaments tels que la bromocriptine et la cabergoline diminuent la production de cette hormone et aident à réduire la taille de la tumeur. Cependant, ces médicaments peuvent provoquer des nausées, des vomissements, une congestion nasale, des maux de tête et une somnolence, parmi d'autres effets indésirables.

Si la tumeur doit être retirée, une intervention chirurgicale peut être réalisée ou traitée par irradiation. Si ce trouble est une conséquence de la consommation d'un certain médicament, la dose doit être ajustée ou remplacée par un autre. Si la cause est une hypothyroïdie, elle est traitée avec de la lévothyroxine.

6. Qu'est-ce que la galactorrhée et quelle est sa relation avec l'hyperprolactinémie?

La galactorrhée est la sécrétion de lait à travers les mamelons qui n'est pas liée à l'allaitement. Cela est généralement dû à un excès de prolactine dans le corps, qui peut être contrôlé avec des médicaments.

Chapitre 114 . Tumeurs hypophysaires

La tumeur hypophysaire est une croissance anormale de l'hypophyse, généralement non cancéreuse (bénigne). Cette glande est située à la base du crâne et est responsable du contrôle de l'activité d'autres organes et de la régulation de certaines fonctions du corps, telles que la croissance, le métabolisme, la pression artérielle et l'activité sexuelle.

La corticotropine, l'hormone de croissance, la prolactine, l'hormone stimulante de la thyroïde, l'hormone lutéinisante et l'hormone stimulante du follicule font partie des substances sécrétées.

Les tumeurs hypophysaires peuvent entraîner une augmentation ou une diminution significative du nombre d'hormones, générant différentes complications dans le corps. En outre, ils peuvent se développer et exercer une pression sur d'autres structures.

Pour en savoir plus sur ce sujet, nous avons interrogé le médecin cubain Mario Vega Carbó, spécialiste en endocrinologie possédant plus de 20 ans d'expérience clinique .

Docteur Mario,

1. Comment se forment les tumeurs hypophysaires?

Pour le moment, la cause de la croissance cellulaire incontrôlée dans la glande à l'origine de cette maladie est inconnue, bien que l'on soupçonne qu'il s'agisse d'altérations génétiques . Dans quelques cas, les tumeurs hypophysaires font partie d'un trouble héréditaire appelé néoplasie endocrinienne multiple.

2. Quels sont vos principaux symptômes?

Parfois, ces tumeurs sont très petites, ne produisent aucun signe et ne sont jamais détectées pendant la vie de la personne. Dans d'autres cas, les symptômes dépendent de l'excès ou du manque hormonal qu'ils génèrent ou de la pression qu'ils exercent sur d'autres structures. Dans ce dernier cas, ils peuvent causer des problèmes de vision, des maux de tête, un manque d'énergie, des nausées et des vomissements, ainsi qu'une perte de l'odorat.

S'ils produisent un déficit hormonal, ils peuvent générer une faiblesse, une sensation de froid, une absence ou une réduction de la menstruation, un dysfonctionnement sexuel, une augmentation de l'urine, des nausées et des vomissements, ainsi qu'une perte ou un gain de poids involontaires.

Pendant ce temps, la production exagérée d'hormones peut conduire au syndrome de Cushing - excès de cortisol - dont les principaux signes sont l' obésité au milieu et le haut du corps, le visage arrondi et rouge, les bras et les jambes minces, des traînées violettes, peau fine et fragile, récupération lente des coupures et ecchymoses faciles.

Il peut également causer l'acromégalie ou le gigantisme - excès d'hormone de croissance - et présenter une hauteur excessive; grandes mains, pieds, mâchoire, front, nez et langue; altération des traits du visage; hypersudoration avec une forte odeur sur le corps; du sang dans les selles; faiblesse musculaire; difficultés visuelles et métaboliques; maux de tête et douleurs articulaires; Voix grave et apnée du sommeil.

Dans de très rares cas, il peut causer une hyperthyroïdie - un excès d' hormone stimulant la thyroïde - dont les symptômes les plus courants sont l'anxiété, la nervosité, la fatigue, des difficultés de concentration, la diarrhée, des cheveux fins et fragiles, des mains tremblantes, une intolérance à la chaleur, d'appétit, transpiration, irrégularités menstruelles, palpitations, troubles du sommeil et perte de poids.

Enfin, un excès de prolactine peut provoquer des menstruations irrégulières ou absentes et une galactorrhée chez la femme, ainsi qu'une dysfonction érectile, une perte de désir sexuel et une croissance mammaire chez l'homme.

3. Comment les tumeurs hypophysaires sont-elles détectées?

Un examen physique et des analyses de sang et d'urine sont généralement effectués pour mesurer les niveaux d'hormones; tomodensitométrie ou imagerie par résonance magnétique du cerveau pour déterminer l'emplacement et la taille de la tumeur; et analyse de la vision pour voir si cela a été affecté.

4. Quel est votre traitement?

Le traitement dépendra des symptômes de la tumeur, de sa taille, de sa croissance dans le cerveau et des troubles qu'elle génère. L'âge et l'état de santé du patient seront également évalués.

Dans certains cas, une intervention chirurgicale sera nécessaire pour le retirer, surtout si vous exercez une pression sur les nerfs optiques. La radiothérapie ou certains médicaments peuvent également être utilisés pour réduire leur taille. Dans d'autres cas, s'il n'y a pas de signe, la tumeur sera gardée sous observation par des contrôles périodiques pour voir son évolution.

En ce qui concerne les modifications de la production hormonale, les taux seront normalisés grâce à l'utilisation de médicaments.

5. Quelles autres complications ces tumeurs peuvent-elles apporter?

Les tumeurs hypophysaires ne se développent généralement pas et ne se propagent pas largement. Le problème le plus grave qu'ils peuvent causer est la cécité si le nerf optique est sérieusement endommagé.

D'autre part, la tumeur ou son excision peut causer des déséquilibres hormonaux à vie, et le patient doit prendre ses médicaments en permanence. En outre, des dommages à l'hypophyse peuvent provoquer un diabète insipide, qui provoque une miction excessive et une soif excessive, le besoin de boire une grande quantité de liquide, une incontinence urinaire et une confusion due à la déshydratation et à une teneur en sodium supérieure à la normale.

T LSO , ils peuvent causer un accident vasculaire cérébral pituitaire Une maladie rare causée par un saignement ou un infarctus de la glande dans le contexte d'une tumeur. Cette affection se caractérise par des maux de tête soudains et intenses, une irritation méningée, des nausées, des vomissements, des troubles de la vision pouvant conduire à la cécité et, parfois, à une diminution du niveau de conscience, voire du coma.

Chapitre 115 . Acromégalie

L'acromégalie est une affection rare qui se produit lorsque l'hypophyse produit un excès d'hormone de croissance à l'âge adulte. Cela est généralement dû à une tumeur non cancéreuse de la glande, qui doit être traitée par radiothérapie ou retirée chirurgicalement.

Lorsque cela se produit dans l'enfance, cela peut provoquer un gigantisme, où les os et le corps grandissent trop et rendent le garçon extrêmement grand pour son âge. À l'âge adulte, l'acromégalie génère des mains, des pieds et un visage plus grands que la normale. Elle touche en moyenne entre 5 et 10 personnes sur 100 000, sans présenter de différences entre hommes et femmes.

Pour en savoir plus sur cette maladie, nous avons consulté le Dr Mario Vega Carbó, spécialiste en endocrinologie, responsable du bureau Vega & Vado.

Docteur Mario,

1. Quels sont les principaux symptômes de l'acromégalie?

Parmi les autres signes, les personnes souffrant de ce trouble peuvent présenter une hypersudation avec une odeur forte dans le corps, du sang dans les selles, une faiblesse musculaire, de la fatigue, des difficultés visuelles et métaboliques, des maux de tête et des douleurs articulaires, une voix grave et l'apnée du sommeil.

D'un point de vue physique, une hauteur excessive est commune; grandes mains, pieds, mâchoire, front, nez et langue; altération des traits du visage; dents largement espacées; les verrues grosses lèvres; Rides marquées et doigts gonflés.

Beaucoup de gens commencent à remarquer que les bagues cessent d'entrer dans leurs doigts et que leur nombre de chaussures augmente progressivement. L os Les hommes peuvent avoir la dysfonction érectile et les irrégularités dans les femmes du cycle menstruel.

2. Qui est le plus susceptible de souffrir de cette maladie?

L'acromégalie affecte généralement les adultes d'âge moyen. Cependant, cela peut se manifester à tout âge. Comme il ne s'agit pas d'une maladie courante, étant donné que les changements physiques se produisent progressivement, il faut parfois du temps pour le détecter.

Il est diagnostiqué entre 5 et 15 ans après l'apparition de ses symptômes, entre 40 et 50 ans en moyenne.

3. Comment cette maladie est-elle confirmée?

Pour corroborer l'acromégalie, il est nécessaire d'analyser les antécédents médicaux du patient, de procéder à un examen physique et à des tests de glycémie, de prolactine et de mesure de l'hormone de croissance.

En général , une radiographie de la colonne vertébrale et une IRM du cerveau incluant l'hypophyse sont effectuées, entre autres études.

4. Quel est le traitement de l'acromégalie?

S'il est confirmé que la cause de la maladie est une tumeur de l'hypophyse, elle peut être enlevée chirurgicalement. Cela résout généralement le problème. Lorsque la tumeur est trop grosse pour être complètement retirée, elle peut être traitée avec des radiations et des médicaments.

D'autre part, il existe des remèdes spécifiques qui inhibent ou réduisent l'excès de sécrétion d'hormone de croissance.

5. Quelles autres causes peuvent causer cette maladie?

Chez certaines personnes, l'acromégalie est causée par des tumeurs dans d'autres parties du corps, telles que les poumons, le pancréas ou les glandes surrénales.

6. Quels inconvénients l'Acromégalie peut-elle causer?

En plus des changements d'aspect, les personnes souffrant de cette anomalie peuvent souffrir de polypes du côlon, d'hypertension artérielle, de diabète, d'arthrose, de maladies cardiovasculaires, de compression de la moelle épinière, de problèmes visuels, de dysfonctions sexuelles, de Thyroïde et le coeur.

Chapitre 116 . Craniopharyngiome

Le craniopharyngiome est une tumeur rare non cancéreuse qui se développe à la base du cerveau, près de l'hypophyse et de l'hypothalamus. Bien qu'il puisse survenir à tout âge, il affecte principalement les enfants âgés de 5 à 10 ans et les adultes plus âgés. Son origine n'est pas héréditaire et n'est pas liée à des maladies pendant la grossesse.

Entre autres conséquences, cet état entraîne une augmentation de la pression dans le cerveau, une altération de la production d'hormones de l'hypophyse et une atrophie du nerf optimal. Ses principaux symptômes sont les maux de tête, les nausées, les vomissements, la fatigue, une soif accrue, une miction excessive, des troubles de la vision et une croissance lente. De plus, les patients peuvent avoir des difficultés à dormir, à apprendre et à avoir des problèmes de comportement.

Pour en savoir plus sur cette maladie, nous consultons le Dr Mario Vega Carbó, spécialiste en endocrinologie clinique .

Docteur Mario,

1. Comment le craniopharyngiome est-il détecté?

Habituellement, lorsqu'un patient présente ces signes, une série d'évaluations physiques (vision, audition, équilibre, coordination et réflexes) est effectuée, ainsi que des tests de tumeur. Cela comprend des tests sanguins pour mesurer les niveaux d'hormones, une tomographie par ordinateur ou une IRM du cerveau et une étude du système nerveux.

2. Qu'est-ce qu'une tumeur et quels sont les risques qu'elle implique dans ce cas?

Une tumeur est une accumulation de cellules à croissance anormale. Dans le cas du craniopharyngiome, il s'agit d'une tumeur bénigne, c'est-à-dire qu'elle ne se propage pas à d'autres parties du corps. Cependant, il peut atteindre une taille importante et comprimer diverses zones du cerveau, ce qui pose des problèmes de fonctionnement.

3. Si le diagnostic est confirmé, quel est le traitement appliqué?

Le plus courant consiste à effectuer une intervention chirurgicale pour enlever la tumeur, ce qui dépend de son emplacement et de sa taille. Comme il existe de nombreuses structures délicates et importantes à proximité, il arrive que tout ne soit pas enlevé pour assurer une bonne qualité de vie après le traitement.

Une radiothérapie et une chimiothérapie ou une combinaison des deux peuvent également être appliquées pour le craniopharyngiome. Le médicament le plus couramment utilisé pour traiter les tumeurs cérébrales est le témozolomide, pris sous forme de comprimé.

4. La chirurgie est-elle très risquée?

La chirurgie pour enlever la tumeur cérébrale comporte des risques, tels qu'une infection ou un saignement. Ils dépendent de l'endroit où il se trouve. Par exemple, s'il est proche des nerfs connectés aux yeux, cela pourrait entraîner un risque de perte de vision. Quoi qu'il en soit, aujourd'hui, il est possible de pratiquer une chirurgie cérébrale sans cicatrices et peu invasive.

5. Et dans le cas de la radiothérapie et de la chimiothérapie?

Ses applications peuvent provoquer des effets secondaires, qui dépendent du type et de la dose utilisés. Dans le cas des radiations, les plus courantes sont la fatigue, les maux de tête, la perte de mémoire et l'irritation du cuir chevelu, tandis que la chimiothérapie peut provoquer des nausées, des vomissements et la perte des cheveux.

6. Quel est le pronostic général après l'intervention?

Les résultats dépendent de la possibilité d'éliminer complètement la tumeur et des problèmes que cette affection provoque dans le système nerveux. Les attentes sont généralement favorables, avec une probabilité de guérison de 80 à 90 % . Cependant, dans de nombreux cas, les difficultés hormonales et visuelles ne s'améliorent pas avec le traitement.

7. Comment est la thérapie post-opératoire?

Après la chirurgie, il est essentiel de procéder à des études pour vérifier si la fonction de l'hypophyse ou de l'hypophyse est normale ou altérée. Dans le cas des enfants, il est conseillé de surveiller leur croissance et leur développement, ainsi que l'apparition de la puberté. Si cela ne se produit pas normalement, nous devons évaluer les performances d'un traitement hormonal.

D'autre part, étant donné que ces tumeurs peuvent se produire dans des parties du cerveau qui contrôlent la motricité, la parole, la vue et la pensée, une rééducation peut être nécessaire. Cela peut inclure la thérapie physique, l'orthophonie et un soutien pour faire face aux changements de mémoire, de pensée et d'humeur après la chirurgie.

8. Y a-t-il des chances que la tumeur revienne?

Lorsque la tumeur n'est pas complètement retirée, l'état peut revenir. Dans ces cas, il survient généralement dans les 2 premières années suivant la chirurgie.

Chapitre 117 . Tumeurs pinéales et puberté précoce

Les tumeurs pinéales sont un type de tumeur cérébrale qui se forme dans la glande pinéale, un membre du système nerveux et du système endocrinien. Cet organe produit de la mélatonine, une hormone qui module, entre autres, les modèles d'éveil et de sommeil et l'apparition de la puberté.

En outre, il participe également à la génération d'endorphines, les hormones qui provoquent des états de bonheur et régulent la douleur, ainsi que d'autres qui régissent le cycle menstruel chez la femme. Les tumeurs pinéales, qui ont généralement une croissance lente, peuvent être bénignes (non cancéreuses) ou malignes (cancéreuses). Chez les adolescents, ils peuvent générer une puberté précoce.

Pour en savoir plus sur cette maladie, nous consultons le Dr Mario Vega Carbó, spécialiste en endocrinologie responsable du bureau Vega & Vado.

Docteur Mario,

1. Pourquoi ces tumeurs apparaissent-elles?

Les tumeurs pinéales sont inhabituelles et surviennent plus fréquemment pendant l'enfance. Ils peuvent être dus à la prolifération de pinéalocytes primaires, d'astrocytes ou de cellules germinales.

2. Quels sont vos principaux symptômes?

Certains signes communs sont les troubles de la marche, les vomissements, les maux de tête ou les douleurs aux yeux, une vision brouillée ou double, une déficience auditive et l'insomnie.

3. Comment les tumeurs pinéales sont-elles détectées?

Face à ses symptômes, un scanner ou une IRM de la tête, un électroencéphalogramme permettant de mesurer l'activité électrique du cerveau et une biopsie stéréotaxique sont généralement pratiqués .

Un diagnostic précoce est essentiel pour pouvoir initier un traitement adéquat et éviter le développement d'une hydrocéphalie et d'autres séquelles.

4. Quel est votre traitement?

Le traitement dépendra de l'histologie de la tumeur et de sa taille au moment du diagnostic. La radiothérapie, la chimiothérapie et la chirurgie seront utilisées seules ou en combinaison. Le pronostic est généralement délicat en raison de son emplacement, l'extraction est complexe.

Cependant, l'amélioration des techniques chirurgicales a permis d'obtenir de bons résultats dans de nombreux cas. Un drainage ventriculaire peut être nécessaire pour diminuer l'hydrocéphalie.

5. Quelles autres conditions peuvent causer des tumeurs pinéales?

Cette condition peut causer une puberté précoce, surtout chez les hommes; Diabète insipide et hypogonadisme.

6. Quels autres aspects faut-il prendre en compte pendant la maladie?

Dans le cas d'une tumeur maligne, il est recommandé de rechercher un soutien psychologique et de participer à des groupes thérapeutiques avec des personnes atteintes de la même maladie, afin de traiter l'anxiété, l'angoisse et le stress pouvant en résulter .

Chapitre 118 . Chirurgie Pituitaire

L'hypophyse est une glande située à la base du crâne qui est responsable du contrôle de l'activité d'autres organes et de la régulation de certaines fonctions du corps, telles que le métabolisme de la croissance, la pression artérielle et l'activité sexuelle. Des masses tissulaires anormales peuvent apparaître, généralement non cancéreuses. Cependant, ces tumeurs peuvent provoquer une augmentation ou une diminution hormonale significative, générant différentes complications dans le corps.

En outre, ils peuvent grossir et exercer une pression sur d'autres structures, telles que les nerfs optiques. Dans ces cas, une intervention chirurgicale peut être nécessaire pour les enlever. T peut LSO être nécessaire une intervention chirurgicale pour traiter une apoplexie hypophysaire une maladie rare causée par des saignements ou d'un infarctus de la glande dans le contexte d'une tumeur.

Pour en savoir plus sur ce sujet, nous interrogeons Mario Vega Carbó, spécialiste en endocrinologie responsable du bureau Vega & Vado.

Docteur Mario,

1. Comment se déroule la chirurgie hypophysaire?

Pour ce type de procédure, il existe deux techniques. Le plus couramment utilisé est la chirurgie transsphénoïdale transsphénoïdale endoscopique, dans laquelle la tumeur hypophysaire est enlevée par le nez et les sinus. Lorsque l'intervention ne peut pas être réalisée de cette manière, une craniotomie est effectuée, dans laquelle l'extraction est effectuée à travers la partie supérieure du crâne, au moyen d'une incision dans le cuir chevelu.

2. Comment se prépare la chirurgie?

Avant l'opération, il est important d'informer le médecin de tous les médicaments pris, en cas d'allergie ou de maladie, ou si vous êtes enceinte. En cas de prise de médicaments anticoagulants, tels que l'aspirine et l'ibuprofène, le patient peut être amené à les suspendre temporairement avant l'intervention.

3. Quels sont les avantages de l' approche endoscopique transnasale transsphénoïdale?

Cette procédure offre l'avantage d'être peu invasive et permet de retirer la tumeur sans faire d'incision externe. De cette manière, aucune autre partie du cerveau n'est touchée et ne laisse aucune cicatrice ou suture visible.

Au cours de cette opération, l'endoscope est utilisé comme source de vision grâce à un mince tube muni d'une lumière et d'une caméra. Il permet d'obtenir une vue panoramique de l'intérieur des sinus sphénoïdaux, de la chaise turque et de la cavité tumorale . De plus, cette technique évite la dissection et la reconstruction des structures septale et nasale.

4. Dans quels cas une approche transcrânienne est-elle nécessaire?

La craniotomie est nécessaire pour les tumeurs volumineuses ou difficiles à traiter, telles que celles qui ont envahi le tissu cérébral ou les nerfs voisins, car elles permettent un meilleur accès. Dans ce cas, une incision est faite au front ou sur un côté de la tête et un tube endotrachéal peut être placé pour aider le patient à respirer pendant l'intervention.

Le chirurgien va retirer un morceau du crâne et couper et ouvrir la paroi du cerveau pour atteindre la tumeur. Une fois qu'il est retiré, il peut être nécessaire d'utiliser des plaques métalliques ou des vis pour rattacher la partie de l'os qui a été retirée. Pendant ce temps, la tête coupée sera fermée avec des points de suture ou des agrafes.

5. Quels sont les risques de la chirurgie hypophysaire?

Le succès de cette procédure dépend en grande partie du type de tumeur, de son emplacement, de sa taille et du fait qu'elle ait envahi ou non les tissus voisins. Pendant l' opération, le cerveau, les yeux, les os, les vaisseaux sanguins ou les nerfs peuvent être blessés. En outre, le patient peut saigner plus que prévu, être infecté ou avoir des difficultés à respirer.

D'autre part, leurs niveaux hormonaux peuvent changer et causer de graves complications, un caillot sanguin peut se former ou il y a une perte de liquide autour du cerveau et de la moelle épinière. Les autres risques sont la perte de vision, de goût et d'odorat.

En outre, après l'opération, le patient peut présenter un diabète insipide, une maladie qui provoque une miction excessive et la soif, la nécessité de boire beaucoup de liquide, une incontinence urinaire et une confusion liée à la déshydratation et à un taux de sodium supérieur à la normale.

6. Quels soins le patient devrait-il suivre après la chirurgie?

Au cours des premiers jours, vous pouvez avoir une congestion et des maux de tête et avoir besoin de médicaments pour vous aider à réguler les niveaux hormonaux, qui seront progressivement réduits.

D'autre part, vous pouvez avoir besoin d'un spray nasal de solution saline pour garder les muqueuses nasales humides et faciliter la guérison. Vous devriez éviter d'éternuer, de tousser et de vous moucher le nez pendant au moins deux semaines.

7. Quels symptômes nécessitent une attention après l'opération?

Si le patient a des douleurs à la poitrine, un essoufflement, de la fièvre, des signes d'infection de la plaie, un liquide clair qui coule du nez ou de la gorge, des maux de tête sévères et persistants, des vertiges, une sensibilité à la lumière, une perte ou des problèmes de vision, besoin constant d'uriner ou gonflement des jambes, il sera nécessaire de consulter un médecin d'urgence.

8. Quels autres aspects devraient être pris en compte après la chirurgie?

Dans les cas où il n'est pas possible d'éliminer la totalité de la tumeur au cours de l'intervention, une nouvelle intervention ou une nouvelle radiothérapie peut être nécessaire. Il est possible que les taux de certaines hormones ne reviennent pas à la normale après la chirurgie. Il sera donc nécessaire de prendre des médicaments pour les remplacer.

Chapitre 119 . Coup de pituitaire

L'AVC hypophysaire est une maladie rare causée par un saignement ou un infarctus de cette glande dans le contexte d'une tumeur. La maladie se caractérise par des maux de tête soudains et intenses, une irritation méningée, des nausées, des vomissements, des troubles de la vision pouvant conduire à la cécité et, parfois, à une diminution du niveau de conscience, voire du coma.

 L'infarctus hypophysaire est causé par un saignement dans la glande ou par un blocage du flux sanguin dans celle-ci. Un diagnostic précoce, un traitement hormonal substitutif pour lutter contre l'hypopituitarisme et la chirurgie transsphénoïdale sont à la base du traitement de cette affection.

Pour en savoir plus sur ce sujet, nous interrogeons Mario Vega Carbó, spécialiste en endocrinologie, responsable du bureau Vega & Vado à Managua, au Nicaragua.

Docteur Mario,

1. Qu'est-ce qui cause un AVC hypophysaire?

Les raisons pour lesquelles elle se développe ne sont pas tout à fait claires, bien que l'on soupçonne une nécrose ischémique, en raison d'une croissance tumorale rapide, d'anomalies vasculaires et d'une compression de l'artère hypophysaire supérieure contre le diaphragme sélaire.

Chez la plupart des patients, il n'existe pas de facteur déclenchant connu, bien que l'on pense que la réduction de l'approvisionnement vasculaire, l'augmentation aiguë du flux sanguin, la stimulation hypophysaire, les situations d'anticoagulation et les traumatismes crâniens pourraient influer sur son apparence.

2. Comment cette condition est-elle détectée?

Compte tenu de ses symptômes, il est important de réaliser une IRM ou une tomodensitométrie pour vérifier s'il y a une hémorragie ou un infarctus du cancer et des tests pour contrôler les niveaux de différentes hormones dans le corps.

Du point de vue clinique, ces patients présentent généralement une destruction du tissu hypophysaire entraînant un hypopituitarisme, une extension du saignement avec compression nerveuse, des maux de tête et des signes d'irritation méningée dus à l'écoulement de sang dans l'espace sous-arachnoïdien et à la compression de la joint diaphragme.

3. Quels symptômes d'un mal de tête vous font soupçonner la présence d'une apoplexie hypophysaire?

En plus des troubles visuels, certains signes d'alarme sont des fièvres qui ne peuvent pas être expliquées par d'autres causes, une douleur intense avec apparition soudaine, une aggravation progressive, des vomissements et des nausées, une hypotension artérielle, une perte de conscience , agitation psychomotrice, convulsions épileptiques et troubles du comportement.

4. Quel est le traitement de cette condition?

Le traitement consiste en une chirurgie de décompression transsphénoïdale urgente et un traitement hormonal substitutif avec de fortes doses de corticostéroïdes, d'hormones thyroïdiennes et de gonadotrophines , entre autres médicaments. Si la vision n'est pas affectée, une intervention chirurgicale n'est généralement pas nécessaire.

Par ailleurs, l'administration d'hormone de croissance chez l'adulte est controversée, bien qu'elle soit recommandée chez l'enfant jusqu'à la fin du stade de développement.

5. Quel est le pronostic attendu de ce traitement?

Lorsqu'ils sont diagnostiqués tôt, les patients évoluent favorablement dans la grande majorité des cas et présentent une récupération significative des troubles visuels.

En ce qui concerne les niveaux hormonaux, le traitement doit généralement être poursuivi en effectuant des contrôles périodiques pour ajuster la dose de médicaments.

6. Quelles autres complications l'AVC hypophysaire peut-il entraîner?

Lorsqu'il est présenté sous forme aiguë, il est considéré comme une urgence neuroendocrinologique et nécessite un traitement urgent, car il met la vie en danger. Une carence brusque de corticotrophine et de cortisol peut entraîner de graves risques d'insuffisance surrénalienne.

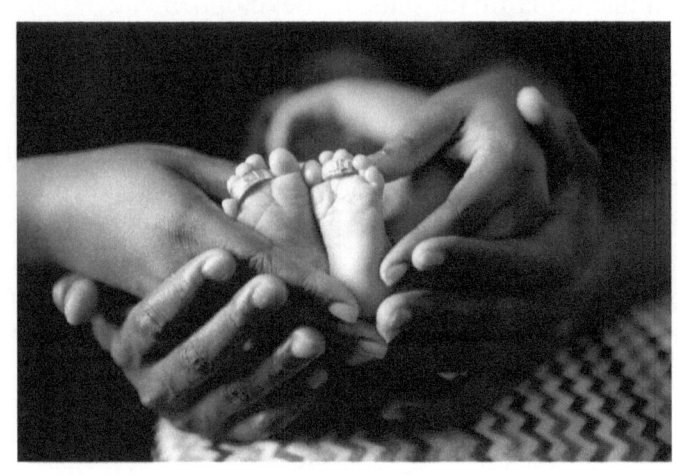

SECTION III REPRODUCTION ET CYCLE DE VIE

La troisième section du livre d'interviews est divisée en 5 grandes parties qui regroupent à leur tour les chapitres relatifs à la reproduction et au cycle de vie de l'individu .

Dans la première partie, le lecteur trouvera des discussions sur les problèmes liés à la glande sexuelle féminine, à l' ovaire , à ses fonctions et aux différentes altérations découlant de son état. Ils répondront aux questions sur les altérations du cycle menstruel, si fréquentes et fréquentes chez les femmes, ainsi que sur le syndrome des ovaires polykystiques et d'autres problèmes d'infertilité.

Nous poursuivons nos recherches sur les glandes sexuelles masculines, les testicules , et cette partie abordera des sujets intéressants, tels que les syndromes génétiques fréquents affectant la fonction sexuelle masculine et la thérapie hormonale androgénique.

Dans les chapitres suivants, nous parlerons d' endocrinologie en pédiatrie , nous saurons que des affections hormonales spécifiques entraînent le développement de maladies au cours de cette première étape de la vie, abordant des problèmes tels que la puberté précoce, les troubles de la croissance, les altérations morphologiques des organes génitaux. en raison d'anomalies hormonales et de diabète juvénile.

La partie suivante traite d' endocrinologie en obstétrique , de la manière dont l'influence des hormones sur le métabolisme maternel est déterminante pour les conditions de développement de la grossesse et de la manière dont des altérations de ces niveaux hormonaux peuvent conduire à des situations telles que le diabète. Gestation, avortement, dysfonctionnement de la thyroïde, entre autres maladies.

En clôturant cette section et le recueil d'entrevues, nous présentons Endocrinology in gériatrics , un ensemble de chapitres destinés à éduquer les personnes âgées et les changements physiologiques et pathologiques liés à cette étape de la vie, en mettant un accent particulier sur les sujets de prévention destinés aux personnes âgées. maintenir la fonctionnalité des personnes âgées, comme une nutrition appropriée, un exercice physique adéquat et la prévention des maladies prévalentes à cet âge, telles que la sarcopénie, l'ostéoporose et les complications des maladies chroniques non transmissibles.

Continuez votre lecture et en apprendre un peu plus sur la reproduction et le cycle de vie .

Partie VIII Ovaire

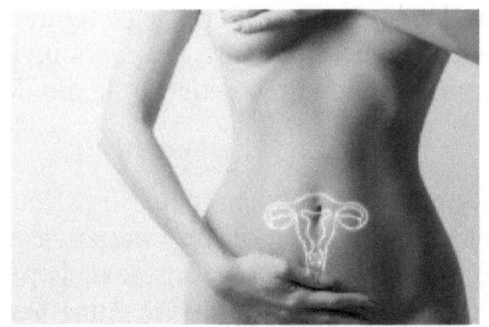

Chapitre 120 . Dysfonction sexuelle féminine

La dysfonction sexuelle est une difficulté qui survient au cours des différentes étapes d'un rapport sexuel, y compris le désir, l'excitation et la relation elle-même. Ces inconvénients peuvent survenir au début de la vie sexuelle d'une personne ou se développer plus tard avec le temps.

Ses causes peuvent être physiques, psychologiques, une combinaison des deux, ou dues à un facteur externe. Dans le cas des femmes, plusieurs problèmes peuvent les empêcher de profiter de leurs relations. Parmi eux figurent le manque de libido, l'incapacité à atteindre l'excitation, l'incapacité à atteindre l'orgasme ou à ressentir de la douleur lors des rencontres.

Le dysfonctionnement sexuel peut être permanent ou temporaire et varie en fonction de l'occasion et du couple. L'absence de plaisir dans les rapports sexuels peut causer de la détresse et affecter la qualité de vie d'une personne et ses relations personnelles.

Pour en savoir plus sur ce sujet, nous avons consulté le Dr Mario Vega Carbó, spécialiste en endocrinologie responsable du bureau Vega & Vado.

Docteur Mario,

1. Quelles sont les principales raisons de la dysfonction sexuelle féminine?

Parmi les causes physiques, cela peut être dû à des maladies telles que le diabète, l'insuffisance cardiaque, les troubles nerveux, les problèmes hormonaux, les lésions de la colonne vertébrale, certains types de cancer, les infections, l'arthrite, les troubles gynécologiques, la fatigue ou l'obésité.

Parmi les problèmes psychologiques, on trouve le stress, l'anxiété, les sautes d'humeur, la dépression, le manque d'estime de soi, des épisodes sexuels traumatiques, des convictions religieuses ou culturelles strictes, la peur de tomber enceinte, l'ennui et le partenaire et d'autres problèmes Affectez votre vie.

D'autre part, la dysfonction sexuelle peut également survenir en raison de l'utilisation de certains médicaments, de la consommation excessive d'alcool et de drogues, après la naissance d'un bébé ou pendant la ménopause.

2. Quels sont vos symptômes?

Selon sa cause, le dysfonctionnement sexuel féminin peut présenter divers signes. Les plus courantes sont: manque de désir, absence de fantasmes, éviter les relations avec le couple, difficultés à s'éveiller, incapacité à atteindre l'orgasme et douleur lors de la stimulation ou du contact vaginal.

3. Quelles sont les principales raisons de la douleur pendant les rapports sexuels?

Les causes sont très variables. Parmi les principales, on peut citer les troubles inflammatoires, les chirurgies gynécologiques, les tumeurs utérines ou les kystes, l'endométriose, les infections des voies urinaires, le manque de lubrification, le vaginisme et les maladies sexuellement transmissibles.

En outre, toute affection dermatologique telle que l'eczéma, les verrues ou le psoriasis à proximité des organes sexuels peut entraîner le retrait de la peau. D'autre part, certains savons, crèmes ou préservatifs en latex peuvent provoquer des allergies et des irritations.

4. Quel est le traitement de la dysfonction sexuelle féminine?

La réponse sexuelle implique une combinaison complexe d'éléments physiques et émotionnels, d'expériences et de façons de penser et de vivre. La modification de l'un d'entre eux peut provoquer un dysfonctionnement. Une approche globale et globale est donc généralement nécessaire pour votre traitement.

Du point de vue médical, le traitement doit viser à résoudre les causes physiques à l'origine de l'affection. S'il s'agit d'un problème hormonal, des œstrogènes ou des androgènes peuvent être appliqués, selon les besoins du patient.

D'un point de vue non médical, il est recommandé de parler ouvertement du problème avec le couple et d'exprimer les goûts et les préférences au moment de l'amour. Dans certains cas, il peut également être nécessaire de consulter un thérapeute spécialisé dans les problèmes et les relations sexuels.

En cas de douleur vaginale ou de sécheresse, l'utilisation de lubrifiants ou d'hydratants est conseillée. Par ailleurs, certains appareils provoquent un afflux sanguin dans la région génitale et augmentent les sensations.

Si le problème est un médicament, il peut être remplacé par un autre. En outre, certains médicaments tels que la flibansérine stimulent l'appétit sexuel, tandis que l'utilisation du viagra peut aider certaines femmes.

5. Quelles autres recommandations peuvent être prises en compte?

Pour avoir une meilleure vie sexuelle, il est conseillé de manger sainement, de faire de l'exercice quotidiennement, de maintenir un poids corporel adéquat, de bien dormir, de ne pas fumer et d'éviter de consommer de l'alcool. Évitez également le stress et les situations conflictuelles et apprenez à améliorer votre estime de soi et à accepter son corps tel qu'il est.

D'autre part, des exercices de relaxation sont également recommandés.

Chapitre 121 . Trouble du désir sexuel hypoactif

Le trouble du désir sexuel hypoactif est connu pour l'absence répétée et constante de fantasmes sexuels ou son intérêt à exécuter un type d'activité de ce type. Le manque d'appétit sexuel est relativement commun. On estime qu'une personne sur cinq perd le désir à un moment de sa vie et chez les femmes, ce chiffre est encore plus élevé.

Cette affection varie selon les patients mais s'accompagne généralement d'anxiété, d'angoisse et de difficultés de relation. Ils sont également plus fréquents en période de stress, de grossesse, de ménopause, de maladie, de début ou de fin de relation.

Pour parler de ce sujet, nous avons interviewé le Dr Mario Vega Carbó, spécialiste en endocrinologie , responsable du bureau Vega & Vado.

Docteur Mario,

1. Quelles sont les principales causes du trouble du désir sexuel hypoactif?

Cette affection peut être causée par de nombreux facteurs, à la fois physiques et émotionnels, ainsi que psychologiques. Parmi eux, nous pouvons souligner les changements hormonaux. Par exemple, pendant la ménopause, le niveau d'œstrogène diminue, ce qui diminue le désir. Pour la même raison, je pourrais être affecté pendant la grossesse ou l'allaitement.

En outre, il peut être causé par certaines maladies, telles que l'arthrite, le cancer, le diabète, l'hypertension artérielle ou des troubles neurologiques.

En ce qui concerne les facteurs psychologiques, l'humeur est essentielle au maintien de la libido. L'anxiété, la dépression, le stress, une faible estime de soi, des problèmes de partenaire et des expériences sexuelles négatives, tels que des cas de maltraitance ou de maltraitance, peuvent sérieusement affecter le désir.

D'autre part, ce trouble peut également être une conséquence de l'utilisation de certains médicaments, tels que les antidépresseurs, la consommation excessive d'alcool et de drogues ou le tabagisme.

2. Comment cette maladie est-elle diagnostiquée?

Face à ses symptômes, le médecin cherchera à trouver la cause qui provoque la diminution de la libido. Pour cela, les antécédents médicaux et sexuels du patient seront analysés.

Pour éliminer les facteurs physiques, un examen pelvien et des analyses de sang peuvent être nécessaires pour vérifier les niveaux d'hormones. D'autre part, un sexologue peut évaluer des facteurs émotionnels et psychologiques.

3. Quel est votre traitement?

Le traitement dépendra de la cause. Dans certains cas, un traitement hormonal avec application de testostérone ou d'œstrogènes peut être nécessaire pour augmenter le désir et améliorer la sécheresse vaginale. Certains médicaments, tels que la flibansérine, peuvent également aider à augmenter la libido.

D'autre part, le conseil psychologique ou la thérapie de couple peuvent être utilisés pour tenter de résoudre des problèmes émotionnels ou relationnels.

4. Quels autres aspects peuvent être pris en compte pour traiter ce trouble?

Des changements de mode de vie sains, tels que faire de l'exercice régulièrement et bien manger peuvent aider à stimuler le désir sexuel. Les mêmes réduisent le stress.

De même, il est important d'éviter l'alcool, les cigarettes et les drogues, qui peuvent entraîner une diminution de la libido. Il est recommandé d'améliorer la communication avec le couple et de parler ouvertement de problèmes intimes. Il est également essentiel de donner du temps pour des rencontres sexuelles et d'ajouter de nouvelles expériences qui augmentent le désir, telles qu'essayer différents endroits, ajouter des jouets sexuels ou des fantasmes différents pour allumer la flamme.

Chapitre 122 . Thérapie de féminisation d'hormone

Le trouble de l'identité de genre (ITG) d'un homme à une femme survient lorsqu'une personne née avec des organes génitaux masculins s'identifie aux caractéristiques du sexe féminin, ressentant le désir et le besoin de vivre et de se comporter comme tels. Cela provoque généralement un désaccord important et l'affliction, en plus de l'anxiété et de la dépression, d'être à l'intérieur d'un corps avec lequel ils ne se sentent pas à l'aise.

Les gens peuvent éprouver une forte aversion pour leurs organes génitaux et vouloir avoir les caractéristiques physiques et sexuelles de l'autre sexe . Le TIG peut survenir chez les enfants et les adultes.

Pour savoir comment sur ce sujet, nous interrogeons le Dr Mario Vega Carbó, endocrinologue ayant plus de 20 ans d'expérience.

Docteur Mario,

1. Qu'est-ce que l'hormonisation par féminisation?

Il s'agit d'un traitement utilisé pour induire des modifications physiques du corps causées par des hormones féminines pendant la puberté, afin de promouvoir la concordance entre l'identité de genre et l'apparence.

2. Quels sont les effets de cette thérapie sur le patient?

Ce traitement peut réduire la gravité de la dysphorie de genre, de la détresse psychologique et affective et améliorer le fonctionnement social, la satisfaction sexuelle et la qualité de vie

3. Comment se passe le traitement de l'hormonisation féminine?

Dans le cas de personnes ayant un sexe biologique masculin qui se sentent féminines, elles recevront des médicaments pour inhiber l'action de l'hormone testostérone. On leur administre également des hormones féminines (œstrogènes) qui entraînent une diminution de la libido et de la croissance des poils du visage et du corps, une augmentation du tissu mammaire, une répartition appropriée de la graisse et un léger changement du ton de la voix.

4. À quel âge est-il conseillé de commencer un traitement hormonal chez ces patients?

Les enfants qui ne se sentent pas identifiés avec leur propre sexe devraient être évalués et traités par un spécialiste de la santé mentale. Si cette condition est maintenue dans le temps et que l'expert estime qu'elle ne sera pas modifiée, un traitement hormonal peut être instauré après 16 ans.

Si le traitement est instauré avant les premiers changements de la puberté, il est possible d'éviter les caractéristiques sexuelles mâles secondaires, telles qu'une pilosité accrue et une modification du ton de la voix. Cependant, il est important d'analyser chaque cas d'une manière particulière. L'hormonothérapie n'est généralement pas utilisée chez les enfants.

5. Quels sont les risques de l'hormonisation féminisée?

Certaines des complications de ce traitement sont les suivantes: thrombose veineuse profonde, embolie pulmonaire, triglycérides élevés, calculs biliaires, prise de poids, analyse de la fonction hépatique élevée, diminution de la libido, dysfonction érectile, taux élevé de potassium, hypertension, diabète et maladies cardiovasculaires .

D'autre part, le risque de stérilité permanente augmente avec l'utilisation prolongée d'hormones, en particulier lorsque le traitement est commencé avant la puberté.

6. Avec ce traitement hormonal, est-il possible de réaliser une modification complète du corps?

Bien que de nombreux changements soient réalisés qui permettent de ressembler au genre souhaité, certaines caractéristiques physiques ne peuvent pas être modifiées et nécessitent des interventions chirurgicales pour achever la transition. En cas de passage d'un homme à une femme, les organes génitaux externes sont enlevés et un vagin artificiel est créé, et la taille de la poitrine est augmentée par la chirurgie.

Il est important de préciser que l'autonomie et la liberté du patient de gérer son propre corps sont respectées à tout moment et que c'est lui qui décide du stade médical ou chirurgical qu'il souhaite atteindre.

7. Quel est le degré de satisfaction du patient avec ces traitements?

Généralement, lorsqu'ils sont effectués avec un soutien psychologique adéquat, ces traitements donnent de très bons résultats, avec des taux de satisfaction supérieurs à 90%.

Au contraire, les taux de regret sont inférieurs à 3% et sont dans la plupart des cas dus à la perte de soutien familial et social, à l'instabilité personnelle ou à la survenue d'événements traumatiques.

Chapitre 123 . Syndrome prémenstruel

Le syndrome prémenstruel est l'ensemble des symptômes qui surviennent chez les femmes avant la menstruation . Ils commencent généralement au cours de la seconde moitié du cycle menstruel et disparaissent un ou deux jours après le début des règles.

Ses principaux signes sont la dépression, les sautes d'humeur, l'anxiété, la sensibilité des seins, les fringales, la fatigue, les difficultés de concentration et l'irritabilité. Ces symptômes peuvent être à peine perceptibles ou très intenses. On estime que 3 femmes sur 4 souffrent d'une forme de syndrome prémenstruel.

Pour en savoir plus sur ce sujet, nous avons interviewé le médecin cubain Mario Vega Carbó, spécialiste en endocrinologie et médecine générale.

Docteur Mario,

1. Quelles sont les causes de cette maladie?

Les raisons exactes ne sont pas connues, mais on pense qu'elles sont liées aux changements cycliques des niveaux hormonaux et chimiques dans le cerveau. Il est également lié à des facteurs sociaux, culturels, biologiques et psychologiques.

2. Qui est plus susceptible de l'avoir?

La plupart des femmes présentent des symptômes liés au syndrome prémenstruel au cours de leur vie fertile. Celles-ci sont plus fréquentes chez les 20 à 40 ans, chez ceux qui ont eu au moins un enfant et chez ceux qui ont des antécédents familiaux ou personnels de dépression.

3. Quels sont vos principaux symptômes?

Les plus fréquentes sont les suivantes: inflammation abdominale, sensibilité des seins, constipation ou diarrhée, fringales, maux de tête, faible tolérance au bruit et à la lumière, fatigue, sentiment de tristesse, nervosité, anxiété, dépression, irritabilité, perte de la libido. , pleurs, faible estime de soi, acné, insomnie et difficulté à se concentrer. Ces signes s'aggravent vers l'âge de 40 ans, à l'approche de la ménopause.

D'autre part, certains symptômes du syndrome prémenstruel sont similaires à d'autres troubles de l'humeur et de la thyroïde. Ils doivent donc être évalués en détail afin de ne pas les confondre.

4. Quand faut-il consulter le médecin?

Si la douleur physique et le stress émotionnel sont très intenses et affectent la vie quotidienne normale de la personne, il peut être utile de consulter un spécialiste.

5. Quel est le traitement du syndrome prémenstruel?

Mener souvent un mode de vie sain vous permet d'améliorer les symptômes de cette maladie. Face aux maux de tête et aux maux de dos, aux coliques et aux seins , ces symptômes peuvent être traités avec différents médicaments tels que l'acide acétylsalicylique, l'ibuprofène et d'autres anti-inflammatoires non stéroïdiens. Les contraceptifs hormonaux peuvent également être utilisés.

Les diurétiques, quant à eux, aident à prévenir la rétention d'eau qui provoque une inflammation, un gonflement et un gain de poids. Dans les cas graves, des antidépresseurs, tels que des inhibiteurs sélectifs de la recapture de la sérotonine et des anxiolytiques, peuvent être prescrits. L'efficacité de ces médicaments varie d'une femme à l'autre.

Enfin, vous pouvez également essayer des médecines alternatives, telles que la consommation de certaines herbes et la pratique de l'acupuncture.

6. Quels changements peuvent être apportés au mode de vie pour améliorer les symptômes du syndrome prémenstruel?

Il est conseillé de faire régulièrement des exercices d'aérobic, de maintenir un poids corporel adéquat, de boire beaucoup de liquide, de bien dormir, de ne pas fumer et d'éviter de consommer de l'alcool et des drogues. Aussi manger sainement, avec des repas fréquents et petits. Il est recommandé d'ajouter des grains entiers, des légumes et des fruits à l'alimentation et de limiter la consommation de sel, de caféine et de sucre.

Si nécessaire, des compléments nutritionnels contenant de la vitamine B6, du calcium et du magnésium peuvent être prescrits. Il est important de contrôler le stress en pratiquant des techniques de relaxation telles que le yoga ou la méditation.

Chapitre 124 . Endométriose et douleur intense pendant la menstruation

L'endométriose est une affection assez courante dans laquelle le tissu qui tapisse l'intérieur de l'utérus, appelé endomètre, se développe à l'extérieur et apparaît également dans les ovaires, les trompes de Fallope, les intestins et la vessie.

Cette maladie peut causer des règles très douloureuses, des saignements abondants et des problèmes de fertilité. Bien qu'il n'y ait pas de remède, il existe des traitements pour soulager ses symptômes.

Toute femme peut en souffrir, bien que cela se produise plus fréquemment entre 30 et 50 ans. De plus, les personnes qui n'ont jamais eu d'enfants et celles qui ont des menstruations intenses qui durent plus de 7 jours ou des cycles courts de moins de 27 jours courent un plus grand risque.

D'autre part, il y a aussi une plus grande propension lorsqu'un membre de la famille en était déjà porteur et s'il existe un problème empêchant le passage normal du flux menstruel hors du corps.

Pour en savoir plus sur l'endométriose, nous consultons le Dr Mario Vega Carbó, spécialiste en endocrinologie clinique .

Docteur Mario,

1. Quels sont les principaux symptômes de cette maladie?

Le signe le plus courant de l'endométriose est une douleur intense avant et pendant les règles. Il peut également y avoir un inconfort continu dans le bas de l'abdomen ou dans le dos et pendant les rapports sexuels. Les autres symptômes habituels comprennent des saignements entre les règles, des règles abondantes, la stérilité, des problèmes gastro-intestinaux ou digestifs, la fatigue, le manque d'énergie et la gêne ressentie au moment du transit intestinal ou de la miction .

Selon les cas, la douleur provoquée par cette affection peut être légère ou si aiguë que la personne ne peut pas sortir du lit.

2. Quelle est la cause de cette maladie?

Pour le moment, les causes exactes qui en sont la cause ne sont pas connues, mais on pense que son origine est le flux menstruel rétrograde. Cependant, il est connu que les personnes qui font de l'exercice régulièrement et ont une faible masse grasse sont moins susceptibles d'en souffrir.

Même chose si elles ont déjà accouché et si leurs cycles menstruels ont commencé tard dans l'adolescence.

3. Comment diagnostique-t-on l'endométriose?

Pour le détecter, il est nécessaire d'effectuer une intervention chirurgicale mineure appelée laparoscopie. Pour cela, une petite coupure est faite dans l'abdomen et un mince tube avec une caméra et de la lumière est introduit pour rechercher les tissus qui se développent en dehors de l'utérus. Parfois, un petit échantillon est prélevé pour des études.

Avant de procéder à cette opération, le professionnel examinera éventuellement les symptômes et les antécédents médicaux du patient et réalisera un examen pelvien, une IRM et une échographie transvaginale ou abdominale.

4. Comment cette condition affecte-t-elle la fertilité?

Lorsque la femme a ses règles, l'endomètre tapissant l'utérus s'épaissit, se décompose et saigne. La même chose vaut pour le tissu qui se développe et provoque cette maladie.

Cependant, puisqu'il est hors de son emplacement habituel, le sang ne peut sortir du corps et est emprisonné. Cela provoque un gonflement de la région et génère de la douleur, ainsi que la formation d'un tissu cicatriciel qui bloque les trompes de Fallope, rendant la conception difficile.

On estime qu'entre 30 et 50 % des femmes atteintes d'endométriose ont des difficultés à tomber enceintes.

5. Quels autres troubles peuvent causer cette maladie?

Chez les femmes atteintes d'endométriose, le cancer de l'ovaire est plus fréquent que prévu. Cependant, les risques d'en souffrir restent relativement faibles.

6. Comment est le traitement de cette maladie?

L'endométriose n'a pas de traitement curatif, mais elle est traitée avec des médicaments et une intervention chirurgicale. Si les symptômes sont légers, des analgésiques non stéroïdiens tels que l'ibuprofène aident à lutter contre l'inconfort.

D'autre part, les suppléments hormonaux et contraceptifs, tels que la pilule ou le DIU, peuvent réduire la douleur et les saignements. Si le malaise est très intense, il est possible de retirer l'excès de tissu par un traitement chirurgical, ce qui réduit ses signes et facilite la grossesse. Cependant, ceux-ci peuvent repousser avec le temps.

En dernier recours, certaines personnes optent pour une hystérectomie (ablation de l'utérus) qui, dans certains cas, comprend également l'ablation des ovaires et des trompes de Fallope.

7. Existe-t-il un traitement contre l'infertilité causée par l'endométriose?

Oui, en plus des traitements susmentionnés, une laparoscopie peut être réalisée pour éliminer les timbres d'endométriose, stimuler les ovaires à produire plus d'œufs ou effectuer une fécondation in vitro.

Chapitre 125 . Traitement des saignements utérins anormaux

De nombreuses femmes souffrent de saignements utérins anormaux, pouvant affecter négativement leur vie, générant de l'anxiété et limitant leurs activités. Avec les douleurs pelviennes chroniques et la sécrétion excessive du vagin, il est l'une des principales causes de la consultation gynécologique.

La SUA est un saignement qui dure plus longtemps que d'habitude et qui survient de manière irrégulière. Il peut survenir entre les cycles menstruels, après un rapport sexuel ou après la ménopause. Étant donné que diverses pathologies sont impliquées dans le traitement, outre le gynécologue, d'autres spécialistes interviennent, parmi lesquels l'endocrinologue, qui étudie le rôle des hormones dans ce processus.

Pour en savoir plus sur ce sujet, nous avons rencontré le Dr Mario Vega Carbó, endocrinologue au bureau Vega & Vado.

Docteur Mario,

1. Quelle est la raison d'un saignement utérin anormal?

Les causes sont très variées. Habituellement, ce sont les changements hormonaux ou les déséquilibres hormonaux qui font que le cycle menstruel continue ou est retardé et, dans certains cas, plus abondant que la normale. Elle peut également résulter d'un épaississement de la muqueuse utérine, de fibromes, de polypes, d'infections ou d'un type de cancer de la région vaginale, de troubles de la coagulation, de complications de la grossesse, d'altérations du tractus urinaire et gastro-intestinal, d'un dysfonctionnement de la thyroïde ou de modifications poids.

De même, les contraceptifs hormonaux, tels que les pilules ou les DIU, les tranquillisants ou les psychotropes peuvent être la cause de ce problème.

2. Qui sont les plus susceptibles de souffrir de SUA?

Les saignements utérins anormaux sont plus fréquents chez les adolescentes et chez les femmes non ménopausées ou en surpoids.

3. Quels sont vos principaux symptômes?

La SUA comprend des modifications du cycle menstruel, qui peuvent durer plus de 2 jours par rapport à la normale et comporter des intervalles entre les périodes de 4 jours inférieures à la normale. À son tour, il peut présenter des saignements intermenstruels et, en raison de son intensité, provoquer fatigue, anémie et souvent empêcher la réalisation d'activités quotidiennes. Par exemple, les femmes saignent suffisamment pour être absorbées par un ou plusieurs tampons ou serviettes hygiéniques à l'heure.

D'autre part, la SUA peut également générer des changements d'humeur, de sensibilité et de sécheresse dans la région vaginale.

4. Quels facteurs doivent être pris en compte au moment du diagnostic?

Dans ces cas, la première chose à faire est d'exclure une grossesse et d'analyser ensuite l'âge de la patiente, sa méthode de planification familiale, ses antécédents médicaux et ses problèmes d'infertilité.

Ensuite, une série de tests est généralement effectuée pour éliminer d'autres causes possibles de saignement, telles qu'un examen pelvien, hormonal et thyroïdien, un profil de coagulation du sang et une biométrie complète du foie.

5. Comment est le traitement pour les saignements utérins anormaux?

Cela dépend de la raison du saignement, de l'âge de la patiente et de son désir de devenir enceinte à l'avenir. Les cas de saignements abondants sont généralement traités avec de fortes doses d'œstrogènes.

Des traitements avec une hormonothérapie, des pilules contraceptives, des dispositifs utérins, des anti-inflammatoires, des régimes à base de fer et même des interventions chirurgicales sont également pratiqués. Le curetage, par exemple, est une intervention dans laquelle on gratte la muqueuse utérine pour analyse.

D'autre part, la manipulation hormonale avec des substances antagonistes de la LHRH (GnRH), du danazol et d'autres substances constitue des méthodes non invasives de plus en plus utilisées dans ces cas.

6. Que pouvez-vous attendre de ces traitements?

L'hormonothérapie atténue généralement les symptômes de saignements utérins anormaux. À son tour, lorsque les causes de cet inconfort sont connues, les traitements ciblés sont très efficaces.

Chapitre 126 . Aménorrhée ou absence de menstruation

L'aménorrhée est l' absence de menstruations prolongées. Ce trouble peut toucher les femmes de tout âge et ses causes les plus fréquentes sont la grossesse et des problèmes d'organes génitaux ou de glandes qui aident à réguler les niveaux hormonaux.

On parle d'aménorrhée primaire lorsqu'un adolescent atteint l'âge de 16 ans s'il a commencé à avoir ses règles. Pendant ce temps, l'aménorrhée secondaire survient lorsqu'une femme, qui a ses règles régulièrement, cesse d'avoir ses règles pendant au moins trois cycles consécutifs.

Pour en savoir plus sur ce sujet, nous interrogeons Mario Vega Carbó, endocrinologue ayant plus de 20 ans d'expérience.

Docteur Mario,

1. Quelles sont les causes les plus fréquentes d'aménorrhée?

Il y a beaucoup de causes possibles. Parmi les plus naturels figurent la grossesse, l'allaitement et la ménopause. Pendant ce temps, les femmes qui prennent des contraceptifs oraux ou injectables peuvent ne pas avoir de menstruations même pendant 6 mois après avoir cessé de les utiliser.

D'autre part, des problèmes organiques dans le canal vaginal, l'utérus ou les ovaires, ou leur absence, peuvent également causer une aménorrhée.

Les mêmes sont les altérations hormonales de l'hypothalamus, de la thyroïde et de l'hypophyse, telles que le syndrome des ovaires polykystiques, l'hyperthyroïdie, l'hypothyroïdie, les tumeurs de l'hypophyse et la ménopause prématurée.

En outre, ce trouble peut être causé par la consommation de certains médicaments, tels que les antipsychotiques, les antidépresseurs, les antiallergiques et d'autres médicaments contre la tension artérielle et la chimiothérapie.

D'autres causes possibles sont liées au mode de vie, telles qu'un faible poids corporel, l'obésité, une activité physique excessive ou le stress.

2. Qui a plus de risques de le souffrir?

Les femmes obèses, celles qui font de l'exercice de manière excessive, celles qui ont très peu de graisse corporelle, celles qui suivent un régime extrême, celles qui souffrent d'anorexie ou de boulimie, celles qui souffrent d'anxiété ou de détresse émotionnelle grave et celles qui perdent subitement du poids Ils sont plus susceptibles de souffrir.

Les mêmes sont ceux qui ont des antécédents familiaux avec ce trouble et ceux qui effectuent un entraînement sportif rigoureux, tels que des athlètes d'élite ou des danseurs.

3. Quels sont vos principaux symptômes?

En plus du manque de règles, la femme peut avoir des sécrétions de lait par le mamelon, des changements de la taille de la poitrine, la perte des cheveux, une sécheresse vaginale, des maux de tête, des changements de la vision ou de la voix, de l'acné, des poils du visage gain ou perte de poids excessif.

4. Comment l'aménorrhée est-elle diagnostiquée?

Face à ses symptômes, un examen pelvien et des examens physiques sont généralement effectués pour vérifier s'il existe un problème d'organes génitaux. Également des tests de grossesse et des analyses de sang pour mesurer les niveaux des fonctions thyroïdiennes et ovariennes, de la prolactine et d'autres hormones.

D'autres études comprennent des études génétiques, une tomodensitométrie de la tête pour les tumeurs, une échographie des organes génitaux, une biopsie de la muqueuse de l'utérus et une échographie du pelvis.

5. Quel est votre traitement?

Le traitement dépendra des causes de l'aménorrhée. Lorsque ces problèmes sont résolus, les règles redeviennent normalement normales. Si cela est dû à un problème hormonal, il peut être traité avec des médicaments. Si elle est causée par une tumeur ou un blocage structurel, il est possible d'y remédier par une intervention chirurgicale.

Quand il s'agit de problèmes alimentaires ou d'obésité, la pratique d'exercices physiques réguliers et d'un régime alimentaire équilibré peuvent le résoudre. Si la cause est un certain médicament, la dose peut être ajustée ou remplacée par un autre.

Dans certains cas, les pilules contraceptives et d'autres traitements hormonaux peuvent restaurer les cycles menstruels.

6. Quelles autres complications l'aménorrhée peut-elle entraîner?

Selon le cas, si elles ne sont pas traitées, les causes de l'aménorrhée peuvent également entraîner l'infertilité, l'ostéoporose et des problèmes sexuels.

Chapitre 127 . La contraception hormonale et ses différentes possibilités

Il existe de nombreuses méthodes de contraception hormonale pouvant être utilisées pour prévenir une grossesse. Ceux-ci incluent la pilule, l'anneau vaginal, l'implant, l'injection, le dispositif intra-utérin et le patch. Toutes ces options sont efficaces, même si elles offrent différents avantages et inconvénients qu'il faut connaître avant de choisir l'une d'entre elles.

Pour savoir comment chaque méthode fonctionne, nous interrogeons le Dr Mario Vega Carbó, spécialiste en endocrinologie avec plus de 20 ans d'expérience.

Docteur Mario,

1. Que sont les pilules contraceptives et comment fonctionnent-elles?

Ces pilules contiennent de l'œstrogène et du progestatif, deux hormones qui empêchent l'ovaire de la femme de libérer un ovule pendant la menstruation. Ceci est réalisé en modifiant les niveaux d'hormones naturelles produites par le corps. En outre, le progestatif provoque également l'épaississement du mucus cervical, empêchant ainsi la pénétration des spermatozoïdes.

2. Comment sont-ils utilisés et quels sont leurs avantages?

Les pilules sont administrées par voie orale une fois par jour. Pour éviter les nausées, il est recommandé de les manger avec de la nourriture. Si elles sont prises périodiquement, elles constituent une méthode de contraception très efficace et facile à utiliser, mais elles ne fournissent aucune protection contre les maladies sexuellement transmissibles.

D'autre part, son utilisation améliore, entre autres avantages, l'acné, réduit les saignements sévères et les risques de cancer de l'ovaire et de l'endomètre, soulage le syndrome prémenstruel et l'intensité des crampes.

3. Que se passe-t-il si une personne oublie de prendre une pilule?

Dans ce cas, vous risquez de devenir enceinte. Par conséquent, il est recommandé d'utiliser une autre méthode de contraception pendant un certain temps. Cependant, chaque produit en particulier offre des instructions précises sur ce qu'il faut faire dans ce cas, qui doivent être suivies.

4. La pilule contraceptive peut-elle causer des effets secondaires?

Oui, les plus courants sont les nausées, les vomissements, les distensions abdominales, la diarrhée, la prise ou la perte de poids, l'acné, la croissance des poils dans des endroits inhabituels, des brûlures vaginales, une sensibilité des seins, des modifications du flux et de la période menstruelle, ainsi que d'autres Sois plus sérieux.

D'autre part, les fumeurs qui utilisent des pilules contraceptives peuvent être plus à risque de crises cardiaques et d'accidents vasculaires cérébraux, cette méthode n'est donc pas recommandée.

Il en va de même pour les personnes qui allaitent, celles qui souffrent d'hypertension ou qui ont des antécédents de cancer du sein, de diabète et d'autres maladies.

5. Qu'est-ce que le patch contraceptif hormonal et comment fonctionne-t-il?

Cette méthode consiste en un petit patch contenant les hormones œstrogène et progestatif, qui doivent être placées sur la peau une fois par semaine pendant trois semaines, puis inutilisées pendant un tel temps, afin de provoquer des saignements menstruels. Il est généralement placé sur l'épaule ou les fesses et son fonctionnement est similaire à celui des pilules.

6. Quel est le dispositif intra-utérin hormonal?

Le stérilet est une structure en plastique insérée dans l'utérus, où il libère l'hormone progestative. Il commence à fonctionner dans les sept jours suivant l'insertion et peut rester dans l'utérus pendant 3 à 5 ans.

Entre autres avantages, il peut être utilisé pendant l'allaitement, réduit les saignements et les douleurs menstruelles et n'a pas d'effets secondaires liés aux œstrogènes. En outre, il réduit les risques d'infection pelvienne et de cancer de l'endomètre.

7. Quels sont vos inconvénients?

L'un d'eux est qu'il doit être placé et enlevé par un professionnel. En outre, dans quelques cas, il peut être déplacé ou provoquer une perforation de l'utérus.

Par contre, le DIU hormonal n'est pas recommandé chez les patientes ayant des antécédents d'infection pelvienne, de cancer du col utérin ou utérin, de maladie du foie ou qui ont un utérus très grand ou très petit.

8. Qu'est-ce que l'injection contraceptive?

Il s'agit d'une injection contenant l'hormone progestative, administrée tous les trois mois dans les muscles de la partie supérieure du bras ou dans les fesses. On estime que cela fonctionne mieux que les pilules contraceptives pour prévenir la grossesse et que le retour de la fertilité risque d'être retardé de 10 mois ou plus après l'arrêt du traitement.

9. Qu'est-ce que l'anneau vaginal et comment ça marche?

C'est un anneau en plastique souple qui est placé à l'intérieur du vagin et qui libère des œstrogènes et des progestatifs. Il mesure environ 5 centimètres de large et doit être utilisé pendant 3 semaines. Ensuite, il est supprimé, une semaine est passée et une nouvelle est placée. Comme les pilules, il empêche la grossesse en libérant des hormones dans le corps.

Avec l'œstrogène, il existe un faible risque d'hypertension, de caillots sanguins, de crise cardiaque et d'accident vasculaire cérébral, qui augmente chez les fumeurs.

10. Que sont les implants progestatifs?

C'est une petite barre qui est placée sous la peau, généralement dans la partie supérieure du bras, et qui libère de petites quantités de progestatif hormone dans le sang. L'implant est réalisé en moins de cinq minutes sous anesthésie locale et peut être utilisé jusqu'à 3 ans, bien qu'il puisse être retiré à tout moment.

11. Quels autres aspects faut-il prendre en compte lors du choix d'une méthode de contraception hormonale?

Parce que tout le monde a des effets secondaires associés et des risques différents, il est important que le choix soit fait conjointement avec un professionnel. Il est recommandé de discuter avec le spécialiste des différentes méthodes et, en fonction de vos goûts personnels, des souhaits de ne pas tomber enceinte à court ou à moyen terme et des antécédents médicaux de chaque patiente, choisissez la meilleure option.

Enfin, rappelez-vous qu'aucune de ces méthodes ne protège contre les maladies sexuellement transmissibles.

Chapitre 128 . Infertilité féminine

L'infertilité est une expression médicale utilisée lorsqu'une femme ne parvient pas à concevoir ou à mener une grossesse à terme après une année de rapports sexuels fréquents. On estime que ce problème concerne 15% des couples. Cependant, avec un traitement approprié, la plupart d'entre eux parviennent à avoir des bébés.

Dans un tiers des cas, l'infertilité est due à des facteurs féminins. Un autre tiers correspond à des facteurs masculins, le reste étant une combinaison des deux ou sa cause exacte est inconnue.

Du côté des femmes, ce trouble peut être dû à des problèmes physiques et hormonaux, ou être lié à leur mode de vie ou à des variables environnementales.

Pour en savoir plus sur ce sujet, nous avons consulté le Dr Mario Vega Carbó, spécialiste en endocrinologie , responsable du bureau Vega & Vado.

Docteur Mario,

1. Quelles sont les principales causes de l'infertilité féminine?

Dans la plupart des cas, il s'agit de problèmes d'ovulation, soit parce que ce n'est pas régulier, soit parce que cela ne se produit pas directement. Cela peut être dû à plusieurs facteurs, tels que le syndrome des ovaires polykystiques, qui empêche les ovaires de libérer un ovule régulièrement ou est malsain , et l'insuffisance ovarienne primaire, lorsqu'ils cessent de fonctionner normalement avant l'âge de 40 ans. .

D'autres causes sont la production excessive de prolactine, une obstruction vaginale, des lésions des trompes de Fallope, des infections, une inflammation du bassin et des maladies sexuellement transmissibles.

Egalement tuberculose génitale, endométriose, polypes ou tumeurs bénignes, anomalies utérines congénitales, vaginisme et sténose cervicale. Dans de nombreux cas, la stérilité est due à la consommation de certains médicaments. Dans d'autres, la raison ne peut être expliquée.

2. Quelles autres maladies peuvent causer l'infertilité?

Le diabète sucré, les problèmes de foie ou de thyroïde, la maladie cœliaque, les maladies rénales ou surrénaliennes, le syndrome de Kallman, le dysfonctionnement hypothalamique, l'hyperprolactinémie et l' hypopituitarisme, entre autres, peuvent causer ou contribuer à l'infertilité.

D'autre part, il existe également un facteur psychologique, lié aux émotions, aux sensations et aux sentiments qui peuvent affecter la capacité de reproduction.

3. Quels sont les principaux symptômes de l'infertilité féminine?

Outre l'impossibilité de concevoir ou de mener une grossesse à terme, d'autres signes fréquents sont les anomalies menstruelles. Les cycles peuvent être trop longs (35 jours ou plus) ou courts (moins de 21 jours), irréguliers ou absents. D'autre part, il peut aussi y avoir une douleur ou une gêne dans la région vaginale.

4. Qui est le plus susceptible de le souffrir?

Les femmes de plus de 35 ans, les fumeurs, les personnes en surpoids, les personnes atteintes d'infections sexuellement transmissibles et les personnes qui consomment de l'alcool ont plus de risques de souffrir de stérilité.

5. Comment ce trouble est-il détecté?

Face à ses symptômes, une analyse de l'historique clinique et différentes études sont effectuées pour rechercher ses causes. Les tests de fertilité peuvent inclure des tests génétiques et d'ovulation, des analyses de sang pour contrôler les niveaux d'hormones, l'hystérosalpingographie pour détecter des anomalies de la cavité utérine, une échographie pelvienne et une laparoscopie pour examiner les trompes de Fallope, les ovaires et l'utérus.

6. Quel est le traitement pour l'infertilité féminine?

Le traitement dépendra de la cause, de l'âge de la patiente et de ses préférences personnelles. Cela peut inclure des médicaments, une chirurgie ou l'utilisation de techniques facilitant la conception. Dans de nombreux cas, les troubles de l'ovulation peuvent être résolus par l'utilisation de certains médicaments, tels que le citrate de clomifène, la gonadotrophine, la metformine, le létrozole ou la bomocriptine. Pour sa part, la chirurgie peut corriger ou supprimer les anomalies.

Dans le cadre de la procréation assistée, l'insémination artificielle ou la fécondation in vitro peuvent être réalisées. Si la cause est une autre maladie ou un problème psychologique ou émotionnel, ils doivent être traités. Si cela est dû à la consommation d'un certain médicament, le médecin peut le remplacer par un autre.

7. L'usage de drogues pour la fertilité peut-il avoir d'autres conséquences?

Son utilisation peut augmenter les risques de grossesses multiples et provoquer le syndrome d'hyperstimulation ovarienne, qui provoque une inflammation et une douleur dans les ovaires. D'autre part, bien que les possibilités soient rares, son utilisation prolongée peut également augmenter les chances de développer des tumeurs ovariennes à l'avenir.

8. Quelles autres recommandations peuvent être prises en compte?

Pour améliorer la fertilité, il est conseillé de manger sainement, de faire de l'exercice quotidiennement, de maintenir un poids corporel adéquat, de bien dormir, de ne pas fumer et d'éviter de consommer de l'alcool. Évitez également le stress et limitez la caféine.

D'autre part, l'incapacité de tomber enceinte est souvent due à des problèmes psychologiques et émotionnels et peut conduire à la dépression. Par conséquent, un soutien psychologique est recommandé, si nécessaire.

Chapitre 129 . Fertilité: inducteurs d'ovulation

La plupart des cas d'infertilité féminine sont dus à des problèmes d'ovulation, soit parce que ce n'est pas régulier, soit parce que cela ne se produit pas directement. Cela peut être dû à plusieurs facteurs, tels que le syndrome des ovaires polykystiques, l'insuffisance ovarienne primaire, la production excessive de prolactine, l'obstruction vaginale, les lésions des trompes de Fallope, les infections, l'inflammation du bassin et les maladies sexuellement transmissibles.

Cela peut également être une conséquence de la tuberculose génitale, de l'endométriose, de polypes ou tumeurs bénins, d'anomalies utérines congénitales, du vaginisme, de sténose cervicale, de troubles de l'alimentation ou de la consommation de certains médicaments.

Dans de nombreux cas, les troubles de l'ovulation peuvent être résolus par l'utilisation de certains médicaments, tels que le citrate de clomifène, la gonadotrophine, la metformine, la cabergoline ou la bromocriptine.

Pour parler de ce sujet, nous interrogeons Mario Vega Carbó, endocrinologue ayant plus de 20 ans d'expérience.

Docteur Mario,

1. Quels patients sont soumis à des inducteurs d'ovulation?

Ces médicaments sont utilisés pour traiter les femmes qui n'ovulent pas régulièrement. En général, les patientes dont les cycles menstruels sont irréguliers ou qui présentent une aménorrhée présentent généralement un dysfonctionnement ovulatoire.

Cependant, avant de commencer à utiliser ces médicaments, il est commode d'effectuer une évaluation diagnostique afin de déterminer les causes de cette affection.

2. Comment fonctionnent ces médicaments?

Ces médicaments stimulent les ovaires à produire la croissance d'un ou plusieurs follicules matures par cycle, l'objectif étant qu'au moins l'un d'entre eux soit fécondé et ait une grossesse.

3. Quel est le médicament le plus fréquemment utilisé pour induire l'ovulation?

Le plus couramment utilisé est le citrate de clomifène, qui agit de la même manière que l'œstrogène, une hormone féminine qui provoque la production et la libération des ovaires. Ce médicament se présente sous forme de comprimé. Il est généralement pris une fois par jour pendant 5 jours, à compter du troisième jour après la menstruation. La dose standard est de 50 à 100 milligrammes par jour.

Le citrate de clomifène est généralement indiqué chez les patients présentant un ovaire polykystique ou une stérilité d'origine inconnue. En outre, il est également utilisé pour traiter les anomalies menstruelles, les seins fibrokystiques et la production persistante de lait maternel.

4. Quels effets secondaires le citrate de clomifène peut-il avoir?

Ce médicament peut entraîner une incidence plus élevée de grossesses multiples, de bouffées de chaleur, de muqueuses cervicales épaisses et sèches, de troubles de la vision, de maux de tête, de nausées, de dépression, de tensions dans la poitrine, de sautes d'humeur, de saignements vaginaux, de kystes ovariens et de malaises au bassin.

Le citrate de clomifène ne doit pas être utilisé pendant plus de six cycles menstruels consécutifs.

5. Que sont les gonadotrophines et comment fonctionnent-elles?

Les gonadotrophines sont des hormones naturellement sécrétées par l'hypophyse, responsables du développement folliculaire et de la maturation de l'ovule. Dans les traitements de procréation assistée, ils sont utilisés pour produire la croissance contrôlée d'un ou de plusieurs follicules.

Ce médicament est administré par injections sous-cutanées une fois par jour. Le traitement commence généralement le troisième jour du cycle ovarien et dure généralement entre 7 et 12 jours, selon les cas. La dose initiale normale est habituellement comprise entre 75 et 150 unités par jour.

6. Quels effets secondaires les gonadotrophines peuvent-ils provoquer?

Ce médicament peut provoquer une légère distension abdominale, une sensibilité à la poitrine, des sautes d'humeur et des éruptions cutanées dans la zone d'injection. En outre, il peut générer un syndrome d'hyperstimulation ovarienne, qui provoque une douleur et un gonflement des ovaires, ainsi qu'un risque accru de grossesses multiples.

7. Comment la bomocriptine et la cabergoline peuvent-elles induire l'ovulation?

Dans de nombreux cas, les patients ovulent irrégulièrement car l'hypophyse sécrète trop de prolactine. L'hyperprolactinémie peut entraîner une diminution des œstrogènes et générer une galactorrhée et une infertilité.

La bromocriptine et la cabergoline sont deux médicaments qui réduisent la quantité de prolactine libérée par l'hypophyse. Le premier est pris oralement tous les jours, tandis que le second est ingéré sous la forme d'un ou deux comprimés, deux fois par semaine. En outre, la bromocriptine peut également être administrée par voie vaginale.

8. Quels effets secondaires peuvent causer la bomocriptine et la cabergoline?

Ces médicaments peuvent provoquer des nausées, des vomissements, une congestion nasale, des maux de tête, de la fatigue, des évanouissements, des vertiges, une baisse de la pression artérielle et une somnolence, parmi d'autres effets indésirables. Pour les éviter, un traitement à faible dose est généralement instauré et progressivement augmenté.

9. Quels autres aspects faut-il prendre en compte lors de l'utilisation de ces médicaments?

Avant de commencer le traitement, il est important d'informer le médecin de tout autre médicament, vitamine ou supplément utilisé, afin de déterminer si la combinaison peut être nocive.

Vous devez également indiquer si vous souffrez d'allergies ou d'autres affections, telles que l'hypertension ou des problèmes rénaux, cardiaques ou hépatiques. ou des saignements vaginaux.

Par ailleurs, pendant le traitement, il est très important de procéder à des contrôles par ultrasons pour contrôler strictement la croissance folliculaire, ainsi que pour diagnostiquer un nombre excessif de follicules en développement pouvant augmenter le risque de gestation multiple.

Enfin, ces médicaments doivent être conservés dans un endroit approprié, à la température ambiante et hors de la portée des enfants.

Chapitre 130 . Alopécie Androgénique Féminine

L'alopécie androgénétique féminine est le type de perte de cheveux le plus courant chez les femmes. Également connue sous le nom de calvitie chez les femmes, elle rend les cheveux courts, très fins et sans pigmentation progressive.

L' amincissement des cheveux se produit principalement dans la partie supérieure de la tête, ce qui entraîne une perte de densité et l'apparition de zones dégagées. Bien que cela puisse se produire à tout âge, il est plus courant après 50 ans. Sa manifestation peut causer une faible estime de soi et une dépression.

Pour en savoir plus sur ce sujet, nous avons consulté le Dr Mario Vega Carbó, spécialiste en endocrinologie responsable du bureau Vega & Vado.

Docteur Mario,

1. Quelle est la cause de l'alopécie androgénique féminine?

Cette condition peut être causée par la présence de certaines hormones mâles, telles que la testostérone, l'androstérone et la dihydrotestostérone (DHT) à des niveaux élevés. Ceux-ci peuvent provoquer un épuisement des follicules pileux, générant une plus grande fragilité et une croissance moindre des cheveux.

L'alopécie féminine androgénique peut aussi être due au vieillissement, à des raisons génétiques et héréditaires, à l'utilisation de certains médicaments, à des situations de stress, à une mauvaise alimentation, à l'oxydation et à la micro-inflammation, aux maladies de la thyroïde et à l'utilisation excessive de traitements et de produits capillaires. Il se manifeste généralement une fois la ménopause atteinte.

2. Quels médicaments peuvent causer cette affection?

L'alopécie androgénique féminine peut être provoquée par des médicaments réduisant le cholestérol; traiter la maladie de Parkinson, les ulcères d'estomac, l'arthrite, la dépression et l'hypertension; et anticonvulsivants.

3. Quels sont vos principaux symptômes?

Chez les femmes, les cheveux sont éclaircis, en particulier dans la partie supérieure de la tête et commence par un élargissement à travers la zone centrale. Contrairement à l'homme, l'alopécie évolue peu à peu vers la calvitie mais génère une perte de densité.

4. Quel est le traitement de l'alopécie androgénique féminine?

Le minoxidil, le finastéride, la spironolactone, la cimétidine, la pilule contraceptive et le kétoconazole font partie des médicaments utilisés pour traiter cette affection.

À leur tour, les médicaments à base de plantes Serenoa repens et Pygeun africanum aident à inhiber l'activité de l'enzyme 5α-réductase, qui réduit le passage de la testostérone à la dihydrotestostérone, responsable de la miniaturisation des follicules pileux.

Le méthylsulfonylméthane (MSM), qui a des effets antioxydants et anti-inflammatoires, est également utilisé et constitue une source essentielle de soufre organique pour le cycle de vie du cheveu. Si nécessaire, il est également possible de réaliser une greffe de cheveux, ce qui donne généralement de très bons résultats. Pour ce faire, de petites portions de cheveux sont retirées des zones où elles sont plus épaisses et placées dans d'autres qui présentent une calvitie.

Une autre option consiste à stimuler le cuir chevelu en appliquant du dioxyde de carbone au moyen d'injections sous-cutanées.

5. Quels autres aspects sont recommandés dans ces cas?

Pour atténuer ce problème, il est important d'adopter une alimentation saine et de bonnes habitudes alimentaires. Consommez également des suppléments de vitamines et des antioxydants, reposez-vous correctement et faites de l'exercice régulièrement. De plus, les massages du cuir chevelu sont recommandés pour activer la circulation et éviter l'utilisation de séchoirs, de fers à repasser et de colorants.

D'autre part, il est important d'éviter le stress et de traiter rapidement les problèmes de dépression, d'anxiété, d'anémie et d'insomnie.

6. Quelles autres complications l'alopécie androgénique féminine peut-elle entraîner?

La perte de cheveux peut nuire à l' estime de soi et causer la dépression et l'anxiété, ainsi que nuire aux relations familiales, professionnelles et sociales.

Les extensions, l'utilisation de perruques, de chapeaux ou d'écharpes, ou un changement de coiffure peuvent aider à masquer ses effets et à améliorer son apparence.

Chapitre 131 . Hyperandrogénie, hirsutisme et acné

L'hyperandrogénie est un trouble dans lequel les femmes produisent un excès d'androgènes, les hormones sexuelles mâles. Il s'agit d'un problème assez courant qui affecte entre 5 et 10% des femmes en âge de procréer.

Cela peut entraîner le développement de caractéristiques masculines dans le corps, telles qu'une croissance excessive des cheveux (hirsutisme), une diminution de la taille de la poitrine, l'absence de règles, la séborrhée et l'acné.

Pour en savoir plus sur ce sujet, nous interrogeons Mario Vega Carbó, spécialiste en endocrinologie clinique .

Docteur Mario,

1. Quelles sont les principales causes de l'hyperandrogénie?

Ce trouble est généralement le résultat d'une production excessive d'androgènes par les ovaires et les glandes surrénales. Cela peut être dû à une hyperplasie surrénalienne congénitale, à des tumeurs, au syndrome de Cushing, au syndrome des ovaires polykystiques ou à la consommation de certains médicaments, tels que le danazol, les corticostéroïdes systémiques et la fluoxétine, entre autres possibilités.

2. Quels sont vos principaux symptômes?

L'hyperandrogénie peut causer une acné sévère, une diminution de la taille de la poitrine, une augmentation du nombre de poils sur le corps et le visage, l'absence de règles, une infertilité, un épaississement de la voix, une augmentation de la taille du clitoris, une augmentation de la masse musculaire, une calvitie masculine et peau grasse

Par contre, chez le nouveau-né, il peut se manifester par des organes génitaux ambigus, tandis que chez la fille, il se manifeste par l'apparition prématurée de poils pubiens ou axillaires avant l'âge de 9 ans, l'acné, une odeur corporelle accrue et une accélération de la croissance.

3. Comment cette maladie est-elle détectée?

Un examen physique et différents tests sont généralement effectués pour mesurer le niveau de certaines hormones et d'autres substances dans le sang, notamment la testostérone, la prolactine, le cholestérol, l'insuline, le glucose et les stimulants de la thyroïde, entre autres.

Des tests d'imagerie diagnostique peuvent également être nécessaires pour détecter les anomalies des ovaires, de l'hypophyse et des glandes surrénales, ainsi qu'un examen pelvien pour rechercher des tumeurs.

4. Quel est le traitement de l'hyperandrogénie?

Le traitement peut inclure l'utilisation d'anti-androgènes, tels que l'acétate de cyprotérone, la spironolactone et le flutamide. Si la cause de ce trouble est une tumeur ovarienne ou surrénalienne, une chirurgie, une radiothérapie et d'autres traitements peuvent être nécessaires .

D'autre part, si elle est causée par un médicament, la dose peut être réduite ou remplacée par une dose similaire ne produisant pas ces symptômes.

Si la patiente souffre d'obésité, elle cherche à normaliser son poids par le biais d'un régime hypocalorique et d'activités physiques. Cela contribue à améliorer l'état et l'efficacité des médicaments. Dans le cas de filles nées avec des organes génitaux d'aspect masculin, une réparation peut être effectuée pour normaliser leur apparence et leur fonction.

5. Qu'est-ce que l'hirsutisme et quelle en est la cause?

L'hirsutisme est un trouble qui oblige les femmes à avoir des poils excessivement foncés et épais sur le visage, la poitrine et le dos. Elle est généralement causée par un excès d'androgènes, bien qu'elle puisse aussi être due à des traits héréditaires.

6. Comment est-il traité?

Les contraceptifs hormonaux contenant des œstrogènes et de progestérone, et les médicaments anti - androgènes sont souvent utilisés pour traiter l' hirsutisme causée par la production d'hormones mâles.

D'autre part, des crèmes topiques peuvent également être prescrites pour traiter les poils excessifs du visage sur le visage ou utiliser un traitement au laser pour les éliminer définitivement. Dans ces cas, l'épilation avec une pincette, de la cire ou des produits chimiques, ou le rasage n'est pas recommandée.

7. Qu'est-ce que l'acné et quelle en est la cause?

L'acné est une affection de la peau qui se produit lorsque les follicules pileux sont bouchés par des cellules adipeuses et mortes, provoquant l'apparition de points noirs ou de boutons. Cela peut être causé par la production abondante de graisse, l'obstruction des follicules pileux, des bactéries ou un excès d'androgènes.

8. Comment est-il traité?

Le traitement associe généralement l'utilisation de médicaments topiques et oraux. Il existe plusieurs médicaments pour limiter la production de graisse ou d'androgènes, pour accélérer le renouvellement des cellules du derme, pour lutter contre l'infection bactérienne et pour réduire l'inflammation.

Dans les cas graves, le traitement au laser, le peeling chimique, l'extraction de comédons et l'injection de stéroïdes peuvent être utilisés.

9. Quelles autres complications l'hyperandrogénie peut-elle entraîner?

Ce trouble peut être accompagné d'infertilité et de problèmes pendant la grossesse. À leur tour, les femmes atteintes du syndrome des ovaires polykystiques ont un risque accru de diabète, d'hypercholestérolémie et d'hypertension artérielle, de cancer de l'utérus et d'obésité.

Pour éviter ces inconvénients, il leur est recommandé d'adopter un mode de vie sain en contrôlant leur poids, en faisant de l'exercice régulièrement et en suivant un régime alimentaire approprié.

D'autre part, les femmes prenant des médicaments pour traiter l'hirsutisme devraient éviter de devenir enceintes, en raison du risque de malformations congénitales.

Enfin, ceux qui souffrent de cette maladie peuvent souffrir d'un manque d'estime de soi, de honte et de dépression en raison d'un hirsutisme grave et de l'acné. Il est donc conseillé d' accompagner le traitement avec un soutien psychologique et familial si nécessaire.

Chapitre 132 . Clitoromégalie ou hypertrophie clitoridienne

La clitoromégalie ou l'hypertrophie clitoridienne est un trouble dans lequel cet organe a une taille plus grande que la normale, ce qui peut ressembler à un petit pénis.

Le clitoris est situé à l'intérieur du vagin et est visible du haut de la vulve. Il est responsable de procurer du plaisir sexuel aux femmes et n'a aucune fonction de reproduction ou liée à la sécrétion d'urine. La taille de sa partie visible peut varier entre 2 et 6 millimètres de large et 2 et 9 millimètres de long. La clitoromégalie apparaît lorsque ces mesures sont dépassées.

Pour en savoir plus sur ce sujet, nous avons interrogé le médecin cubain Mario Vega Carbó, spécialiste en endocrinologie clinique.

Docteur Mario,

1. Qu'est-ce qui cause la clitoromégalie?

Cette condition peut être due à des causes congénitales, causées par une augmentation exagérée du taux de testostérone ou par d'autres troubles hormonaux. Cela provoque la masculinisation des organes génitaux externes, allongeant ainsi le clitoris.

Une autre raison peut être l'hyperplasie congénitale des surrénales, une maladie héréditaire qui affecte la production d'hormones dans les glandes surrénales. Les personnes atteintes de cette maladie génèrent plus d'androgènes, une hormone qui provoque l'apparition précoce ou inappropriée de caractéristiques masculines.

La clitoromégalie peut également être due à des tumeurs maternelles sécrétant des androgènes, à la consommation de stéroïdes anabolisants pendant la grossesse et à un gonflement traumatique des organes génitaux pendant le travail.

D'un autre côté, il peut aussi apparaître lors d'une hormonothérapie masculine.

2. Quels troubles peuvent générer une clitoromégalie?

Cette condition peut provoquer des rapports sexuels douloureux et des troubles émotionnels en raison de son apparence, générant de la honte et des complexes en raison de l'apparition d'un petit pénis. De plus, dans presque tous les cas, la clitoromégalie est accompagnée d'une hypertrophie de la coiffe, c'est-à-dire d'un élargissement du pli de peau qui recouvre le clitoris.

3. Comment cette affection est-elle traitée?

Il peut être traité chirurgicalement pour réduire sa taille. Pendant ce temps, l'excès de tissu est enlevé et le clitoris est remis dans sa position correcte.

Dans les cas où il existe également une hypertrophie du capuchon, cela peut être corrigé lors d'une même opération. Habituellement, cette chirurgie est réalisée en ambulatoire sous anesthésie locale.

4. Quelles conséquences cette intervention peut-elle avoir?

Après la chirurgie, le patient peut ressentir une gêne ou un gonflement dans la région, qui disparaissent en quelques jours. En cas de douleur, des anti-inflammatoires et des analgésiques indiqués par le médecin peuvent être pris.

La personne peut rapidement reprendre ses activités après 48 heures de repos, mais doit attendre au moins un mois pour avoir des relations sexuelles. Cette opération n'affecte en rien la sensibilité érogène de l'organe.

5. Comment les cas d'hyperplasie surrénalienne congénitale sont-ils traités?

Dans ces cas, la thérapie utilisée vise à normaliser les niveaux hormonaux en appliquant de l'hydrocortisone pour remplacer le cortisol, mes néralo - corticoïdes pour remplacer l'aldostérone et d'autres médicaments. Les objectifs sont de maintenir un équilibre entre les liquides et les sels, le taux de sucre dans le sang, d'éviter une crise surrénalienne et d'assurer la croissance physique et le développement sexuel habituel. Pour cela, il est essentiel de procéder à des analyses périodiques pour voir si les doses utilisées doivent être ajustées. Dans le cas de filles nées avec des organes génitaux d'aspect masculin, une réparation peut également être effectuée pour normaliser leur apparence et leur fonction. Il est généralement pratiqué entre 2 et 6 mois et, parfois, de nouvelles procédures sont nécessaires pendant la puberté ou plus tard.

Si une hyperplasie est détectée avant la naissance, il est également possible de prévenir l'effet des androgènes sur les organes génitaux féminins par un traitement prénatal, à l'aide de l'hormone synthétique dexaméthasone.

Chapitre 133 . Symptômes et traitement du syndrome des ovaires polykystiques

Le syndrome des ovaires polykystiques (SOPK) est un trouble fréquent chez les femmes en âge de procréer qui ont un taux élevé d'hormones dans leur corps.

Ses principaux symptômes sont les menstruations irrégulières, la croissance excessive des poils dans les zones rares (lèvre supérieure, pattes, menton, cou, aréoles du sein, poitrine, nombril, aine, cuisses et dos), acné sévère et calvitie masculine. .

En outre, il provoque généralement des troubles métaboliques tels que l'hyperinsulinémie, la résistance à l'insuline, des taux élevés de cholestérol et de triglycérides et l'obésité. changements cutanés, infertilité et augmentation du nombre de kystes dans les ovaires. La cause exacte du SOPK est inconnue, mais il pourrait impliquer une combinaison de facteurs génétiques et environnementaux intra-utérins et extra-utérins.

Pour en savoir plus sur ce trouble, nous interrogeons Mario Vega Carbó, endocrinologue ayant plus de 20 ans d'expérience.

Docteur Mario,

1. Quelles sont les causes du syndrome des ovaires polykystiques?

En règle générale, le SOPK est associé à des modifications des niveaux hormonaux d'œstrogènes et de progestérone, qui contribuent à la libération des ovules. et les androgènes, une hormone masculine trouvée en petite quantité chez les femmes. Il est également lié à un excès d'insuline.

Dans de nombreux cas, lorsque ce trouble survient, les ovules ne sont pas libérés et restent dans les ovaires, ce qui peut contribuer à la stérilité. Les autres symptômes liés à cette pathologie sont dus au niveau élevé d'hormones mâles dans le corps.

2. Qui sont les plus susceptibles de souffrir du SOPK?

Le syndrome est généralement diagnostiqué chez les femmes âgées de 20 à 30 ans, bien qu'il puisse également toucher les adolescentes. Les symptômes commencent généralement lorsque les règles commencent.

Ses signes sont généralement plus graves chez les personnes obèses. D'autre part, les familles des femmes qui ont souffert de ce trouble ont un risque plus élevé d'en souffrir.

3. Quelles autres complications avez-vous pour la santé?

Les femmes atteintes de SOPK sont plus susceptibles de développer un cancer de l' endomètre, le diabète, l' infertilité, les avortements spontanés, NASH, apnée du sommeil, la dépression, l' anxiété et les troubles alimentaires.

4. Comment diagnostique-t-on le syndrome des ovaires polykystiques?

Premièrement, il est nécessaire de procéder à une analyse des antécédents médicaux du patient et à une série d'études physiques, notamment l'examen du poids et de l'indice de masse corporelle et la mesure de la taille de son abdomen.

En outre, il est habituel d'effectuer des examens pelviens pour examiner les ovaires et des analyses de sang pour vérifier les taux d'hormones et de glucose. Également des tests de grossesse et de fonction thyroïdienne. Avec toutes ces informations, ainsi que la consultation des antécédents familiaux, il est possible de poser un diagnostic précis.

5. Quel est le traitement?

Le traitement du SOPK comprend généralement des pilules contraceptives et un traitement à la progestérone pour régulariser la menstruation, de la metformine pour prévenir le diabète, des statines pour contrôler le taux de cholestérol élevé, des hormones pour augmenter la fertilité, de la spironolactone pour bloquer les androgènes et excès de poils, tels que l'électrolyse et l'épilation au laser.

En règle générale, le patient doit également normaliser son poids grâce à un régime hypocalorique et à des activités physiques. Cela contribue à améliorer l'état et l'efficacité des médicaments.

6. Quels sont les résultats attendus?

Avec des soins appropriés, les symptômes du SOPK disparaissent généralement. En outre, les femmes peuvent tomber enceintes, même si le risque de fausses couches et de diabète gestationnel est accru.

Une fois le traitement terminé, il est conseillé aux patients de contrôler périodiquement leur poids, leur pression artérielle, leur taux de glucose et leurs lipides.

Chapitre 134 . Antiandrogènes: Finastéride, Spironolactone et Flutamide

Les antiandrogènes sont un groupe de médicaments qui inhibent les effets biologiques des androgènes hormones sexuelles masculines sur les tissus corporels. Ils sont utilisés pour le traitement du cancer ou de l'hyperplasie bénigne de la prostate; acné et hirsutisme chez les femmes; alopécie androgénique; et des troubles sexuels graves, tels que l'hypersexualité ou la paraphilie chez l'homme.

L'administration de ces médicaments peut provoquer un ralentissement du développement et une involution des caractères sexuels secondaires chez l'homme. Il peut également réduire la fonction des organes sexuels et diminuer la libido.

Le finastéride, la spironolactone et le flutamide font partie des antiandrogènes les plus couramment utilisés.

Pour en savoir plus sur ce sujet, nous avons interrogé le médecin cubain Mario Vega Carbó, spécialiste en endocrinologie clinique .

Docteur Mario,

1. Qu'est-ce que le finastéride et à quoi sert-il?

Le finastéride est un antiandrogène qui inhibe la 5 alpha réductase, une enzyme essentielle à la conversion de la testostérone en dihydrotestostérone dans l'épithélium prostatique.

512

Ce médicament est utilisé pour traiter une hypertrophie de la prostate et certains de ses symptômes, tels qu'une miction excessive ou une difficulté à uriner. Son utilisation peut réduire le besoin de chirurgie.

En outre, ce médicament est utilisé pour traiter l'alopécie androgénique masculine.

2. Comment ce médicament est-il utilisé?

Le finastéride se présente sous forme de comprimés à prendre par voie orale, généralement une fois par jour.

3. Quels effets secondaires le finastéride peut-il causer?

Ce médicament peut provoquer une impuissance, une diminution de la libido, une diminution du volume de l'éjaculation, des douleurs dans les testicules et une gynécomastie. Aussi, dépression et augmentation des idées suicidaires.

4. Qu'est-ce que la spironolactone et à quoi sert-elle?

La spironolactone est un stéroïde synthétique qui réduit les effets de l'aldostérone et des androgènes. Ce médicament est utilisé pour traiter l'hyperaldostéronisme, un trouble hormonal dans lequel les glandes surrénales produisent une quantité excessive d'aldostérone dans le sang. Il aide les reins à éliminer l'eau et le sodium inutiles dans l'urine, tout en réduisant la perte de potassium dans l'organisme.

En outre, il est également utilisé pour traiter l'insuffisance cardiaque et l'hypertension, ainsi que chez les patients présentant un œdème causé par une maladie du foie ou des reins. La spironolactone est utilisée pour contrôler ces conditions, mais elle ne les guérit pas.

D'autre part, il est également utilisé en association avec d'autres médicaments pour traiter la puberté précoce et l'hirsutisme.

5. Comment ce médicament est-il utilisé?

La spironolactone se présente sous forme de comprimés et de suspension à prendre par voie orale, généralement une ou deux fois par jour. Il est possible que vous commenciez d'abord par une faible dose, puis que vous l'augmentiez progressivement.

6. Quels effets secondaires Spironolactone peut-il provoquer?

Ce médicament peut provoquer vomissements, diarrhée, douleurs à l'estomac, hypertrophie ou douleur aux seins, menstruations irrégulières, saignements vaginaux, atrophie testiculaire, dysfonctionnement érectile, augmentation de la pilosité dans le corps, somnolence, fatigue, crampes et nausées.

7. Qu'est-ce que le flutamide et à quoi sert-il?

Le flutamide est un antiandrogène non stéroïdien qui bloque l'activité de la testostérone. Il est utilisé pour traiter certains types de cancer de la prostate en arrêtant la multiplication et la propagation de cellules malignes.

8. Comment ce médicament est-il utilisé?

Le flutamide se présente sous forme de comprimés pris par voie orale trois fois par jour, toutes les 8 heures.

9. Quels sont les effets secondaires provoqués par Flutamide?

Ce médicament peut causer de graves dommages au foie. En outre, parmi ses effets secondaires, on peut citer un gonflement à la poitrine, une diarrhée, des nausées, des vomissements, une perte d'appétit, un dysfonctionnement érectile, une diminution de la libido, des bouffées de chaleur et une transpiration excessive, une gynécomastie et une dépression.

En revanche, les femmes enceintes ne doivent pas prendre ce médicament car cela pourrait nuire au fœtus.

10. Que devrait-on faire si vous oubliez de prendre une dose de ces médicaments?

Vous devriez l'ingérer dès que vous vous en souvenez. Toutefois, s'il est presque temps de prendre la prochaine dose, il est préférable de la sauter et de continuer avec la dose habituelle. En aucun cas, une double dose ne doit être prise pour compenser celle oubliée.

11. Quels autres aspects faut-il prendre en compte lors de l'utilisation de ces antiandrogènes?

Avant de commencer le traitement, il est important d'informer le médecin de tout autre médicament, vitamine ou supplément utilisé, afin de déterminer si la combinaison peut être nocive.

Vous devez également indiquer si vous souffrez d'allergies ou d'autres affections, telles que l'hypertension, des problèmes rénaux, cardiaques, hépatiques ou prostatiques. si vous êtes enceinte ou envisagez de concevoir à court terme, ou   si   vous   allaitez.

Enfin, ces médicaments doivent être conservés dans un endroit approprié, à la température ambiante et hors de la portée des enfants.

Chapitre 135 . Insuffisance ovarienne primaire

L'insuffisance ovarienne primaire, également appelée insuffisance ovarienne précoce, est un trouble qui se produit lorsque les ovaires cessent de fonctionner normalement avant l'âge de 40 ans.

Lorsque les quatre décennies de la vie passent, les femmes deviennent moins fertiles et peuvent avoir des menstruations irrégulières à la ménopause.

Cependant, quand ils souffrent de cette maladie, cela commence à se produire tôt, quand ils sont encore jeunes, et même pendant l'adolescence.

L'insuffisance ovarienne primaire n'est pas la même chose qu'une ménopause prématurée, où les règles s'arrêtent avant 40 ans et où la femme ne peut plus tomber enceinte. Dans ce cas, la personne a toujours ses règles occasionnelles et peut même   concevoir.

Pour en savoir plus sur ce problème, nous interrogeons le médecin cubain Mario Vega Carbó, spécialiste en endocrinologie.

Docteur Mario,

1. Quelle est la cause de l'insuffisance ovarienne primaire?

Dans la plupart des cas, la raison exacte de cet échec est inconnue, mais on pense qu'elle est liée à des problèmes de follicules contenant des œufs immatures. Celles-ci cessent de fonctionner correctement, en raison de maladies génétiques (syndrome de Turner et syndrome du chromosome X fragile) , de traitements de chimiothérapie ou de radiothérapie, de troubles métaboliques ou de l'exposition à certaines toxines.

De même, certains médicaments pour les maladies auto-immunes ou pour prévenir le rejet d'une greffe d'organe peuvent également être liés.

2. Quels sont vos symptômes?

Le premier signe d'insuffisance ovarienne primaire est des périodes irrégulières ou absentes. En outre, les femmes peuvent présenter des symptômes similaires à ceux de la ménopause, tels que des bouffées de chaleur soudaines, des sueurs nocturnes, une irritabilité, un manque de concentration, une baisse du désir sexuel, une douleur pendant les rapports sexuels, une sécheresse vaginale, une difficulté à dormir et une infertilité.

3. Quels autres troubles peuvent causer cette maladie?

En conséquence de modifications hormonales, les patients peuvent souffrir d'anxiété, de dépression, de problèmes oculaires, de durcissement des artères et de maladies cardiaques, d'hypothyroïdie et d'ostéoporose.

4. Comment diagnostique-t-on une insuffisance ovarienne prématurée?

Pour confirmer cette affection, il est nécessaire d'analyser les antécédents médicaux de la patiente, de vérifier si elle a des antécédents familiaux du même problème et de procéder à un examen physique afin d'éliminer d'autres maladies pouvant être à l'origine des symptômes.

D'autre part, un test sanguin est généralement effectué pour vérifier les niveaux d'hormones, une échographie pelvienne pour contrôler les ovaires et les follicules et un test chromosomique appelé caryotype. Lors du diagnostic, la grossesse doit également être exclue.

5. Quel est le traitement de l'insuffisance ovarienne primaire?

À l'heure actuelle, il n'existe aucun traitement pour restaurer le fonctionnement normal des ovaires. Quels sont les traitements pour atténuer vos symptômes. Par exemple, un traitement hormonal substitutif avec de l'œstrogène et de la progestérone améliore la santé sexuelle et diminue les risques de maladie cardiaque et d'ostéoporose.

Généralement, ce traitement est recommandé jusqu'à 50 ans, car après cet âge, le risque de cancer du sein et d'accident vasculaire cérébral peut augmenter.

Pour traiter la diminution de la densité du tissu osseux, la supplémentation en calcium et en vitamine D, une activité physique régulière et un contrôle du poids sont également conseillés.

Si la patiente souhaite avoir des enfants, elle peut envisager la possibilité d'une fécondation in vitro avec les œufs du donneur ou d'adopter. Cependant, un faible pourcentage de femmes atteintes de ce problème peut concevoir spontanément, en raison d'une fonction ovarienne intermittente dans les premiers stades de la maladie.

Par ailleurs, après stimulation hormonale, les ovocytes ou embryons humains de personnes présentant un risque d'insuffisance ovarienne primaire peuvent être cryoconservés.

6. Quels autres aspects faut-il prendre en compte face à l'insuffisance ovarienne primaire?

Dans certains cas, la perte de fonction ovarienne et l'incapacité de devenir enceinte peuvent entraîner une dépression. Par conséquent, un soutien psychologique est recommandé, si nécessaire.

D'autre part, pour atténuer les symptômes de ce trouble, il est également conseillé d'améliorer le mode de vie. Cela inclut l'interdiction de fumer, l'acquisition de saines habitudes alimentaires, la pratique d'une activité physique constante, ainsi que d'éviter l'alcool et les boissons contenant de la caféine.

Chapitre 136 . Traitement hormonal substitutif pendant la ménopause

La ménopause est la période de la vie d'une femme dans laquelle elle cesse d'avoir ses règles. Il survient généralement naturellement, le plus souvent entre 45 et 55 ans, lorsque les ovaires cessent de produire des œstrogènes et de la progestérone.

Les signes et les symptômes qui se produisent au cours de cette phase sont connus sous le nom de syndrome de Climaterio. Les plus courantes sont le réchauffement soudain du corps (bouffées de chaleur), les sautes d'humeur, la diminution de la densité de la masse osseuse (ostéoporose), l'augmentation du risque cardiovasculaire et les troubles génito-urinaires.

Au cours de cette phase, les femmes peuvent également avoir des difficultés à dormir et à se concentrer, des sueurs nocturnes, des douleurs lors des rapports sexuels, une sécheresse vaginale, une perte de cheveux, une augmentation des poils du visage et une dépression.

Pour en savoir plus sur le traitement de ce problème, nous interrogeons le Dr Mario Vega Carbó, spécialiste en endocrinologie avec plus de 20 ans d'expérience .

Docteur Mario,

1. Que peut faire une femme pendant la ménopause?

Au cours des années précédant et suivant la ménopause, les niveaux hormonaux féminins montent et descendent, provoquant toutes sortes de troubles. Pour atténuer ces symptômes, il est possible de procéder à un traitement hormonal substitutif, dans lequel des œstrogènes et des progestatifs exogènes sont appliqués pour remplacer les hormones naturelles.

Cette procédure aide également à protéger les femmes contre l'ostéoporose et à prévenir les infections récurrentes des voies urinaires. En outre, les œstrogènes améliorent l'humeur des patients présentant des symptômes dépressifs.

2. Pour qui ce traitement est-il recommandé?

Pour certaines femmes, les symptômes de la ménopause sont légers et disparaissent d'eux-mêmes. Mais dans d'autres, ses signes sont plus puissants et peuvent être très ennuyeux. Pour ces cas, un traitement hormonal substitutif est recommandé.

Cependant, il est important de préciser que cette procédure ne convient pas aux personnes ayant des problèmes de saignements vaginaux ou qui ont eu certains types de cancer, d'accidents vasculaires cérébraux, de crises cardiaques, de caillots sanguins ou de maladies du foie.

Par conséquent, avant de commencer le traitement, il est important de passer en revue les antécédents médicaux du patient et ses antécédents familiaux, ses caractéristiques et son évaluation des risques.

3. A quel âge ce traitement est-il recommandé?

Un traitement hormonal substitutif peut être instauré au cours des 10 premières années de ménopause ou chez les femmes de moins de 60 ans ne présentant pas de contre-indications. Pour cela, il est conseillé de procéder à une analyse préalable approfondie et de commencer sa mise en œuvre lorsque la meilleure option thérapeutique pour vos symptômes est envisagée, car son utilisation n'est pas conseillée pendant une période prolongée.

4. Comment se passe l'administration de ces hormones?

Il existe différentes formes d'administration. Les pilules orales sont les plus courantes, mais il existe également des timbres cutanés, des crèmes vaginales, du gel et des comprimés. Tous sont également efficaces.

La posologie est variable selon la voie d'administration choisie, le type d'œstrogène et de progestérone et les schémas thérapeutiques utilisés. Il est recommandé de commencer avec de faibles doses et d'augmenter si les symptômes persistent.

5. En général, combien de temps dure le traitement hormonal substitutif?

Sa durée varie d'un patient à l'autre, mais il est généralement conseillé de maintenir la thérapie combinée pendant moins de 3 ans et l'oestrogénothérapie simple pendant environ 7 ans.

6. Quelles autres initiatives peuvent être mises en œuvre pour soulager les symptômes de la ménopause?

Avant, pendant et après cette période, il est conseillé d'améliorer le mode de vie du patient. Cela inclut de ne pas fumer, d'acquérir des habitudes alimentaires saines, de pratiquer une activité physique constante et d'éviter la consommation d'alcool et de boissons contenant de la caféine.

D'autre part, l'utilisation de la médecine dite naturopathique, qui utilise des herbes, l'homéopathie, l'acupuncture et d'autres alternatives, a augmenté pour soulager les symptômes liés à la ménopause.

Chapitre 137 . Traitement à l'œstrogène et à la progestérone

Chez les femmes, les ovules génèrent principalement des œstrogènes et de la progestérone, ainsi qu'une petite quantité de testostérone. Ces hormones régulent le cycle menstruel et la grossesse, ainsi que les caractéristiques sexuelles secondaires, et agissent sur les autres organes et systèmes du corps.

Chez les patients atteints d'hypogonadisme, une affection qui se produit lorsque les gonades ne génèrent pas la quantité appropriée de ces substances, l'hormonothérapie substitutive est l'une des solutions de remplacement disponibles.

Il existe différentes manières d'appliquer de l'œstrogène et de la progestérone, telles que les injections, les patchs pour la peau, les crèmes vaginales, le gel et les comprimés, toutes aussi efficaces.

Pour en savoir plus sur ce sujet, nous interrogeons le Dr Mario Vega Carbó, spécialiste en endocrinologie clinique .

Docteur Mario,

1. Quels troubles l'hypogonadisme provoque-t-il chez les femmes?

Ces conditions médicales peuvent affecter le développement du sein et la taille et causer des cycles menstruels absents, des bouffées de chaleur, une sécheresse vaginale, des sautes d'humeur et la stérilité. Son état est normal pendant la ménopause.

D'autre part, l' hypogonadisme peut également entraîner des changements mentaux et émotionnels, ainsi que des organes génitaux anormaux.

2. Dans quels cas la thérapie aux œstrogènes et à la progestérone est-elle utilisée?

Au cours des années précédant et suivant la ménopause, les niveaux hormonaux féminins montent et descendent, provoquant toutes sortes de troubles. Les plus courantes sont le réchauffement soudain du corps (bouffées de chaleur), les sautes d'humeur, la diminution de la densité de la masse osseuse (ostéoporose), l'augmentation du risque cardiovasculaire et les troubles génito-urinaires.

Au cours de cette phase, les femmes peuvent également avoir des difficultés à dormir et à se concentrer, des sueurs nocturnes, des douleurs lors des rapports sexuels, une sécheresse vaginale, une perte de cheveux, une augmentation des poils du visage et une dépression.

Pour soulager ces symptômes, il est possible d'effectuer un traitement hormonal substitutif pour remplacer ceux qui ne se produisent pas naturellement.

Chez les filles et les adolescents, son utilisation peut arrêter la croissance et affecter la vitesse de développement sexuel. Chez les patients hypogonadistes, la thérapie permet à la puberté d'évoluer normalement et à l'apparition de caractères sexuels secondaires.

Chez les hommes, cela peut entraîner une diminution de la libido et de la croissance des poils du visage et du corps, une augmentation du tissu mammaire, une répartition appropriée de la graisse et un léger changement du ton de la voix.

L'œstrogène et la progestérone sont également utilisés en hormonothérapie pour les cas de trouble de l'identité de genre. Son utilisation pendant la grossesse pourrait nuire au bébé.

3. Quels avantages le traitement offre-t-il?

Le traitement hormonal substitutif peut stimuler le développement des seins, des poils pubiens et d'autres caractéristiques sexuelles pendant l'adolescence.

Avant et après la ménopause, les œstrogènes réduisent la sensation de chaleur dans le haut du corps et les bouffées de chaleur, les sensations de brûlure et les démangeaisons vaginales ainsi que les difficultés à uriner et contribuent à la protection contre l' ostéoporose. Pour sa part, la progestérone réduit le risque de cancer de l'utérus et est également utilisée pour produire la menstruation chez les femmes en âge de procréer qui ont eu des règles normales et qui s'est ensuite arrêtée.

4. Comment se passe l'administration de ces hormones?

Il existe différentes formes d'administration, telles que les injections, les timbres pour la peau, les crèmes vaginales, le gel et les comprimés. Tous sont également efficaces.

La posologie est variable selon la voie d'administration choisie, le type d'œstrogène et de progestérone et les schémas thérapeutiques utilisés. Il est recommandé de commencer avec de faibles doses et d'augmenter si les symptômes persistent.

5. En général, combien de temps dure le traitement hormonal substitutif?

Sa durée varie d'un patient à l'autre, mais il est généralement conseillé de maintenir la thérapie combinée pendant moins de 3 ans et l'oestrogénothérapie simple pendant environ 7 ans.

6. Quels effets secondaires l'œstrogène et la progestérone peuvent-ils avoir?

Le traitement hormonal substitutif peut augmenter le risque de crises cardiaques, d'accidents vasculaires cérébraux, de cancers du sein et de l'endomètre et de maladies de la vésicule biliaire. En outre, les effets secondaires peuvent inclure maux de tête, vomissements, diarrhée, constipation, modifications de l'appétit et du poids, nervosité, acné, somnolence, gonflement des mains et des jambes, assombrissement de la peau, pertes vaginales, altération de la flux menstruel et difficulté à porter des lentilles cornéennes.

Dans les cas graves, il peut y avoir maux de tête, troubles de l'élocution, perte totale ou partielle de la vision, engourdissement du bras ou de la jambe, crachats de sang, difficulté à penser clairement et bosses, ou autres modifications du sein.

La progestérone peut également causer des anomalies de la coagulation et couper l'apport sanguin au cerveau, au coeur, aux poumons ou aux yeux et causer de graves problèmes.

7. Quels autres aspects faut-il prendre en compte lors de l'utilisation?

Avant de commencer le traitement, il est important d'informer le médecin de tout autre médicament, vitamine ou supplément utilisé, afin de déterminer si la combinaison peut être nocive.

Vous devez également indiquer si vous souffrez d'allergies ou d'autres affections telles que l'hypertension, les nodules mammaires, les saignements vaginaux, les crises cardiaques, les accidents vasculaires cérébraux, les caillots, l'hypercholestérolémie, le diabète ou des problèmes rénaux, dans la vésicule biliaire ou le cœur. Si vous êtes enceinte, si vous envisagez de concevoir à court terme ou si vous allaitez.

En revanche, pendant le traitement hormonal, il est recommandé d'effectuer fréquemment des examens mammaires. E médicaments doivent être conservés es dans un endroit approprié, à la température ambiante et hors de la portée des enfants.

Partie IX Testicules

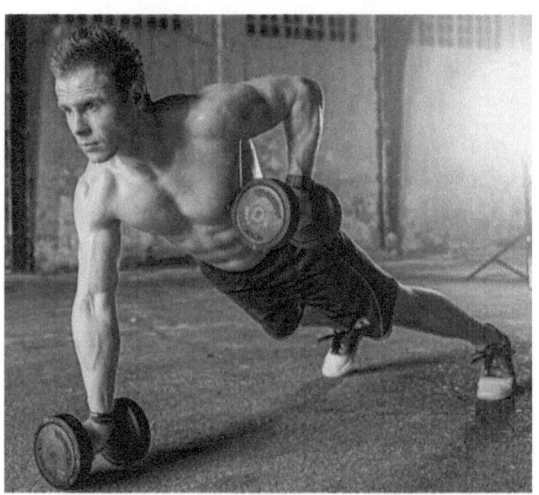

Chapitre 138 . Trouble de l'identité de genre

Le trouble de l'identité de genre est une condition dans laquelle une personne ayant un sexe biologique spécifique s'identifie aux caractéristiques du sexe opposé, ressentant le désir et le besoin de vivre et de se comporter comme tels. Cette situation peut se produire tant chez les hommes que chez les femmes et entre les femmes.

Le TIG fait référence à l'identité et non à l'orientation sexuelle, car l'homosexuel, par exemple, ne rejette pas son état biologique, mais ressent une attirance pour une personne du même sexe. Le symptôme principal de cette affection est la gêne ressentie par les patients qui se trouvent dans un corps avec lequel ils ne se sentent pas à l'aise. Cela provoque une grande souffrance émotionnelle du fait de devoir jouer dans la société un rôle autre que celui souhaité.

Pour savoir comment l'endocrinologie peut les aider à améliorer leur qualité de vie, nous interrogeons le Dr Mario Vega Carbó, endocrinologue ayant plus de 20 ans d'expérience .

Docteur Mario,

1. Y a-t-il une raison spécifique qui cause un trouble de l'identité de genre?

Pour le moment, la cause de TIG n'est pas encore connue. Les études réalisées montrent que les conditions psychosociales ne seraient pas concluantes, que l'éducation et l'environnement dans lesquels la personne évolue ne joueraient pas un rôle décisif à cet égard. N ou il y a des facteurs hormonaux qui différencient les de ceux sans cette condition.

2. Quelle est la procédure suivie avec un patient qui a un trouble de l'identité de genre?

Tout d'abord, un psychiatre ou un psychologue évalue le patient et pose un diagnostic afin de déterminer si les symptômes auxquels il fait référence sont compatibles avec la GIT. Si tel est le cas, un traitement de réassignation sexuelle est mis en place. Il consiste en une série de traitements psychiatriques, médicaux et chirurgicaux permettant une transition progressive du sexe avec lequel le patient est né à celui avec lequel il est identifié.

3. Comment l'endocrinologie entre-t-elle dans tout ce processus?

L'endocrinologie est la science qui étudie le système endocrinien et les hormones responsables de la régulation de notre corps. Dans le cas d'un patient atteint de TIG, un traitement hormonal est effectué en fonction du sexe auquel vous souhaitez appartenir, diminuant ou augmentant les hormones masculines ou féminines de votre corps. Cela contribue à améliorer de manière significative la qualité de vie de la personne en se faisant accepter.

4. Quels sont les effets de ces types de traitements sur les patients?

Chez les personnes de sexe biologique masculin qui se sentent féminines, on leur donne des hormones féminines (œstrogènes) qui provoquent une diminution de la libido et la croissance des poils du visage et du corps, une augmentation du tissu mammaire, une distribution appropriée du gras et une légère modification du ton de la voix.

Dans le cas contraire, ils sont donnés hormones mâles (testostérone) qui provoquent l'arrêt des menstruations, augmentation de la pilosité faciale et la libido, l'apparition de l'acné, l'augmentation de développement musculaire et de sérieux dans la voix, et une diminution du tissu poitrine

5. Combien de temps faut-il pour avoir des effets perceptibles?

Le traitement commencera à avoir des résultats visibles dà 6 mois et devra être maintenu à vie, sinon ses effets seront perdus.

L'endocrinologue sera responsable de l'administration de la dose hormonale appropriée afin de garantir son succès et d'éviter l'apparition de séquelles indésirables.

6. À quel âge est-il conseillé de commencer un traitement hormonal chez les patients atteints de TIG?

Les enfants qui ne se sentent pas identifiés avec leur propre sexe devraient être évalués et traités par un spécialiste de la santé mentale. Si cette condition est maintenue dans le temps et que l'expert estime qu'elle ne sera pas modifiée, un traitement hormonal peut être instauré après 16 ans. Cependant, il est important d'analyser chaque cas d'une manière particulière.

7. Avec un traitement hormonal, est-il possible de réaliser une modification complète du corps?

Bien que de nombreux changements soient réalisés qui permettent de ressembler au genre souhaité, certaines caractéristiques physiques ne peuvent pas être modifiées et nécessitent des interventions chirurgicales pour achever la transition. En cas de passage d'un homme à une femme, les organes génitaux externes sont enlevés et un vagin artificiel est créé, et la taille de la poitrine est augmentée par la chirurgie.

Que par ailleurs, le tissu du sein, de l' utérus, les ovaires et le vagin sont enlevés et un pénis artificiel et les testicules qui répondent à leur fonction sexuelle sont créés.

Il est important de préciser que l'autonomie et la liberté du patient de gérer son propre corps sont respectées à tout moment et que c'est lui qui décide du stade médical ou chirurgical qu'il souhaite atteindre.

8. Quel est le degré de satisfaction du patient avec ces traitements?

Habituellement, lorsqu'ils sont effectués avec un soutien psychologique adéquat, ces traitements donnent de très bons résultats, avec des taux de satisfaction supérieurs à 90 % .

Au contraire, les taux de regret sont inférieurs à 3 % et sont dans la plupart des cas dus à la perte de soutien familial et social, à l'instabilité personnelle ou à la survenue d'événements traumatiques.

Chapitre 139 . Hormonothérapie de la masculinisation

L'hormonothérapie de la masculinisation est liée au comportement à suivre en présence d'un trouble de l'identité de genre .

Pour savoir à quoi ressemble une hormonothérapie masculine, nous interrogeons le Dr Mario Vega Carbó, endocrinologue, avec plus de 20 ans d'expérience.

Docteur Mario,

1. Y a-t-il une raison spécifique qui cause un trouble de l'identité de genre?

Pour le moment, la cause de TIG n'est pas encore connue. Les études réalisées montrent que les conditions psychosociales ne seraient pas concluantes et que l'éducation et l'environnement dans lesquels la personne évolue ne joueraient pas un rôle décisif à cet égard.

D'autre part, il n'y a pas de facteurs hormonaux qui les différencient de ceux sans cette condition.

2. Quelle est la procédure suivie avec un patient qui a un trouble de l'identité de genre?

Tout d'abord, un psychiatre ou un psychologue évalue le patient et pose un diagnostic afin de déterminer si les symptômes auxquels il fait référence sont compatibles avec la GIT.

Si tel est le cas, un traitement de réassignation sexuelle est mis en place. Il consiste en une série de traitements psychiatriques, médicaux et chirurgicaux permettant une transition progressive du sexe avec lequel le patient est né à celui avec lequel il est identifié.

3. Comment l'endocrinologie entre-t-elle dans tout ce processus?

L'endocrinologie est la science qui étudie le système endocrinien et les hormones responsables de la régulation de notre corps.

Chez un patient atteint de TIG, un traitement hormonal est effectué en fonction du sexe auquel vous souhaitez appartenir, ce qui diminue ou augmente les hormones mâles ou femelles de votre corps. Cela contribue à améliorer de manière significative la qualité de vie de la personne en se faisant accepter.

4. Comment se passe le traitement de l'hormonisation masculine?

Dans le cas des personnes de sexe biologique féminin qui se sentent masculines, on leur donne des hormones masculines (testostérone) qui provoquent l'arrêt des menstruations, une augmentation des poils du visage et de la libido, l'apparition de l'acné, un développement accru du muscle et la gravité de la voix et la diminution du tissu mammaire.

5. Combien de temps faut-il pour avoir des effets perceptibles?

Le traitement commencera à avoir des résultats visibles de 3 à 6 mois et devra être maintenu à vie, sinon ses effets seront perdus.

L'endocrinologue sera responsable de l'administration de la dose hormonale appropriée afin de garantir son succès et d'éviter l'apparition de séquelles indésirables.

6. À quel âge est-il conseillé de commencer un traitement hormonal chez ces patients?

Les filles qui ne se sentent pas identifiées avec leur propre sexe devraient être évaluées et traitées par un spécialiste de la santé mentale. Si cette condition est maintenue dans le temps et que l'expert estime qu'elle ne sera pas modifiée, un traitement hormonal peut être instauré après 16 ans.

Si le traitement est commencé avant les premiers changements de la puberté, les caractéristiques sexuelles secondaires de la femme, telles que le développement du sein, peuvent être évitées. Cependant, il est important d'analyser chaque cas d'une manière particulière . L'hormonothérapie n'est généralement pas utilisée chez les filles.

7. Quels sont les risques de l'hormonisation par masculinisation?

Certaines des complications comprennent la surproduction de globules rouges, la prise de poids, l'acné, la calvitie masculine, l'apnée du sommeil, une fonction hépatique élevée, une quantité anormale de lipides sanguins, l'aggravation d'un trouble psychotique ou maniaque préexistant et l'hypertension.

D'autre part, le risque de stérilité permanente augmente avec l'utilisation prolongée d'hormones, en particulier lorsque le traitement est commencé avant la puberté.

8. Avec un traitement hormonal, est-il possible de réaliser une modification complète du corps?

Bien que de nombreux changements soient réalisés qui permettent de ressembler au genre souhaité, certaines caractéristiques physiques ne peuvent pas être modifiées et nécessitent des interventions chirurgicales pour achever la transition.

En cas de mouvement de femme à homme, le tissu mammaire, l'utérus, les ovaires et le vagin sont enlevés et un pénis artificiel et des testicules sont créés pour remplir leur fonction sexuelle.

Il est important de préciser que l'autonomie et la liberté du patient de gérer son propre corps sont respectées à tout moment et que c'est lui qui décide du stade médical ou chirurgical qu'il souhaite atteindre.

Chapitre 1 40 . Le micropenis et son traitement

Un pénis de structure normale, mais dont la taille est inférieure à la plage courante pour un bébé, est défini comme micropénis. Habituellement, la longueur de cet organe chez un nouveau-né se situe entre 2,8 et 4,2 centimètres, avec une circonférence de 0,9 à 1,3 centimètres.

Quand il a une longueur de moins de 1,9 cm, il est considéré comme un micropénis. Habituellement, cette affection est la conséquence d'altérations de l'axe hypothalamo-hypophyso-testiculaire, qui provoque des taux anormaux d'hormones qui participent au développement des organes sexuels.

Pour en savoir plus sur cette maladie, nous avons consulté le Dr Mario Vega Carbó, spécialiste en endocrinologie , qui travaille actuellement au bureau Vega & Vado.

Docteur Mario,

1. Quelles sont les causes du micropenis?

Ce trouble est dû à une anomalie hormonale produite à partir de la douzième semaine de gestation. La cause la plus fréquente est idiopathique, suivie de l'hypogonadisme, de l'iatrogène, de malformations génitales et de syndromes polymorphes.

2. Comment cette condition est-elle détectée?

Après un examen physique, dans lequel il est constant que le pénis mesure moins de 1,9 cm, une étude endocrinologique complète de l'axe hypothalamo-hypophyso-testiculaire doit être réalisée. Dans certains cas, ces conditions médicales peuvent être accompagnées par un faible nombre de spermatozoïdes, ce qui peut avoir pour conséquence une infertilité ou une diminution de celle-ci.

D'autre part, il est également important de différencier le micropénis de ces situations dans lesquelles l'organe est normal, mais semble plus petit en raison d'autres facteurs. Par exemple, le pénis enterré est caché dans de la graisse sus-pubienne, qui peut apparaître chez les enfants obèses ou secondaire à un phimosis majeur.

De même, le pénis touché est dû à une altération du ligament suspenseur, tandis que dans le pénis palmé, la peau du scrotum s'étend jusqu'à la face ventrale de l'organe, ce qui entraîne sa fixation au scrotum.

3. Quel est le traitement pour le micropenis?

Le traitement dépendra de l'âge du patient, de son état de santé général et de ses antécédents médicaux, de la gravité de la maladie et de sa tolérance aux médicaments. L'une des options est le traitement hormonal à la testostérone pour stimuler la croissance du pénis. Il est recommandé de commencer le traitement au cours des premiers mois de la vie car, à ce stade, les récepteurs androgéniques sont mieux dotés et plus affinés, suivis de doses plus élevées au début de la puberté.

D'autre part, les injections d'hormones hypophysaires peuvent aider à produire du sperme. Si ce traitement n'est pas satisfaisant, la chirurgie reconstructive peut être réalisée une fois que vous avez atteint l'âge adulte.

Chapitre 141 . Gynécomastie et augmentation mammaire chez l'homme

La gynécomastie est un trouble dans lequel le tissu mammaire de l'homme gonfle, à la suite d'une réduction des hormones mâles (testostérone) ou d'une augmentation des hormones féminines (œstrogènes).

Dans certains cas, cette affection peut survenir pendant la puberté et disparaître spontanément. Il peut également survenir chez les bébés nés, les personnes âgées ou être le résultat de la consommation de certains médicaments ou drogues. Ces conditions médicales peuvent affecter un ou les deux seins, parfois de manière inégale.

La gynécomastie n'est généralement pas un problème grave, mais elle peut nuire à l'estime de soi du patient et le mettre mal à l'aise et lui donner honte.

Pour en savoir plus sur ce problème, nous interrogeons le Dr Mario Vega Carbó, spécialiste en endocrinologie clinique .

Docteur Mario ,

1. ¿ C chapeau sont les principaux symptômes de la gynécomastie?

Ses signes caractéristiques sont une inflammation des tissus des glandes mammaires et une douleur au toucher, qui peut être légère ou constante. Dans certains cas, il peut aussi y avoir des sécrétions provenant du mamelon d'un ou des deux seins.

2. Quelles sont ses causes?

La gynécomastie est causée par une diminution de la quantité de testostérone par rapport à la quantité d'œstrogènes dans le corps. Cela peut être une conséquence de changements hormonaux ou d'autres facteurs externes.

Chez les nouveau-nés, cela est généralement dû aux effets de l'œstrogène de la mère et ses symptômes disparaissent généralement deux à trois semaines après la naissance.

À la puberté, cela se produit assez fréquemment et se dissipe sans traitement. Chez l'adulte, il touche 1 homme sur 4 entre 50 et 70 ans, en raison de changements hormonaux intervenant au cours du vieillissement.

Par contre, parmi les médicaments pouvant causer cette maladie, il y a les antiandrogènes utilisés pour traiter l'hypertrophie de la prostate, les stéroïdes anabolisants et les androgènes utilisés pour améliorer les performances sportives, l'efavirenz, les anxiolytiques comme le diazépam, les antidépresseurs tricycliques, les antibiotiques et certains remèdes. pour l'ulcère et le coeur.

3. Quelles maladies peuvent affecter l'équilibre normal de ces hormones?

La gynécomastie peut être causée par plusieurs facteurs. Parmi eux, l'hypogonadisme, dans lequel le corps ne produit pas assez de testostérone; Syndrome de Klinefelter, une maladie génétique chez les hommes qui ont deux chromosomes X ou plus; certaines tumeurs telles que celles affectant les testicules, les glandes surrénales ou l'hypophyse; l'hyperthyroïdie; insuffisance rénale ou hépatique; la cirrhose; obésité; Malnutrition et famine.

4. Quelles autres substances peuvent causer la gynécomastie?

La consommation d'alcool et de drogues telles que la marijuana, l'héroïne, la méthadone et les amphétamines peut également être à l'origine de cette affection. A ertains herbes telles que l' huile de lavande, arbre à thé et dong quai utilisé dans les shampooings, savons et lotions ont également été associés à ce trouble.

5. Comment cette maladie est-elle diagnostiquée?

Pour confirmer vos symptômes, le médecin effectue généralement un examen physique qui peut inclure une évaluation du tissu mammaire, de l'abdomen, des aisselles et des organes génitaux. Il peut être indiqué des tests sanguins, des mammographies et d' autres tests pour déterminer la cause et d' exclure d' autres conditions qui peuvent causer leurs mêmes signes que le tissu adipeux dans le sein, le cancer du sein ou de la mammite.

En outre, des études peuvent être nécessaires pour déterminer si le foie, les reins et la thyroïde fonctionnent correctement.

6. Quel est le traitement de la gynécomastie?

Le traitement dépendra de la cause qui le provoque. S'il s'agit d'une conséquence d'une maladie préexistante, telle que l'hypogonadisme ou certaines tumeurs, ces affections doivent être traitées avec leurs traitements respectifs.

Si la maladie est due à un médicament, le professionnel qui suit la thérapie peut vous recommander d'arrêter de le prendre ou de le remplacer par un autre. Dans les cas très ennuyeux et notoires, il est possible de pratiquer une intervention chirurgicale pour éliminer l'excès de tissu mammaire, par liposuccion ou par mastectomie.

D'autre part, les androgènes, les anti-œstrogènes, les inhibiteurs de l'aromatase et le danazol peuvent également être utilisés pour traiter cette affection. L aux rayonnements à faibles doses peut être efficace pour certains cas particuliers.

Dans tous les cas, dans la plupart des cas, la gynécomastie se résorbe avec le temps sans rien faire.

7. Quels autres aspects doivent être pris en compte pendant le traitement?

La gynécomastie peut causer des problèmes émotionnels et psychologiques. C'est une condition difficile à cacher qui nuit à l'estime de soi du patient et peut, notamment à l'adolescence, générer de nombreux conflits, isolement social, anxiété, stress et dépression. Par conséquent, il est recommandé d'accompagner le traitement d'un soutien psychologique et familial.

8. Peut-on prévenir cette maladie?

Dans certains cas, oui et dans d'autres non. Pour réduire vos risques, il est recommandé de mener une vie et une alimentation saines, de faire de l'exercice régulièrement, de ne pas consommer d'alcool ou de drogues illégales et de contrôler les médicaments utilisés pour déterminer si la gynécomastie fait partie de ses effets secondaires.

Chapitre 142 . Syndrome de Klinefelter

Le syndrome de Klinefelter (SK) est une maladie génétique chez les hommes qui ont au moins deux chromosomes X dans leurs chromosomes sexuels. La grande majorité des personnes touchées ont des testicules petits et fermes, qui ont une fonction réduite et produisent moins de testostérone.

L'infertilité, l'élargissement anormal des seins, les cheveux courts, la grande taille, la taille réduite du pénis et lesproportions peu fréquentes du corps, telles que les hanches larges et les jambes et les bras longs par rapport au tronc, constituent d'autres symptômes courants.

Pendant l'adolescence, il peut y avoir une puberté absente, retardée ou incomplète, bien que les signes varient d'une personne à l'autre. Cette affection se produit chez un bébé sur 500 à 1 000 nés.

Pour en savoir plus sur ce sujet, nous interrogeons le Dr Mario Vega Carbó, spécialiste en endocrinologie clinique .

Docteur Mario,

1. Quelles sont les causes du syndrome de Klinefelter?

La plupart des humains ont 46 chromosomes, qui contiennent leurs informations génétiques. Les deux chromosomes sexuels, appelés X et Y, déterminent s'ils seront masculins ou féminins.

Les hommes ont généralement un chromosome X et un autre Y. Le syndrome de Klinefelter survient lorsqu'ils ont plus d'un chromosome X entre les chromosomes sexuels, ce qui est dû à des causes inconnues et non héritées.

2. Comment le SK est-il découvert?

En général, le syndrome de Klinefelter est diagnostiqué à l'âge adulte, en cas de problèmes sexuels et d'infertilité, car dans l'enfance, il n'y a généralement pas de signes de différences.

Pour confirmer la maladie, une analyse des chromosomes appelée caryotype et des tests hormonaux de sang, d'urine et de sperme est effectuée.

3. Existe-t-il des particularités pouvant être perçues pendant l'enfance et l'adolescence?

Les enfants atteints de SK ont généralement des problèmes d'apprentissage, en particulier dans les domaines de la communication et de l'expression verbale.

À l'adolescence, ce comportement est associé à une augmentation de l'agressivité et de l'irritabilité, à des difficultés de socialisation et à une tendance à la conduite et aux activités solitaires.

4. Un enfant atteint du syndrome de Klinefelter présente-t-il un retard mental?

Comme je l'ai déjà dit, il n'existe pas de retard mental, mais il est tout à fait possible que vous ayez des problèmes d'apprentissage dans certains domaines, ce qui est une bonne chose à régler à temps. D'autre part, de nombreux patients atteints de SK ont des talents différents qu'il est important de rechercher et de développer.

5. Si confirmé, quel est le traitement du syndrome de Klinefelter?

En général, un traitement hormonal à la testostérone est utilisé pour favoriser la croissance des poils, une voix grave, une augmentation de la masse corporelle, la concentration, l'estime de soi, l'énergie et la pulsion sexuelle. Cela peut également améliorer la densité osseuse et réduire le risque de fractures.

Avec un endocrinologue, la thérapie devrait également inclure la consultation d'un physiothérapeute, d'un spécialiste en médecine de la reproduction et d'un soutien psychologique ou psychiatrique.

La plupart des hommes atteints du syndrome de Klinefelter continueront d'être stériles, mais les procédures de procréation assistée actuelles permettent à certains d'avoir des enfants.

D'autre part, les personnes qui ont un sein hypertrophié peuvent retirer les tissus en excès par la chirurgie.

6. Quelles autres complications cette maladie peut-elle apporter?

Les personnes atteintes de SK peuvent avoir une dent élargie appelée taurodontisme, caractérisée par la forme allongée de la chambre pulpaire. Ils sont plus susceptibles de souffrir d'hyperactivité et de troubles du déficit de l'attention, cancer du sein, anxiété, dépression, dyslexie, diabète, hypothyroïdie, leucémie, lupus, polyarthrite rhumatoïde, maladies pulmonaires et cardiaques, ostéoporose et tumeurs testiculaires.

7. La SK affecte-t-elle l'identité de genre et les préférences sexuelles du patient?

La quantité supplémentaire de chromosomes X n'est pas liée à l'identification, l'orientation et les préférences sexuelles, qui sont déterminées par d'autres facteurs.

En ce qui concerne l'apparence physique, au-delà des signes déjà mentionnés qui peuvent être évités avec l'administration de testostérone, la conformation corporelle est presque identique à celle d'un homme non affecté.

Chapitre 143 . Syndrome de Kallmann et le sens de l'odorat

Le syndrome de Kallmann est une maladie génétique rare qui affecte le fonctionnement normal de l'hypothalamus et des glandes sexuelles. Elle se caractérise par un déficit en hormone de libération des gonadotrophines (GnRH) et une perte de l'odorat.

Cet état est l'une des causes de l'hypogonadisme, une maladie qui apparaît lorsque les gonades ne sécrètent pas la quantité adéquate d'hormones, ce qui entraîne la stérilité et d'autres troubles. Les symptômes du syndrome de Kallmann varient en fonction de l'âge.

Pour en savoir plus sur ce problème, nous interrogeons le Dr Mario Vega Carbó, spécialiste en endocrinologie clinique .

Docteur Mario,

1. Quelles sont les causes du syndrome de Kallmann?

Ce trouble a une origine génétique, principalement associée aux gènes KAL1, FGFR1, FGF8, PROK2 et PROKR2. Les patients présentent généralement des mutations dans un ou plusieurs de ces gènes, dues à des facteurs environnementaux et héréditaires.

2. Quels sont vos principaux symptômes?

La principale caractéristique du syndrome de Kallmann est la perte partielle ou totale de l'odorat. Lorsqu'il survient dans l'enfance, les enfants présentent également habituellement un micropénis et l'absence d'un ou deux testicules dans le sac scrotal. Pendant ce temps, l'adolescence connaît une maturation sexuelle incomplète et des signes d'hypogonadisme.

À l'âge adulte, il peut y avoir des problèmes de croissance chez les hommes ; faible masse osseuse et musculaire; mauvais développement des organes génitaux, des poils et de la voix; infertilité; dysfonction érectile et perte du désir sexuel.

Chez les femmes, il peut affecter le développement des seins et de la taille et entraîner l'absence de cycles menstruels, de bouffées de chaleur, de sécheresse vaginale, de sautes d'humeur et de stérilité. Les autres symptômes moins fréquents sont les défauts dentaires, les fentes labiales, les problèmes auditifs et rénaux et le daltonisme.

3. Comment cette maladie est-elle détect

Face à ses symptômes, un examen physique est généralement effectué à la recherche d'altérations du développement sexuel et de tests pour mesurer les niveaux hormonaux et la capacité olfactive. Des études de neuroimagerie peuvent également être nécessaires pour évaluer les structures du cerveau et des tests génétiques.

4. Quel est votre traitement?

Généralement, un traitement hormonal substitutif est appliqué dans le but d'induire la puberté et, par la suite, la fertilité. Chez les hommes, l'administration de testostérone, de gonadotrophine chorionique et d'hormone folliculo-stimulante est essentielle pour permettre le développement complet des caractères sexuels masculins et stimuler la production de sperme.

Chez les femmes, des œstrogènes, des gonadotrophines et des progestatifs sont utilisés pour stimuler le développement du sein, des poils pubiens et d'autres caractéristiques sexuelles féminines, en plus du cycle endométrial.

5. Comment se passe l'administration de ces hormones?

Il existe différentes formes d'administration. Les plus courantes sont les pilules orales, mais il existe également des timbres cutanés, des crèmes, des gels, des injections et des comprimés. Tous sont également efficaces.

6. Que pouvez-vous attendre de cette thérapie?

Un traitement hormonal approprié provoquera l'apparition de la puberté, une maturation sexuelle et peut restaurer la fertilité. Cependant, pour le moment, il n'existe aucun traitement pour traiter la perte d'odorat.

7. Quelles autres complications le syndrome de Kallmann peut-il apporter?

Parmi les autres inconvénients, cette affection peut entraîner un retard de la puberté, une stérilité, une faible densité osseuse et des problèmes sexuels et émotionnels. Si nécessaire, un soutien psychologique est recommandé.

Chapitre 144 . Causes et principaux symptômes du syndrome de Noonan

Le syndrome de Noonan est un trouble génétique qui provoque un développement anormal dans diverses parties du corps. Dans de nombreux cas, il peut être transmis des parents aux enfants, bien qu'il puisse également être provoqué par une mutation spontanée, sans antécédents familiaux. Cette condition peut entraîner des caractéristiques faciales inhabituelles, une petite taille, des problèmes cardiaques et des retards de développement possibles.

Pour en savoir plus sur ce sujet, nous interrogeons Mario Vega Carbó, spécialiste en endocrinologie , responsable du bureau Vega & Vado à Managua, au Nicaragua.

Docteur Mario,

1. Qu'est-ce qui cause le syndrome de Noonan?

Ce trouble est causé par une mutation génétique. En général, ces défauts entraînent l'hyperactivité de certaines protéines et perturbent le processus normal de croissance et de division cellulaire.

Les mutations peuvent être héritées ou présentes de manière aléatoire. Les enfants d'un père atteint du syndrome de Noonan ont 50% de chances de l'obtenir.

2. Quels sont vos principaux symptômes physiques?

Les signes varient d'une personne à l'autre et peuvent être légers ou graves. La plupart présentent des différences dans la forme du visage et de la tête, qui sont plus perceptibles chez les nourrissons et les jeunes enfants. Certains traits caractéristiques sont des yeux bleus ou verts largement séparés, des oreilles épaisses et une faible implantation, un sillon profond entre le nez et la bouche, une petite mâchoire inférieure, un cou court, des paupières tombantes et des dents tordues.

En outre, ils peuvent avoir une petite taille, un sternum creux, des mamelons séparés, un petit pénis et des testicules non descendus.

3. Quelles autres caractéristiques ont-ils habituellement?

Ceux qui souffrent du syndrome de Noonan ont généralement un retard dans la puberté, une déficience visuelle et auditive, des ecchymoses et un saignement excessif, ainsi qu'un gain de poids lent.

Par ailleurs, ils peuvent présenter des malformations cardiaques, des maladies de la peau, des problèmes de croissance et d'alimentation, des difficultés d'apprentissage et une légère déficience intellectuelle. Aussi troubles émotionnels et comportementaux.

4. Comment le syndrome de Nooman est-il détecté?

Compte tenu de ses symptômes, les antécédents cliniques et familiaux du patient sont généralement analysés et un examen physique est effectué pour confirmer le diagnostic.

De plus, selon les cas, une numération plaquettaire, une mesure des niveaux hormonaux, une radiographie pulmonaire, une échocardiographie, une audiométrie et des tests génétiques, entre autres études, peuvent être effectuées.

5. Quel est votre traitement?

Le syndrome de Nooman n'a pas de traitement curatif puisqu'il n'y a aucun moyen de réparer les modifications qu'il produit dans les gènes. Cependant, différentes thérapies peuvent être suivies pour soulager vos symptômes. Par exemple, un traitement à base d'hormone de croissance peut traiter une petite taille, alors que certains médicaments peuvent soigner les saignements et les saignements.

Par ailleurs, certains médicaments et interventions chirurgicales peuvent résoudre certains problèmes cardiaques et corriger les testicules non descendus. L'utilisation de lunettes résout la plupart des problèmes de vision et les programmes éducatifs peuvent aider un enfant en difficulté d'apprentissage. La même orthophonie et physiothérapie.

6. Quelles autres complications peuvent causer le syndrome de Nooman?

Cette condition peut provoquer une accumulation de liquide dans les tissus corporels, des retards de développement, des infections urinaires, un risque accru de leucémie et d'autres cancers, une infertilité masculine et des problèmes de structure du cœur. En outre, les symptômes physiques peuvent entraîner une dépression, une faible estime de soi et des problèmes sociaux.

Chapitre 145 . Dysfonction érectile

La dysfonction érectile est l'incapacité fréquente d'un homme à avoir ou à maintenir une érection pour avoir un rapport sexuel satisfaisant. Cela peut arriver à tout âge, mais il est plus fréquent après 65 ans.

Dans la plupart des cas, cela est dû à des problèmes physiques, bien que cela puisse aussi être dû à des problèmes psychologiques ou émotionnels, une combinaison des deux ou à un facteur externe, tel que la consommation de certains médicaments. Certains hommes peuvent avoir des inconvénients sporadiques pour avoir une érection. Si cela se produit continuellement, il est conseillé de consulter un médecin.

En plus de l'inconfort sexuel, la dysfonction érectile peut être le signe d'autres problèmes de santé, tels que des vaisseaux sanguins obstrués ou une lésion nerveuse.

Pour discuter de ce sujet, nous interrogeons le Dr Mario Vega Carbó, spécialiste en endocrinologie possédant plus de 20 ans d'expérience clinique.

Docteur Mario,

1. Quelles sont les principales raisons de la dysfonction érectile?

Parmi les causes physiques, cela peut être dû à des maladies telles que le diabète, une pression artérielle élevée, des problèmes cardiaques ou thyroïdiens, des vaisseaux sanguins obstrués, un faible taux de testostérone, des lésions de la moelle épinière, la maladie de Parkinson, la sclérose en plaques, un taux de cholestérol élevé, l'obésité ou des troubles du système nerveux.

Parmi les facteurs psychologiques, on trouve le stress, l'anxiété, la dépression, le manque d'estime de soi, des épisodes sexuels traumatiques antérieurs, la peur de l'échec, les troubles du sommeil, des problèmes de communication et de relations.

D'autre part, la dysfonction érectile peut également survenir en raison de l'utilisation de certains médicaments tels que les antidépresseurs ou les somnifères, ou de la consommation excessive d'alcool et de drogues.

Les causes physiques sont plus courantes chez les hommes âgés et les causes émotionnelles chez les jeunes.

2. Quels sont vos symptômes?

Les signes les plus fréquents sont des problèmes persistants pour obtenir ou maintenir une érection, ou que cela n'est pas assez ferme pour avoir une relation sexuelle. Il peut aussi y avoir un manque de désir et un moindre intérêt pour le sexe.

3. Comment les causes de ce trouble sont-elles détectées?

Avant ses signes, des tests physiques, sanguins et urinaires seront effectués pour mesurer le niveau hormonal, le cholestérol et le glucose, et rechercher des pathologies telles que le diabète ou les problèmes cardiaques.

D'autre part, une échographie du pénis peut être nécessaire pour rechercher des problèmes de circulation et des tests psychologiques pour analyser les causes émotionnelles possibles. Si le patient a des érections le matin ou la nuit alors qu'il dort, il ne s'agit probablement pas d'un problème physique.

4. Quel est votre traitement?

Le traitement dépendra de la cause du problème. Si c'est une différence hormonale, la testostérone peut être appliquée par le biais de patchs cutanés, de gels ou d'injections intramusculaires. Dans le cas du diabète, des problèmes cardiaques ou d'autres maladies chroniques, ils doivent être contrôlés.

Certains médicaments pour la consommation orale, tels que le sildénafil (Viagra), l'avanafil, le vardénafil et le tadalafil sont très efficaces dans le traitement de la dysfonction érectile. D'autres médicaments qui sont placés dans l'urètre ou injectés dans le pénis (alprostadil) améliorent le flux sanguin. Certains patients préfèrent utiliser la pompe pénienne, un appareil qui aide à l'érection.

Si ces traitements ne fonctionnent pas, les implants peuvent être posés chirurgicalement dans le pénis. Si l'inconvénient est un médicament en cours de prise, il peut être remplacé par un autre.

D'un point de vue émotionnel et psychologique, il est recommandé de discuter ouvertement du problème avec le couple et, si nécessaire, de consulter un thérapeute spécialisé dans les problèmes sexuels et relationnels.

5. Le Viagra et d'autres médicaments apparentés peuvent-ils avoir des effets secondaires graves?

Oui, ces médicaments peuvent causer des maux de muscles et de la tête, une congestion nasale, des rougeurs, des troubles de la vue et des maux d'estomac, à une crise cardiaque. Par conséquent, ils ne sont pas recommandés pour les patients qui ont une maladie cardiaque grave ou qui ont eu un accident vasculaire cérébral ou une crise cardiaque récente.

Il n'est pas non plus recommandé aux personnes atteintes de diabète non contrôlé ou de pression artérielle très basse ou très élevée . Il est important qu'ils soient prescrits par un médecin. D'autre part, si l'utilisation de ces médicaments provoque une érection qui dure plus de 4 heures, vous devez demander de l'aide immédiatement.

6. Quelles autres recommandations peuvent être prises en compte?

Pour avoir une meilleure vie sexuelle, il est conseillé de manger sainement, de faire de l'exercice quotidiennement, de maintenir un poids corporel adéquat, de bien dormir, de ne pas fumer et d'éviter l'alcool et les drogues. Évitez également le stress et les situations conflictuelles et apprenez à améliorer votre estime de soi et à accepter son corps tel qu'il est. Si vous êtes diabétique, il est important de contrôler votre taux de sucre dans le sang.

Chapitre 146 . Infertilité masculine

L'infertilité masculine est un terme médical utilisé lorsqu'un homme a du mal à mettre une femme enceinte après un an de rapports sexuels fréquents sans protection. Cela peut être dû à diverses raisons, telles que des problèmes physiques ou hormonaux, des blessures, des maladies, des facteurs environnementaux ou liés au mode de vie.

Une fois que la cause est trouvée, il peut être traité avec des médicaments, une chirurgie ou l'utilisation de techniques de procréation assistée.

Pour en savoir plus sur ce sujet, nous avons consulté le Dr Mario Vega Carbó, spécialiste en endocrinologie , responsable du bureau Vega & Vado.

Docteur Mario,

1. Quelles sont les principales causes de l'infertilité masculine?

Il y a beaucoup de raisons qui peuvent le causer. Dans la grande majorité des cas, le problème réside dans les testicules, responsables de la production du sperme et de la testostérone, l'hormone sexuelle masculine.

Les blessures, les infections, les radiations, la chimiothérapie, les chirurgies ou certaines maladies génétiques peuvent les endommager et affecter leur fonctionnement. La chaleur peut également nuire à la production de sperme, comme dans le cas des varicocèles (veines dilatées autour des testicules).

L'infertilité peut également être due à une obstruction du canal déférent, des tubes qui conduisent le sperme au pénis. Cela peut être le résultat d'une infection, d'une vasectomie ou d'une fibrose kystique. Les autres causes possibles sont les déficiences hormonales, les problèmes d'éjaculation, les testicules non redescendus, les maladies chroniques, les tumeurs, l'obésité, l'utilisation de certains médicaments et l'usage de drogues.

En outre, une exposition excessive à certains éléments environnementaux, tels que la chaleur, les toxines et les produits chimiques, peut également réduire la production ou le fonctionnement du sperme.

2. Quelles autres maladies peuvent causer l'infertilité?

Certaines maladies héréditaires, telles que le syndrome de Klinefelter, dont souffrent les hommes qui ont au moins deux chromosomes X, peuvent entraîner un développement anormal des organes de reproduction. La maladie cœliaque, la fibrose kystique, le syndrome de Kallmann et le syndrome de Kartagener peuvent également causer la stérilité.

3. Quels sont les principaux symptômes de l'infertilité masculine?

Outre l'incapacité de concevoir, les autres signes fréquents comprennent des difficultés d'éjaculation, une diminution de la libido, un dysfonctionnement érectile, une douleur ou un gonflement dans la région des testicules, une incapacité à sentir les odeurs, une croissance mammaire anormale et une diminution des poils.

4. Qui est le plus susceptible de le souffrir?

Les hommes qui fument du tabac, ceux qui font de l'embonpoint, ceux qui ont contracté des infections sexuellement transmissibles, ceux qui boivent beaucoup d'alcool et ceux qui consomment des drogues illicites risquent davantage de souffrir de stérilité. Aussi ceux qui souffrent de stress ou de dépression, ceux qui sont exposés à certaines toxines, ceux qui ont subi un traumatisme aux testicules ou une chirurgie pelvienne et ceux qui ont certaines maladies.

5. Comment ce trouble est-il détecté?

Au vu de ses symptômes, une analyse des antécédents médicaux du patient et diverses études sont effectuées pour en rechercher les causes. Les tests peuvent inclure des tests physiques et sanguins pour contrôler les niveaux d'hormones; tests génétiques, de sperme et d'urine; échographie du scrotum et transrectale pour détecter une hypertrophie des veines, des tumeurs ou des obstructions; et biopsie testiculaire.

6. Quel est le traitement pour l'infertilité masculine?

Le traitement dépendra de la cause. Cela peut inclure des médicaments, une chirurgie ou l'utilisation de techniques facilitant la conception. La chirurgie peut réparer des obstructions et des varicocèles, ainsi que des vasectomies inverses. En attendant, en cas de déficit hormonal, le traitement peut améliorer la production de sperme.

Les antibiotiques peuvent guérir les infections de l'appareil reproducteur et certains médicaments peuvent traiter le dysfonctionnement érectile. Dans le cadre de la procréation assistée, l'insémination artificielle ou la fécondation in vitro peuvent être réalisées.

Si la cause est une autre maladie ou un problème psychologique ou émotionnel, ils doivent être traités. Si cela est dû à la consommation d'un certain médicament, le médecin peut le remplacer par un autre.

7. Quelles autres recommandations peuvent être prises en compte?

Pour augmenter les chances de succès, il est recommandé de mener une vie saine. Il est conseillé de manger sainement, de faire de l'exercice quotidiennement, de maintenir un poids corporel adéquat, de bien dormir, de ne pas fumer et d'éviter de boire de l'alcool. Évitez également le stress, l'exposition aux toxines et les situations dans lesquelles les testicules peuvent être exposés à la chaleur pendant une longue période.

Par ailleurs, la stérilité masculine est souvent due à des problèmes psychologiques et émotionnels et peut conduire à la dépression. Par conséquent, un soutien psychologique est recommandé, si nécessaire.

Chapitre 147 . Spermatogramme

Le spermatogramme est une analyse effectuée pour mesurer la quantité et la qualité du sperme et du sperme d'un homme. Il vous permet de vérifier votre capacité de reproduction et de détecter les anomalies qui entravent la conception.

Au cours de l'étude, les paramètres macroscopiques et microscopiques du sperme sont évalués, notamment le volume, la couleur, la viscosité, le pH et la liquéfaction de l'éjaculation. Il analyse également la manière dont le sperme se solidifie pour devenir liquide, son épaisseur, son acidité et la présence de liants et de globules blancs.

De même, une numération des spermatozoïdes est réalisée et leur mobilité, leur vitalité et leur morphologie sont étudiées.

Pour en savoir plus sur ce sujet, nous avons interrogé le médecin cubain Mario Vega Carbó, spécialiste en endocrinologie clinique .

Docteur Mario,

1. A quoi sert un spermatogramme?

Cette étude a été réalisée pour évaluer un homme de » la fertilité et de déterminer si des problèmes de production ou de la qualité du sperme est de causer des difficultés à concevoir. Leurs résultats sont très utiles pour indiquer des traitements personnalisés au couple.

D'autre part, le test peut également être effectué après une vasectomie pour confirmer qu'il n'y a pas de sperme dans le sperme et ainsi garantir le succès de l'intervention. E test de diagnostic est effectué pour le syndrome de Klinefelter, une maladie génétique subie par les hommes qui ont deux ou plusieurs chromosomes X

2. Quelle est la préparation à cet examen?

Avant l'étude, le patient doit éviter toute activité sexuelle générant une éjaculation pendant 3 jours afin de garantir la qualité du sperme.

3. Comment se fait la collecte de l'échantillon?

La personne doit se masturber et éjaculer dans un bocal ou une tasse stérile. Il est recommandé d'examiner l'échantillon dans un délai d'une demi-heure, car plus l'analyse sera rapide, plus les résultats seront précis.

Par ailleurs, compte tenu des fluctuations quotidiennes de la qualité du sperme, il est conseillé d'évaluer deux ou trois échantillons de jours différents afin d'avoir un diagnostic plus fiable.

4. Quels sont les résultats attendus au cours de cette étude?

En général, dans les valeurs normales, le volume de sperme varie de 1,5 à 5 millilitres par éjaculation et doit être complètement liquéfié au bout de 60 minutes.

En ce qui concerne les spermatozoïdes, le nombre par millilitre doit être supérieur à 15 millions, au moins 60 % doivent être en vie et avoir des mouvements normaux, et la morphologie doit être supérieure à 4%. Pendant ce temps, la valeur du pH doit être supérieure à 7,1.

Cependant, un résultat anormal ne signifie pas toujours que le patient ne peut pas concevoir.

5. Que peuvent signifier les résultats anormaux?

Dans ces cas, si le nombre de spermatozoïdes est trop bas ou trop élevé, cela peut signifier que la personne est moins fertile. D'autre part, l'acidité et la présence de globules blancs peuvent marquer l'existence d'une infection, alors qu'un pH inférieur à 7,1 pourrait indiquer l'absence de sperme ou de processus inflammatoires chroniques.

Pendant ce temps, si l'échantillon est très visqueux, cela peut être dû à un dysfonctionnement de la prostate. En outre, si plus de 50% des spermatozoïdes sont liés à d'autres cellules ou particules, il peut y avoir un problème immunitaire.

6. Quels aspects peuvent affecter la fertilité d'un homme?

Plusieurs raisons peuvent l'affecter. Dans la grande majorité des cas, le problème réside dans les testicules, responsables de la production du sperme et de la testostérone, l'hormone sexuelle masculine. Les blessures, les infections, les radiations, la chimiothérapie, les chirurgies ou certaines maladies génétiques peuvent les endommager et affecter leur fonctionnement.

La chaleur peut également nuire à la production de sperme, comme dans le cas des varicocèles (veines dilatées autour des testicules). L'infertilité peut également être due à une obstruction du canal déférent, des tubes qui conduisent le sperme au pénis. Cela peut être le résultat d'une infection, d'une vasectomie ou d'une fibrose kystique.

Les autres causes possibles sont les déficiences hormonales, les problèmes d'éjaculation, les testicules non redescendus, les maladies chroniques, les tumeurs, l'obésité, l'utilisation de certains médicaments et la consommation d'alcool et de drogues.

En outre, une exposition excessive à certains éléments environnementaux, tels que la chaleur, les toxines et les produits chimiques, peut également réduire la production ou le fonctionnement du sperme.

Chapitre 148 . Hypogonadisme et les glandes sexuelles

L'hypogonadisme est une affection qui survient lorsque les glandes sexuelles, appelées gonades, ne sécrètent pas la quantité appropriée d'hormones.

Chez les hommes, ces glandes sont les testicules et produisent la testostérone, qui influe sur le développement des organes sexuels, le maintien des os et des muscles, la production de sperme et de globules blancs et la libido. Chez les femmes, ce sont les ovules, qui génèrent principalement des œstrogènes et de la progestérone, ainsi qu'une petite quantité de testostérone.

Ces hormones régulent le cycle menstruel et la grossesse, ainsi que les caractéristiques sexuelles secondaires, et agissent sur les autres organes et systèmes du corps.

L'hypogonadisme peut avoir différentes causes, être congénital ou apparaître au fil des ans. Une de ses principales conséquences est la stérilité.

Pour en savoir plus sur ce trouble, nous interrogeons Mario V ega Carbó, endocrinologue ayant plus de 20 ans d'expérience.

Docteur Mario,

1. Qu'est-ce qui cause l'hypogonadisme?

Cette condition peut survenir pour diverses raisons. D'une part, il peut exister un problème spécifique dans les testicules et les ovaires qui les empêche de fonctionner correctement. Cela peut être une conséquence d'inconvénients du système immunitaire, d'infections, de maladies du foie et des reins, de traumatismes et d'une exposition à une intervention chirurgicale, à une radiothérapie ou à une chimiothérapie.

Il peut également y avoir des troubles génétiques et du développement, tels que les syndromes de Turner, Kallman et Klinefelter, ou dus à d'autres maladies, telles qu'un problème d'hypothalamus ou d'hypophyse, l' anorexie mentale, des tumeurs et des traumatismes , ainsi que certains médicaments, carences nutritionnelles et autres. L'excès de fer sont d'autres déclencheurs.

2. Quels sont vos symptômes?

Chez la femme, l'hypogonadisme peut affecter le développement et la taille des seins et être à l'origine de l'absence de cycle menstruel, de bouffées de chaleur, de sécheresse vaginale, de sautes d'humeur et de stérilité. Son état est normal pendant la ménopause. Chez les hommes, il provoque également des problèmes de croissance et affecte le développement des muscles, des organes génitaux, des poils et de la voix. En outre, il peut provoquer une croissance mammaire, une infertilité, un dysfonctionnement érectile et une perte du désir sexuel.

D'autre part, l' hypogonadisme peut également entraîner des changements mentaux et émotionnels, ainsi que des organes génitaux anormaux.

3. Comment cette maladie est-elle détectée?

Face à leurs symptômes, un examen physique est généralement effectué; des tests pour mesurer les niveaux d'hormones et la fonction de l'hypophyse et de la thyroïde;

analyse du sang et des chromosomes; nombre de spermatozoïdes et autres études pour confirmer votre diagnostic.

4. Quel est votre traitement?

Dans ces cas, un traitement hormonal substitutif est généralement appliqué pour remplacer ceux qui ne se produisent pas naturellement.

Pour les femmes, des œstrogènes et de la progestérone sont utilisés, qui stimulent le développement des poils du sein et du pubis, ainsi que d'autres caractéristiques sexuelles. Ces hormones aident également à protéger contre l'ostéoporose et certains types de cancer, à prévenir les infections urinaires et à améliorer l'humeur. E n certains cas , être utilisés pilules ou des injections pour stimuler l' ovulation.

Chez les hommes, la testostérone est utilisée pour favoriser la croissance des poils, la voix grave, l'augmentation de la masse corporelle, la concentration, l'énergie et la libido. La s injections de l' hormone hypophysaire peut n aider à produire du sperme

5. Comment se passe l'administration de ces hormones?

Il existe différentes formes d'administration. Les plus courantes sont les pilules orales, mais il existe également des timbres cutanés, des crèmes, des gels, des injections et des comprimés. Tous sont également efficaces.

6. Quelles autres complications cette maladie peut-elle entraîner?

L'hypogonadisme peut augmenter les risques d'ostéoporose et de maladie cardiaque. Chez certaines femmes, l'utilisation prolongée d'un traitement hormonal peut augmenter les risques de cancer du sein, de caillots sanguins et de malaises cardiaques.

7. Quelles autres recommandations sont fournies pour ces cas?

Une bonne condition physique, un poids corporel normal et des habitudes alimentaires saines peuvent aider à prévenir certains cas d'hypogonadisme.

Chapitre 149 . Andropause ou "ménopause masculine"

L'andropause est appelée la chute du niveau hormonal chez les hommes avec le vieillissement. Bien qu'elles ne soient pas très similaires, elles sont généralement associées à la ménopause féminine, car elles présentent des symptômes similaires. E trouble ste commence à se manifester après 40 ans, bien que les signes ne sont pas tels que définis comme dans le cas des femmes.

Tous les hommes ont une diminution du taux de testostérone à partir de 30 ans. Quand ils tombent beaucoup Andropause apparaît. Outre les facteurs physiques, des aspects psychologiques, sociaux et émotionnels influencent également son apparence.

Pour en savoir plus sur ce sujet, nous interrogeons Mario Vega Carbó, endocrinologue ayant plus de 20 ans d'expérience.

Docteur Mario,

1. Qu'est-ce que la testostérone et quelle est sa fonction?

La testostérone est une hormone produite dans les testicules qui influence de nombreuses fonctions physiques, biochimiques et mentales de l'homme. Il est fondamental dans le développement et la croissance et, à l'âge adulte, il est responsable du maintien de la solidité des os et des muscles, du désir et de la capacité sexuelle, ainsi que de la production de globules rouges et de spermatozoïdes.

2. Quels sont les symptômes de l'andropause?

Ses principaux signes sont une fatigue progressive, une diminution du désir sexuel et des altérations de l'éjaculation. En outre, moins de force et d'endurance physique, davantage de peau et de cheveux secs, de mains et de pieds froids, et une perte de mémoire et de concentration.

D'autre part, la vision, la taille du testicule et la quantité de sperme sont réduites. et augmente la transpiration, la faiblesse musculaire et la graisse corporelle. Il peut y avoir un dysfonctionnement érectile et une tendance à la mauvaise humeur, des signes de dépression, des maux de tête prolongés et une anxiété accrue, une irritabilité et une insomnie.

3. Certaines maladies peuvent-elles augmenter vos risques?

Oui, les personnes souffrant de syndrome métabolique, de diabète sucré, de troubles du système cardiovasculaire ou d'hypertension artérielle risquent davantage de souffrir d'andropause.

4. Quel est votre traitement?

Avec le vieillissement, il est normal que ces symptômes apparaissent progressivement. Si les niveaux de testostérone sont très bas et que la diminution se produit soudainement, un traitement hormonal substitutif peut être effectué et appliqué par voie orale, en gel ou par injections intramusculaires.

5. Quels sont les avantages de cette thérapie?

Le traitement à la testostérone permet au patient d' augmenter son désir et son activité sexuelle, d'augmenter son érection et de se sentir plus énergique. Cela peut également augmenter la masse musculaire et améliorer la densité osseuse et l'humeur générale.

6. Quel est le danger de l'automédication avec de fortes doses de testostérone?

Des taux de testostérone élevés peuvent entraîner une augmentation de la prostate, des globules rouges et du cholestérol. Son utilisation contribue également à l'apnée du sommeil et à la formation de caillots sanguins dans les veines. D'autre part, il augmente les risques de cancer de la prostate, de crise cardiaque et d'accident vasculaire cérébral.

C'est pourquoi il est important de consulter un médecin pour savoir si un traitement hormonal est adéquat et vraiment nécessaire.

7. Quelles autres recommandations ceux qui souffrent d'andropause peuvent-ils prendre en compte?

Pour améliorer vos symptômes, il est conseillé de mener une vie saine. Cela comprend une alimentation équilibrée, des exercices quotidiens, le maintien d'un poids corporel adéquat, une bonne nuit de sommeil, ne pas fumer et d'éviter la consommation de caféine, d'alcool et de drogues.

Évitez également le stress et, en cas de dépression, demandez de l'aide thérapeutique et discutez du problème avec le couple et avec des amis du même âge.

Chapitre 150 . Traitement à la testostérone

Chez les hommes, les testicules sont responsables de la sécrétion de testostérone, une hormone qui influe sur le développement des organes sexuels, le maintien des os et des muscles, la production de spermatozoïdes et de globules blancs et la libido.

Chez les patients atteints d' hypogonadisme, une affection qui se produit lorsque les gonades ne génèrent pas la quantité appropriée de cette substance, l'hormonothérapie substitutive est l'une des solutions de remplacement disponibles.

Il existe différentes manières d'appliquer la testostérone. Les pilules orales les plus courantes, mais peuvent également être fournis par des crèmes, des gels, des injections et des comprimés, tous étant également efficaces.

Pour en savoir plus sur ce sujet, nous interrogeons le Dr Mario Vega Carbó, spécialiste en endocrinologie clinique.

Docteur Mario,

1. Dans quels cas utilise-t-on un traitement à la testostérone?

Ce traitement est généralement utilisé chez les hommes adultes présentant de faibles niveaux d'hormone dus à des troubles des testicules, de l'hypophyse ou de l'hypothalamus.

Chez les enfants et les adolescents, son utilisation pourrait arrêter la croissance des os et provoquer une puberté précoce. Chez les personnes hypogonadistes, la puberté évolue normalement et des caractères sexuels secondaires apparaissent.

Chez les femmes, il peut provoquer une voix grave, la croissance des cheveux dans des endroits inhabituels, une hypertrophie des organes génitaux, une diminution de la taille de la poitrine, une perte des cheveux et des cycles menstruels irréguliers. Son utilisation pendant la grossesse ou l'allaitement pourrait nuire au bébé.

2. Quels sont les avantages du traitement à la testostérone?

Selon l'utilisation, il peut favoriser la croissance des cheveux et augmenter la masse corporelle, la concentration, l'énergie et la libido. Il peut également améliorer la densité osseuse, les érections et l'humeur générale.

3. Comment ce médicament est-il utilisé?

La testostérone à travers des pilules est généralement prise avec les repas deux fois par jour. La présentation de gel topique est appliquée une fois par jour le matin et doit être attendue pour sécher. Il ne doit pas être placé dans le pénis ou le scrotum ni dans les zones de la peau présentant des plaies, des coupures ou des irritations. Vous devriez également éviter le contact avec les yeux.

Pendant ce temps, les injections sous-cutanées sont appliquées tous les 10 ou 20 jours, tandis que les injections intramusculaires sont effectuées tous les 3 mois.

4. Que faut-il faire si vous oubliez de prendre une dose de ce médicament?

Vous devriez l'ingérer dès que vous vous en souvenez. Toutefois, s'il est presque temps de prendre la prochaine dose, il est préférable de la sauter et de continuer avec la dose habituelle. En aucun cas, une double dose ne doit être prise pour compenser celle oubliée.

5. Quels sont les effets secondaires de l'utilisation de la testostérone?

Des taux de testostérone élevés peuvent entraîner une augmentation de la prostate, des globules rouges et du cholestérol. Son utilisation contribue également à l'apnée du sommeil et à la formation de caillots sanguins dans les veines. D'autre part, cela augmente les risques de crise cardiaque et d'accident vasculaire cérébral.

Accident vasculaire cérébral, maladie du foie, brûlures d'estomac, diarrhée, gaz, maux de tête, hypertrophie mammaire, essoufflement, diminution du nombre de spermatozoïdes, convulsions et altérations de la santé mentale, tels que dépression, comportement agressif ou hostile et hallucinations.

C'est pourquoi il est important de consulter un médecin pour savoir si un traitement hormonal est adéquat et vraiment nécessaire. Si oui, la testostérone doit être prise exactement comme dirigé par le médecin.

6. Quels autres aspects faut-il prendre en compte lors de l'utilisation?

Avant de commencer le traitement, il est important d'informer le médecin de tout autre médicament, vitamine ou supplément utilisé, afin de déterminer si la combinaison peut être nocive. Si vous souffrez d'allergies ou d'autres affections, telles que l'hypertension, des problèmes rénaux, cardiaques ou de la prostate, vous devez en informer le patient.

D'autre part, les produits topiques de testostérone peuvent avoir des effets néfastes sur les personnes qui touchent la peau dans la zone d'application du gel ou de la solution.

À son tour, l'injection peut causer de graves problèmes respiratoires et des réactions allergiques pendant ou immédiatement après l'application.

Enfin, ces médicaments doivent être conservés dans un endroit approprié, à la température ambiante et hors de la portée des enfants.

Chapitre 151 . Les stéroïdes anabolisants et leurs dangers

Les stéroïdes anabolisants sont des hormones sexuelles mâles, ou des substances synthétiques à base d'elles, utilisées à des fins différentes.

Dans le domaine de la médecine, ils sont utilisés pour traiter les problèmes hormonaux, la puberté tardive et la perte de masse musculaire résultant de diverses maladies. En sport et en athlétisme, ils sont utilisés pour améliorer les performances. Cependant, sa consommation est illicite et peut causer de graves problèmes de santé.

Parmi les autres effets nocifs, les stéroïdes anabolisants peuvent causer des problèmes cardiovasculaires et le développement de tumeurs du foie ou des testicules.

Pour parler de ce sujet, nous avons interviewé le Dr Mario Vega Carbó, spécialiste en endocrinologie , responsable du bureau Vega & Vado.

Docteur Mario,

1. Pourquoi certaines personnes utilisent-elles des stéroïdes anabolisants à des fins non médicales?

Ces substances p interrompent le développement musculaire et augmentent la force. Ils réduisent également les dommages aux muscles et aident les athlètes à récupérer plus rapidement après une séance d'entraînement ardue. Un peuple ertains comme n de l'apparence musculaire qui génère la consommation de ces stéroïdes.

2. Quels effets indésirables son utilisation peut-elle générer?

Les stéroïdes anabolisants peuvent causer de graves problèmes cardiaques, notamment une crise cardiaque et le développement de tumeurs du foie ou des testicules. L'acné intense, l'augmentation de la pression artérielle, les comportements agressifs et violents, des taux de cholestérol anormaux, des troubles psychiatriques et la toxicomanie sont d'autres effets indésirables.

Chez la femme, il peut également entraîner un épaississement de la voix, la croissance du clitoris et des poils, la calvitie et des problèmes menstruels. Chez l'homme, infertilité, augmentation mammaire, réduction des testicules et hypertrophie de la prostate. Chez les adolescents, inhibition de la croissance et risque de problèmes de santé futurs.

3. Qu'est-ce que la créatine et quels sont ses risques?

La créatine est un composé naturel du corps qui aide les muscles à libérer de l'énergie. Il est vendu comme supplément nutritionnel et est utilisé pour augmenter la masse musculaire et la force.

Parmi les autres effets indésirables, il peut provoquer des crampes d'estomac et des muscles, un gain de poids, une rétention d'eau et une déshydratation.

4. Qu'est-ce que l'androstènedione?

C'est une hormone que l'organisme transforme en testostérone et en une forme d'oestrogène. Il est utilisé pour augmenter la masse musculaire et atteindre une récupération rapide après l'entraînement, bien que les études scientifiques ne confirment pas son efficacité.

Entre autres risques, cette substance peut endommager le cœur et les vaisseaux sanguins. En outre, il peut générer de l'acné, une diminution de la production de sperme, une augmentation mammaire et une diminution de la taille du testicule chez l'homme, ainsi que de la calvitie et de la voix chez la femme.

5. Comment est-il possible de détecter si un adolescent utilise des stéroïdes anabolisants?

Certains signes sont une accélération de la croissance musculaire, une augmentation de l'agression et des marques d'acné et d'aiguilles sur les fesses ou les cuisses. Aussi les changements émotionnels et psychologiques.

Chez les hommes, il peut y avoir une augmentation des seins et un rétrécissement des testicules. Chez les femmes, diminution des seins, épaississement de la voix et croissance excessive des poils.

6. Comment obtenez-vous ces substances?

Dans la plupart des pays, sa vente est interdite pour un usage sportif. C'est pourquoi ils sont généralement acquis illégalement et, dans de nombreux cas, ils sont fabriqués dans des laboratoires clandestins, ce qui accroît encore leurs risques.

Chapitre 152 . Alopécie masculine androgénique

L'alopécie masculine androgénique est le type le plus courant de perte de cheveux chez l'homme et est liée aux hormones sexuelles masculines et aux gènes. Il se caractérise par un motif de ligne d'implantation capillaire qui recule, ainsi que l'amincissement et la chute des cheveux dans les régions temporale, fronto-pariétale et vertex. On estime qu'il affecte 45 % des hommes et que ses causes les plus fréquentes sont le facteur héréditaire et l'âge.

Pour en savoir plus sur ce sujet, nous avons consulté le Dr Mario Vega Carbó, spécialiste en endocrinologie clinique .

Docteur Mario,

1. Qu'est-ce qui cause l'alopécie androgénique masculine?

Cette affection peut être générée par divers facteurs, notamment la prédisposition génétique, l'âge, les changements hormonaux et les maladies chroniques, telles que la résistance à l'insuline et le syndrome métabolique. L os, en particulier dihydrotestostérone androgènes, ont un rôle très important dans la cause de ce type de calvitie.

D'autre part, il peut être causé par l'utilisation de certains médicaments, tels que ceux utilisés pour traiter le cancer, l'arthrite, la dépression, les problèmes cardiaques, la goutte et l'hypertension. radiothérapie; situations de stress; mauvaise alimentation et utilisation excessive de traitements et de produits capillaires.

2. Comment cette condition se produit-elle?

L'alopécie masculine androgénique peut apparaître de nombreuses manières, selon la raison qui la provoque. Elle peut survenir soudainement ou progressivement et n'affecter que le cuir chevelu ou le corps tout entier. Dans quelques cas, il est temporaire, alors que dans la plupart des cas, il est permanent.

Le schéma typique de la calvitie masculine commence dans la ligne d'implantation des cheveux, qui s'éloigne progressivement pour former un "M". Ensuite, les cheveux deviennent plus fins et dérivent dans un fer à cheval autour des côtés de la tête.

Lorsque la perte de cheveux se produit dans les patchs, il y a une rougeur, une desquamation, du pus ou une douleur, cela peut être causé par d'autres causes. Dans ces cas, il est recommandé de réaliser une biopsie de la peau, des analyses de sang ou d'autres procédures afin de détecter d'autres troubles.

3. Quel est le traitement de l'alopécie androgénique masculine?

Le minoxidil en lotion et 5% en mousse et le finastéride, à raison de 1 mg par jour, figurent parmi les médicaments utilisés pour traiter cette affection.

Dans quelques cas, ce dernier a des effets secondaires tels qu'une diminution de la libido, une diminution du sperme, une dysfonction érectile, la cataracte et le syndrome de l'iris doux.

D de l'usine Serenoa repens et de Pygeun l'aide inhibent l'activité de l'enzyme 5α-réductase qui réduit le passage de la

582

testostérone en dihydrotestostérone, responsable de la miniaturisation des follicules pileux.

D'autre part, d'autres antioxydants topiques et systémiques sont également efficaces et sans danger pour lutter contre la perte de cheveux.

Il est possible de réaliser une greffe de cheveux, ce qui donne généralement de très bons résultats. Pour ce faire, de petites portions de cheveux sont retirées des zones où elles sont plus épaisses et placées dans d'autres qui présentent une calvitie. Une autre option est la luminothérapie à faible intensité.

Si la personne est à l'aise avec son apparence, le traitement n'est pas nécessaire.

4. Quels autres aspects sont recommandés dans ces cas?

La perte de cheveux peut réduire l'estime de soi et provoquer une dépression. Les extensions de cheveux, l'utilisation de toupets, de chapeaux ou de bandanas, ou un changement de coiffure peuvent aider à masquer ses effets et à améliorer son apparence .

S et de recommander masser le cuir chevelu pour stimuler la circulation, le stress et éviter beaucoup de problèmes de dépression, l' anxiété, l' anémie et l' insomnie rapidement, afin d' éviter les déclencheurs potentiels de l' alopécie androgénique.

Partie X. Endocrinologie en pédiatrie

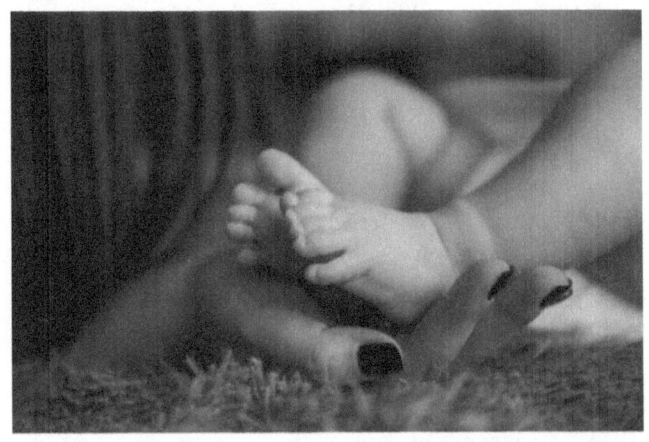

Chapitre 153 . Endocrinologie Pédiatrique

L'endocrinologie pédiatrique est une spécialité médicale qui traite les maladies liées au système endocrinien chez les enfants et les adolescents. Cela comprend l'ensemble des organes et des tissus du corps responsables des sécrétions hormonales, substances qui régulent plusieurs des fonctions principales du corps.

Les altérations de ce système peuvent causer des problèmes de croissance et de développement, de métabolisme, de sommeil et d'aspects liés au comportement, entre autres inconvénients. C'est pourquoi il est important d'être attentif à vos symptômes, d'effectuer des contrôles périodiques et de consulter un spécialiste en cas d'anomalie.

Pour en savoir plus sur cette spécialité, nous interrogeons Mario Ve ga Carbó, endocrinologue ayant plus de 20 ans d'expérience.

Docteur Mario,

1. Quelle est la fonction principale de l'endocrinologie pédiatrique?

La fonction principale est de rétablir l'équilibre hormonal dans le corps de l'enfant, au cas où il aurait été altéré par un facteur. Pour cela, des glandes importantes telles que la thyroïde, la parathyroïde, le pancréas, les glandes surrénales, l'hypophyse, les ovaires et les testicules, ainsi que les substances qu'elles génèrent, sont contrôlées et traitées.

2. À quels symptômes anormaux les parents d'enfants et d'adolescents devraient-ils être vigilants?

Il est important de faire attention aux signes tels que l'obésité et les problèmes de croissance, soit parce que l'enfant est petit ou très grand pour son âge, soit par rapport à la taille de ses parents. Devrait être attentif à la puberté anormale, comme l'apparition des poils pubiens et le développement du sein chez les femmes et des testicules chez les hommes avant 9 ans ou 13 surmonter son absence.

Les autres symptômes à ne pas manquer sont la perte de poids ou un gain de poids exagéré, la fatigue, la somnolence, de mauvaises performances scolaires, la tristesse, la nervosité, la polyurie, des palpitations et des tremblements.

3. Comment se déroule la première consultation avec un endocrinologue pédiatrique?

Habituellement, les antécédents médicaux de l'enfant et ses antécédents familiaux sont analysés en premier, puis il est interrogé sur un éventuel inconfort. Une évaluation anthropométrique est ensuite effectuée, dans laquelle sont mesurés sa taille, son poids, son périmètre de tête et d'autres proportions corporelles, ainsi qu'un examen physique.

En cas de détection d'anomalies, d'autres études et tests sont demandés et, en fonction de leurs résultats, un diagnostic est établi puis un traitement est effectué.

4. Quelles sont les causes principales de la consultation des enfants et des adolescents?

Les plus courants sont liés aux problèmes de croissance et à l'obésité, un trouble de plus en plus fréquent chez les enfants.

Un enfant obèse est plus susceptible d'être aussi dans la vie adulte.

En outre, cette affection est liée au syndrome métabolique, une série d'affections qui se manifestent conjointement et qui incluent une hypertension artérielle, une glycémie élevée, un excès de graisse corporelle autour de la taille et des taux anormaux de cholestérol et de triglycérides. Cela augmente les risques de souffrir de maladie cardiaque ou rénale, d'accident vasculaire cérébral ou de diabète.

5. Quelles autres maladies un endocrinologue pédiatrique traite-t-il?

Diabète, hypoglycémie, hypothyroïdisme, hyperthyroïdie, hyperthyroïdie, rachitisme, hypocalcémie, hypoparathyroïdie, hyperparathyroïdie, hirsutisme, ovaire polykystique, hyperplasie surrénalienne congénitale, syndrome hypophysaire, syndrome de la douleur et de l'adolescence de Turner et d'autres altérations hormonales dues à des tumeurs situées dans les glandes endocrines.

6. Quels autres aspects sont importants en endocrinologie pédiatrique?

À ce stade de la vie, la prévention et l'éducation sont fondamentales, car les habitudes acquises dans l'enfance sont souvent maintenues tout au long de la vie . Les pratiques saines initiées et acquises pendant l'enfance réduisent les risques d'ostéoporose, d'embonpoint, d'obésité et d'autres troubles à l'âge adulte.

Chapitre 154 . Diagnostic et prise en charge de l'hyperplasie surrénalienne congénitale

L'hyperplasie surrénalienne congénitale (HAC) est une maladie héréditaire qui affecte la production d'hormones dans les glandes surrénales, qui se trouvent dans la partie supérieure des reins. Ces hormones, telles que le cortisol et l'aldostérone, sont essentielles à la vie, permettant une croissance normale et régulant le métabolisme, entre autres fonctions essentielles.

Le cortisol ajuste les niveaux d'énergie, la pression artérielle, la glycémie, le système immunitaire et la réponse au stress, tandis que l'aldostérone aide à maintenir la quantité de sodium nécessaire dans l'organisme en régulant son élimination en: l'urine, les glandes sudoripares et l'intestin. L es personnes avec AHC génèrent également plus androgène, une hormone qui provoque l' apparition précoce ou les caractéristiques inappropriées mâles.

Pour en savoir plus sur cette maladie, nous consultons le Dr Mario Vega Carbó, spécialiste en endocrinologie, responsable du bureau Vega & Vado.

Docteur Mario,

1. Quelles sont les causes de l'hyperplasie surrénalienne congénitale?

Les personnes atteintes de HAC n'ont pas l'une des enzymes utilisées par les glandes surrénales pour produire des hormones, dans la grande majorité des cas, la 21-hydroxylase. Il s'agit d'une maladie héréditaire dans laquelle les deux parents sont généralement porteurs d'un HAC ou sont porteurs de la mutation génétique qui le provoque.

2. Quels sont les symptômes d'une personne atteinte d'hyperplasie surrénalienne congénitale?

Les symptômes peuvent varier en fonction du type de HAC du patient et de l'âge auquel il est détecté. Dans l'enfance, si la maladie est bénigne, il est possible que la personne ne présente aucun signe et soit diagnostiquée à l'adolescence.

Dans les cas plus graves, les filles ont généralement des organes génitaux anormaux à la naissance, tandis que chez les garçons, les symptômes apparaissent au bout de 2 ou 3 semaines et comprennent une alimentation insuffisante, des vomissements, une déshydratation, des taux de sodium et de potassium anormaux et une altération du rythme cardiaque.

3. Comment est-il détecté à l'adolescence?

Les femmes atteintes de conditions bénignes ont généralement des organes de reproduction normaux et, à l'adolescence, peuvent commencer à avoir des menstruations peu fréquentes ou inexistantes, des poils excessifs, une acné sévère et une hypertrophie du clitoris. Les hommes, par contre, peuvent souffrir de puberté précoce et avoir une voix épaisse, une croissance précoce des poils sur le corps et des muscles bien développés.

Dans les deux cas, ils seront grands comme des enfants, mais inférieurs à la normale à l'âge adulte.

4. Quelle est la principale complication que ce trouble peut apporter?

Les personnes atteintes d'un HAC sévère courent le risque d'avoir une crise surrénalienne en raison du taux de cortisol sanguin très bas. Cela provoque une diarrhée, des vomissements, une déshydratation et une baisse du taux de sucre dans le corps qui nécessitent une attention immédiate.

5. Quel est le traitement de l'hyperplasie surrénalienne congénitale?

La thérapie utilisée vise à normaliser les niveaux hormonaux en appliquant de l'hydrocortisone pour remplacer le cortisol, mes néralocorticoïdes pour remplacer l'aldostérone et d'autres médicaments.

Les objectifs sont de maintenir un équilibre entre les liquides et les sels, le taux de sucre dans le sang, d'éviter une crise surrénalienne et d'assurer la croissance physique et le développement sexuel habituel. Pour cela, il est essentiel de procéder à des analyses périodiques pour voir si les doses utilisées doivent être ajustées.

Dans le cas de filles nées avec des organes génitaux d'aspect masculin, une réparation peut être effectuée pour normaliser leur apparence et leur fonction. Il est généralement pratiqué entre 2 et 6 mois et, parfois, de nouvelles procédures sont nécessaires pendant la puberté ou plus tard.

Si le HAC est détecté avant la naissance, il est également possible de prévenir l'effet des androgènes sur les organes génitaux féminins par un traitement prénatal, à l'aide de l'hormone synthétique dexaméthasone.

6. Comment effectuez-vous ces hormones?

Il existe différentes formes d'administration, qu'il s'agisse de comprimés ou d'injections intramusculaires ou intraveineuses.

7. Peuvent-ils causer des effets secondaires?

Le traitement ne provoque généralement pas d'effets indésirables, tels que l'obésité ou la fragilité des os, car la dose utilisée consiste à supplanter les hormones que l'organisme ne produit pas naturellement.

Cependant, si la quantité de stéroïdes est élevée et reste élevée pendant une longue période, cela peut entraîner une diminution de la vitesse de croissance et une prise de poids excessive.

8. Quels sont les résultats attendus du traitement?

Avec une thérapie appropriée, les personnes atteintes d'une HAC peuvent généralement mener une vie normale, même si elles devraient toujours être médicamentées. La majorité ne présentera pas de risques particuliers ou différents de ceux de la population en général. Dans des situations de maladie grave ou de stress, ils peuvent avoir besoin de prendre des doses plus élevées de médicaments.

Chapitre 155 . Organes génitaux ambigus

Le terme «organes génitaux ambigus» fait référence au fait que les organes génitaux externes d'un nouveau-né n'ont pas l'apparence typique d'un garçon ou d'une fille.

C'est un trouble congénital rare, ce qui signifie que les médecins ne peuvent pas déterminer immédiatement le sexe du bébé. Dans ces cas, les parties génitales peuvent être incomplètement développées ou présenter à la fois des caractéristiques féminines et masculines. Il peut également arriver que les organes sexuels externes ne coïncident pas avec les organes internes ou avec le sexe génétique du bébé.

Pour en savoir plus sur ce sujet, nous interrogeons Mario Vega Carbó, spécialiste en endocrinologie avec plus de 20 ans d'expérience.

Docteur Mario,

1. Pourquoi les organes génitaux ambigus sont-ils générés?

La première chose à noter est que le sexe génétique d'une personne est établi au même moment de la conception. Si le sperme du père contient un chromosome X, le bébé sera une femme et s'il a un chromosome Y, ce sera un homme.

D'autre part, les organes reproducteurs mâles et femelles se développent à partir du même tissu chez le fœtus et leur détermination dépend des chromosomes et de la présence ou de l'absence d'hormones mâles. Lorsque ce processus est modifié ou interrompu par certaines circonstances, telles que des anomalies hormonales ou la mutation de certains gènes, des organes génitaux ambigus peuvent apparaître.

2. Quelles caractéristiques ces organes génitaux peuvent-ils avoir?

Dans le cas de personnes de sexe génétique féminin, le clitoris élargi peut avoir l'apparence d'un petit pénis, l'ouverture de l'urètre peut être mal située et les lèvres du vagin peuvent être fermées et ressembler à un scrotum avec des testicules non descendus.

Pendant ce temps, les personnes de sexe génétique masculin peuvent avoir un petit pénis qui ressemble à un clitoris élargi; l'ouverture de l'urètre peut être mal située; le scrotum peut être petit et séparé, ressemblant à des lèvres vaginales; et les testicules ne sont généralement pas descendus.

3. Quelles sont les causes des organes génitaux ambigus?

Cela peut notamment résulter de l'hermaphrodisme, où l'enfant peut avoir des parties des organes génitaux masculins et féminins, ou du pseudohermaphrodisme, où apparaissent certaines caractéristiques physiques de l'autre sexe.

Elle peut également être causée par une hyperplasie surrénalienne congénitale, une maladie héréditaire qui affecte la production d'hormones dans les glandes surrénales. D'autres causes sont les anomalies chromosomiques, telles que les syndromes de Klinefelter et de Turner, le manque de production de certaines hormones ou la consommation de certains médicaments pendant la grossesse.

Dans de très rares cas, la mère peut également avoir une tumeur générant des hormones mâles et provoquant des organes génitaux ambigus.

4. Qui a plus de risques de souffrir de ce trouble?

Étant donné que de nombreuses causes des organes génitaux ambigus ont une origine génétique héréditaire, il est important de porter une attention particulière aux antécédents familiaux. Parmi les facteurs à prendre en compte figurent les décès inexpliqués dans la petite enfance, la stérilité, l'absence de règles, les problèmes génitaux, le développement physique anormal à la puberté et l'hyperplasie surrénalienne congénitale.

5. Comment les organes génitaux ambigus sont-ils détectés?

Le personnel médical qui effectue l'accouchement diagnostique généralement ce trouble au moment de la naissance. Des tests génétiques peuvent déterminer si un bébé est génétiquement masculin ou féminin.

Dans les cas plus compliqués, une analyse chromosomique et d'autres tests tels que l'endoscopie, la radiographie abdominale et une échographie du pelvis peuvent être effectués pour déterminer la présence de structures génitales internes et le fonctionnement des organes reproducteurs. Une laparoscopie ou une biopsie des gonades peut également être nécessaire.

6. Comment le sexe définitif d'un bébé avec des organes génitaux ambigus est-il déterminé?

La décision est prise une fois que tous les examens et tests mentionnés ci-dessus sont terminés. Tenant compte de la cause de ce trouble, du sexe génétique, de l'anatomie et de l'avenir possible du bébé en matière de reproduction et de reproduction, l'équipe médicale recommande aux parents le sexe et ils doivent décider s'ils l'élevent en tant qu'homme ou en tant que femme.

C'est une décision difficile, dont l'impact social et psychologique à long terme est imprévisible. Au fur et à mesure que l'enfant grandit, il peut prendre une autre décision concernant son identité sexuelle.

7. Quel est le traitement des organes génitaux ambigus?

Une fois que le sexe du bébé est choisi, la thérapie peut commencer, ce qui cherchera à préserver l'activité sexuelle future, la fertilité et l'identité stable. La chirurgie peut normaliser l'aspect esthétique et la fonction des organes génitaux. Les médecins peuvent suggérer d'opérer certains patients pendant leur enfance. Dans d'autres cas, les parents peuvent différer l'intervention jusqu'à ce que l'enfant soit en âge de décider.

D'autre part, l'hormonothérapie pendant la puberté peut résoudre les déséquilibres à cet égard.

8. Quelles autres complications ce trouble peut-il entraîner?

Dans de nombreux cas, les organes génitaux ambigus peuvent entraîner une infertilité, des problèmes sexuels et psychologiques et un risque accru de développer certains types de cancer. D'autre part, certaines chirurgies réparatrices peuvent avoir des résultats esthétiques et fonctionnels imparfaits.

9. Quels autres aspects devraient être pris en compte au cours de cette maladie?

Étant donné la complexité de la situation, un soutien thérapeutique est recommandé aux parents et à l'enfant à tout moment. Également les contrôles médicaux périodiques pour suivre l'évolution.

Chapitre 156 . Cryptorchidie ou testicule non descendu

La cryptorchidie est un trouble du développement dans lequel un ou les deux testicules ne parviennent pas à atteindre le scrotum avant la naissance. Cette affection est rare et affecte environ 3 % des hommes. Cependant, ce chiffre atteint presque 30% chez les bébés prématurés.

Dans la plupart des cas, le testicule non descendu se déplace spontanément vers sa position correcte au cours des 4 premiers mois de la vie. Lorsque cela ne se produit pas, il peut être déplacé par chirurgie.

Pour en savoir plus sur ce trouble, nous interrogeons Mario Ve ga Carbó, endocrinologue ayant plus de 20 ans d'expérience.

Docteur Mario,

1. Qu'est-ce qui cause la cryptorchidie?

Les causes qui le causent ne sont pas connues exactement, mais on estime que cela est dû à une combinaison de facteurs génétiques, environnementaux et de santé de la mère, qui modifient les hormones et l'activité nerveuse qui influent sur le développement des testicules. .

2. Qui a plus de risques de l'avoir?

Les bébés prématurés, de faible poids à la naissance, avec des antécédents familiaux de cryptorchidie ou d'autres problèmes de développement génital, ou avec le syndrome de Down, ont un risque plus élevé d'en souffrir.

Egalement les enfants de mères qui consomment de l'alcool ou du tabac pendant la grossesse ou de parents exposés aux pesticides.

3. Le testicule non descendu peut-il survenir pendant l'enfance ou la pré-adolescence?

Chez les enfants qui n'ont pas eu de cryptorchidie à la naissance, lorsque leurs symptômes apparaissent plus tard, cela peut être dû à un testicule rétractable, qui peut se déplacer d'un côté à l'autre entre le scrotum et l'aine. Le testicule rétractable ne nécessite pas de traitement.

4. Comment la cryptorchidie est-elle diagnostiquée?

Cette condition est généralement détectée lors d'un examen physique après la naissance. Dans les cas où le médecin ne peut pas trouver les testicules dans le scrotum, des tests d'imagerie peuvent être réalisés pour déterminer s'ils ne sont pas présents ou s'ils ne sont pas descendus.

5. Pourquoi le traitement est-il nécessaire?

Dans ces cas, étant situés plus haut dans le corps, les testicules non descendus sont exposés à une température plus élevée que d'habitude. Cela pourrait entraver leur développement et leur capacité à produire du sperme à l'avenir, entraînant une stérilité. En outre, les risques de développer des tumeurs et des cancers, de subir des blessures et de développer une hernie inguinale sont plus importants.

6. Quel est le traitement?

Ce trouble est généralement corrigé par une intervention chirurgicale au cours de laquelle le testicule est déplacé dans le scrotum. Dans les cas où le bébé a une hernie inguinale associée à la cryptorchidie, celle-ci est également traitée au cours de l'intervention. Il est recommandé d'effectuer l'opération entre 6 et 12 mois de vie, car un traitement précoce réduit les risques de complications futures.

Une autre option consiste à effectuer un traitement hormonal pour déplacer le testicule, bien que ce traitement soit moins efficace que la chirurgie.

7. Quelles complications la cryptorchidie peut-elle apporter?

Comme je l'ai dit, ce trouble peut générer des lésions testiculaires, de la stérilité et une augmentation des risques de cancer. Après la chirurgie, les patients avec un seul testicule descendu ont généralement une fertilité presque normale. Dans les cas où la cryptorchidie affecte les deux testicules, le risque d'avoir un nombre de spermatozoïdes faible, une qualité de sperme médiocre et une stérilité beaucoup plus grande.

Chapitre 157 . Diagnostic et traitement de l'hypothyroïdie congénitale

L'hypothyroïdie congénitale (HC) est une affection dans laquelle la glande thyroïde est absente ou ne fonctionne pas correctement. Cette affection survient chez 1 bébé sur 2 500 à 4 000, est généralement permanente et nécessite un traitement à vie.

Les hormones thyroïdiennes sont essentielles au développement et à la croissance du cerveau. Par conséquent, si le patient n'est pas traité à temps, il risque de souffrir de déficiences intellectuelles et d'un retard de maturation. Cependant, avec un traitement opportun et adéquat, ils peuvent mener une vie normale.

Pour parler de ce sujet, nous avons interviewé le Dr Mario Vega Carbó, spécialiste en endocrinologie responsable du bureau Vega & Vado à Managua, au Nicaragua.

Docteur Mario,

1. Quelles sont les causes de l'hypothyroïdie congénitale?

En règle générale, HC survient lorsque la glande thyroïde ne se développe pas correctement, soit parce qu'elle est absente, soit trop petite, soit parce qu'elle se trouve dans une partie inappropriée du cou. Dans certains cas, la glande est développée mais ne produit pas d'hormones de manière commode ou ne capte pas le signal de la glande pituitaire.

D'autre part, cette condition peut également être due à un manque d'iode ou de médicaments pris par la mère pendant la grossesse . Son état n'est généralement pas héréditaire.

2. Quels sont les principaux symptômes de HC?

Dans les premières semaines de vie, il n'est pas facile de le détecter sans études. Cependant, dans les cas graves, le bébé peut avoir le visage enflé, une mauvaise alimentation, un sommeil excessif, des pleurs faibles, une constipation, une grosse langue et un jaunissement de la peau.

Cependant, en raison de la difficulté à diagnostiquer chez les nouveau-nés, des tests sont généralement effectués pour détecter la maladie. Ce test est connu sous le nom de dépistage néonatal et est pratiqué dans les centres médicaux de la plupart des pays hispanophones.

3. Quelle est la fonction de la thyroïde?

Cette glande est responsable de la production et de l'envoi d'hormones thyroïdiennes dans le sang, qui participent à la régulation du métabolisme, c'est-à-dire à la vitesse à laquelle le corps utilise les aliments pour produire l'énergie nécessaire à ses fonctions quotidiennes.

La présence habituelle de cette hormone dans l'organisme est essentielle à la croissance et au développement normaux de l'enfant et au bon fonctionnement du cerveau tout au long de la vie.

4. Quel est le traitement de l'hypothyroïdie congénitale?

HC est traité avec de la lévothyroxine, une pilule contenant des hormones thyroïdiennes. Dans le cas des bébés, il convient de l'écraser et de le mélanger avec de l'eau ou du lait maternel à l'aide d'un compte-gouttes ou d'une seringue.

La dose administrée dépendra de la taille du corps et de son degré de maturation et devra être ajustée régulièrement en fonction des résultats du test. Avec ce médicament et des contrôles périodiques, le patient aura une croissance et un développement cérébral normaux. Dans la plupart des cas, la lévothyroxine doit être prise à vie.

5. Que se passe-t-il si une dose plus grande que suffisante est administrée?

Si ingéré plus que nécessaire, le patient peut avoir un pouls accéléré, une perte de poids, de la fatigue et de l'hyperactivité. C'est pourquoi des contrôles périodiques sont essentiels pour son administration correcte, car à la bonne dose, il n'y a pas d'effets secondaires.

6. Peut-on utiliser la lévothyroxine avec d'autres médicaments?

Oui, il n'y a pas de limitation à l'application de vaccins chez les enfants ou à des problèmes liés à la prise d'autres médicaments.

7. Que peut-il arriver si HC n'est pas traité à temps?

Le développement du cerveau et du système nerveux est très important au cours des premiers mois de la vie. Par conséquent, s'il n'est pas traité, le CH peut causer des dommages irréversibles, tels que des handicaps intellectuels graves et des problèmes de croissance.

8. Un patient souffrant d'hypothyroïdie congénitale est-il plus susceptible à d'autres maladies?

En général non. La majorité ne présentera pas de risques particuliers ou différents pour le reste de la population.

Chapitre 158 . Enfants ayant des problèmes de croissance

Il est courant que les parents comparent la taille de leurs enfants à celle d'amis ou de camarades de classe du même âge. Lorsqu'ils constatent que la taille diffère de la moyenne, ils ont tendance à s'inquiéter et à consulter leur médecin pour corroborer les problèmes de croissance. Cependant, seulement 20% des enfants qui vont chez le pédiatre pour une petite taille souffrent d'un certain type de maladie.

Dans la plupart des cas, ils se développent normalement et les différences sont dues à des problèmes héréditaires ou à un retard de la puberté. La croissance actuelle dépend de la combinaison de plusieurs facteurs, notamment d'une bonne santé, d'une nutrition adéquate et de caractéristiques génétiques normales.

Les problèmes de développement peuvent résulter d'anomalies chromosomiques, de maladies hormonales ou systémiques, de malnutrition, de troubles congénitaux ou de troubles des os et du cartilage.

Pour en savoir plus sur ce sujet, nous interrogeons Mario Vega Carbó, spécialiste en endocrinologie, avec plus de 20 ans d'expérience.

Docteur Mario,

1. Quelle est l'importance de contrôler périodiquement la taille des enfants?

La croissance représente un indicateur très sensible pour évaluer l'état de santé général d'un enfant et toute déviation par rapport aux paramètres normaux constitue une alarme.

C'est pourquoi il est important d'évaluer régulièrement le poids, la taille et la vitesse de développement, afin d'éviter d'éventuelles maladies. En cas de découverte d'une anomalie, il est essentiel de rechercher la cause et de la résoudre.

2. Comment définissez-vous si un enfant a des problèmes de croissance?

Avant de poser un diagnostic, le médecin effectue une série d'études dans lesquelles il mesure la taille, le poids et le périmètre de la tête de l'enfant; et analyse leurs proportions corporelles, leur état de santé général et la taille de leurs parents. Vous pouvez également effectuer des tests de la fonction hormonale; tests chromosomiques, urinaires et sanguins; et une numération sanguine.

3. Quel est le traitement pour ces cas?

Le type de traitement mis en œuvre dépend des causes du problème de croissance. Par exemple, dans les cas où cela est une conséquence de maladies gastro-intestinales, cardiovasculaires ou rénales, d'une intolérance au gluten ou d'un déficit hormonal, la pathologie déterminée est traitée pour favoriser le développement normal du patient.

4. Quelle est la principale raison de la petite taille de l'enfant et de la puberté?

L'une des causes les plus fréquentes est ce que l'on appelle le retard de croissance constitutionnel, caractérisé par un taux de maturation plus lent, hérité de l'un ou des deux parents.

Dans ces cas, il y a généralement des antécédents de membres de la famille relativement courts dans l'enfance, qui ont commencé la puberté plus tard et ont mis plus de temps à terminer leur croissance, mais qui ont finalement réussi à atteindre une taille normale à l'âge adulte.

5. Quelles sont les causes d'un déficit en hormone de croissance?

Son insuffisance peut être due à des lésions de l'hypophyse ou de l'hypophyse, qu'il s'agisse d'une tumeur, de troubles héréditaires, de coups sur le crâne ou d'une inflammation ou d'une infection du cerveau. Dans certains cas, il n'est pas possible de déterminer la cause exacte.

6. Quand est-il recommandé d'utiliser un traitement hormonal?

Ce traitement est indiqué dans les cas de déficit en hormone de croissance, d'insuffisance rénale ou de syndrome de Turner (affection génétique chez certaines femmes , provoquée par l'absence ou une anomalie du chromosome X).

Aussi pour les enfants nés petits et ne retrouvent pas le niveau de développement normal ou ceux de petite taille sans motif à expliquer.

7. Comment ces hormones sont-elles appliquées?

L'hormone de croissance est appliquée par injections, généralement la nuit une fois par jour, soit à l'avant de la cuisse, à l'arrière des bras, à l'abdomen ou aux fesses. Ce traitement est à long terme et dure souvent plusieurs années, au cours desquelles des contrôles périodiques sont nécessaires pour ajuster la dose afin de garantir son efficacité.

La même chose devrait être suivie jusqu'à ce que le patient atteigne l'âge osseux de l'adulte, moment auquel l'os ne peut plus se développer . Dans certains cas, en cas de déficit hormonal, le traitement se poursuit tout au long de la vie.

8. Quel est l'effet attendu?

Plus le traitement est commencé tôt, plus la probabilité que le patient atteigne une taille adulte proche de la normale est grande. Avec l'hormonothérapie, les enfants grandissent généralement d'environ dix centimètres la première année et d'environ 7,5 centimètres la deuxième année. Ensuite, le taux diminue progressivement.

L'hormone de croissance est utilisée avec succès depuis de nombreuses années. L'un des cas les plus connus est celui du footballeur argentin Lionel Messi.

9. Cette thérapie peut-elle causer des effets secondaires?

Le traitement hormonal est sans danger et sans effets secondaires graves. Dans certains cas, il peut y avoir une irritation de la peau, des maux de tête, une rétention d'eau, des douleurs articulaires et musculaires et des modifications des os de la hanche.

10. Quel est le cas des enfants qui produisent une hormone de croissance supérieure à la normale?

Trop d'hormone de croissance peut provoquer un gigantisme, auquel cas les os et le corps se développent trop. Cela est généralement dû à une tumeur non cancérogène de l'hypophyse, qui doit être traitée par radiothérapie ou retirée chirurgicalement.

Chez l'adulte, ce trouble peut provoquer une acromégalie qui rend les mains, les pieds et le visage plus grands que la normale.

Chapitre 159 . Puberté précoce

La puberté est la période de la vie au cours de laquelle les caractéristiques sexuelles et physiques d'une personne se développent et permettent de se reproduire. C'est ce qu'on appelle la puberté précoce quand ces changements se produisent plus tôt que la normale.

Ceci est considéré comme se produisant lorsque le corps d'un enfant commence à devenir celui d'un adulte avant l'âge de 8 ans chez les femmes et à 9 ans chez les hommes. Parfois, la puberté précoce est simplement une variante de la croissance normale. Dans d'autres cas, cela peut être dû à des infections, à des troubles hormonaux ou génétiques, à des tumeurs ou à des anomalies cérébrales.

Pour parler de ce sujet, nous avons interviewé le Dr Mario Vega Carbó, spécialiste en endocrinologie qui travaille actuellement comme endocrinologue au centre médical Santa Fe et au bureau Vega & Vado.

Docteur Mario,

1. Quels sont les principaux signes de la puberté précoce?

Certains des signes fréquents sont l'apparition de poils pubiens et des aisselles, la croissance rapide de la taille, l'acné et les odeurs corporelles à l'âge adulte. E n le cas des filles peut être un développement préalable des seins et des saignements vaginaux, et la croissance mâle des testicules et du pénis, augmentation musculaire, l' approfondissement de la voix et les poils du visage.

2. Pourquoi la puberté précoce est-elle générée?

Dans certains cas, le processus de développement du corps se produit normalement, mais plus tôt que d'habitude. C'est ce qu'on appelle la puberté précoce centrale et n'a généralement aucune cause apparente ou problème médical caché.

Rarement, cela peut être dû à une tumeur, à une lésion du cerveau ou de la moelle épinière, à une irradiation, à une inflammation ou à des maladies telles que la méningite, le syndrome de McCune-Albright, l'hyperplasie congénitale des surrénales ou l'hypothyroïdie.

D'autre part, si le développement précoce du corps est une conséquence de la production prématurée d'hormones sexuelles, on parle de puberté précoce périphérique. Cela peut être dû à des problèmes dans les ovaires, les testicules, l'hypophyse ou les glandes surrénales.

Une autre cause peut être l'exposition externe aux hormones sexuelles, telles que l'utilisation de crèmes ou de pommades à l'œstrogène ou à la testostérone.

3. Comment cette condition est-elle détectée?

Compte tenu de ses symptômes, les antécédents cliniques et familiaux du patient sont généralement analysés et un test physique et sanguin est effectué pour vérifier les taux d'hormones. P òû effectué un scanner ou une IRM du cerveau ou l' abdomen à des tumeurs règneront et un X - ray pour voir si les os grandissent trop vite.

4. Quel est votre traitement?

Le traitement dépendra de la cause de la puberté précoce. Si c'est une conséquence d'une tumeur, il sera enlevé par chirurgie. S'il est dû à une sécrétion précoce d'hormones sexuelles, des médicaments peuvent être prescrits pour retarder son développement.

Si c'est une conséquence de l'utilisation de crèmes à l'œstrogène ou à la testostérone, son utilisation doit être évitée.

5. Quelles autres complications la puberté précoce peut-elle entraîner?

Les enfants atteints de cette maladie peuvent être courts lorsqu'ils atteignent des adultes. En effet, leurs os mûrissent plus vite que la normale et arrêtent leur croissance plus tôt. Un traitement précoce peut les aider à être plus grands.

D'autre part, la puberté précoce peut générer des problèmes sociaux et affectifs chez l'enfant en se sentant différent de se développer avant ses pairs. Cela peut affecter votre estime de soi et augmenter les risques de dépression. Si nécessaire, il est recommandé de rechercher un soutien psychologique.

Chapitre 160 . Puberté retardée

Elle s'appelle la puberté retardée ou retardée, quand elle ne commence pas avant l'âge de 13 ans chez les filles et de 14 ans chez les garçons. La puberté est la période de la vie au cours de laquelle les caractéristiques sexuelles et physiques d'une personne se développent et permettent de se reproduire.

 Dans le cas de la puberté retardée, ces changements peuvent ne pas se produire ou progresser très lentement. Ceci est plus fréquent chez les hommes que chez les femmes.

Dans la plupart des cas, l'enfant se développe plus tard que ses pairs, mais la maturation sexuelle se produit ensuite normalement. Dans d'autres cas, le retard peut être dû à des infections, à des troubles hormonaux ou génétiques, à des tumeurs, à des problèmes d'alimentation ou à d'autres maladies.

Pour parler de ce sujet, nous avons interviewé le Dr Mario Vega Carbó, spécialiste en endocrinologie responsable du bureau Vega & Vado.

Docteur Mario,

1. Quels sont les principaux signes d'une puberté retardée?

Chez les hommes, les signes typiques comprennent l'absence de croissance des testicules à l'âge de 14 ans, le pénis est petit et immature, les poils sont peu développés, le corps reste mince et court et la voix reste vive.

Chez les femmes, les principaux symptômes sont l'absence de développement mammaire à 13 ans et la menstruation à 16 ans. En général, il n'y a pas de poils pubiens, l'utérus ne s'est pas développé, la taille est courte et la croissance est lente.

2. Pourquoi la puberté retardée se produit-elle?

Parfois, il s'agit simplement d'une variante de la croissance normale, qui peut être héritée. Dans d'autres, elle peut être causée par des maladies chroniques telles que diabète, hypogonadisme, maladie cœliaque, maladie intestinale inflammatoire, insuffisance rénale ou hépatique, maladies auto-immunes ou génétiques, anémie, fibrose kystique ou tumeurs de l'hypophyse ou de l'hypothalamus.

Chez les hommes, elle peut aussi être causée par un traumatisme, des infections ou des lésions des testicules, ou par leur absence. Chez les femmes, une conséquence de troubles de l'alimentation, tels que la boulimie ou l'anorexie, ou une maigreur extrême.

Enfin, il peut également se produire chez les adolescents qui font de l'exercice de manière excessive ou qui ont reçu une radiothérapie ou une chimiothérapie dans le cadre de traitements contre le cancer.

3. Comment cette condition est-elle détectée?

Compte tenu de ses symptômes, les antécédents cliniques et familiaux du patient sont généralement étudiés et un test physique et sanguin est effectué pour vérifier les taux d'hormones et une analyse chromosomique. P ous effectué un balayage CT ou IRM du cerveau ou de l' abdomen pour exclure les tumeurs, les ultrasons des organes génitaux et un X - ray pour déterminer le degré de maturité des os.

4. Quel est votre traitement?

Le traitement dépend de la cause de la puberté retardée. S'il y a des antécédents familiaux de retard de maturation, le traitement n'est souvent pas nécessaire et commence par lui-même au fil du temps. Si nécessaire, des hormones sexuelles (testostérone ou œstrogène) peuvent être appliquées pour démarrer le processus.

Si le retard est la conséquence d'une tumeur, il sera enlevé par chirurgie. Si elle est causée par une autre maladie sous-jacente, elle doit être traitée.

5. Quelles autres complications peut entraîner une puberté différée?

Le faible niveau d'hormones peut causer des problèmes d'érection ou une ménopause précoce, la stérilité et l'ostéoporose. E trouble ste peut générer des problèmes sociaux et émotionnels chez l'enfant, se sentant différent parce que ne pas développer de la même façon que leurs pairs , qui peuvent affecter leur estime - estime et les risques d'augmentation de la dépression. Si nécessaire, il leur est recommandé de rechercher un soutien psychologique.

Chapitre 161 . Soins et traitements du syndrome de Turner

Le syndrome de Turner (ST) est une maladie génétique que certaines femmes souffrent de cause de l'absence ou d'une anomalie du chromosome X. C'est une pathologie fréquente qui affecte 1 personne sur 2 500 du sexe féminin, sans connaître leur Les causes

Parmi les autres symptômes, ceux qui en souffrent ont généralement une taille inférieure à la normale et une insuffisance ovarienne, ainsi que des caractéristiques sexuelles secondaires. Ils peuvent également présenter une cardiopathie congénitale, des anomalies du rein, des maladies de l'oreille moyenne et interne et des altérations du squelette.

Du point de vue physique, les autres signes visibles du syndrome de Turner sont la faible implantation des oreilles, le cou court ou ailé, le thorax large, le palais étroit, les ongles et les doigts des doigts, les mains et les pieds dodus, la mâchoire inférieure inférieure et les paupières tombantes.

Pour en savoir plus sur cette maladie, nous avons consulté le Dr Mario Vega Carbó, spécialiste en endocrinologie, responsable du bureau Vega & Vado.

Docteur Mario,

1. Comment le syndrome de Turner est-il détecté?

Le ST peut être diagnostiqué à n'importe quel stade de la vie, même avant la naissance, si une analyse chromosomique est effectuée lors d'un examen prénatal. La petite taille est sa manifestation la plus fréquente. Cependant, dans de nombreux cas, les anomalies dérivées du syndrome peuvent devenir très subtiles et peuvent ne pas être remarquées avant 11 ans.

En général, si cela se produit, l'analyse est effectuée tardivement, lorsque l'adolescente consulte par exemple l'absence de menstruation ou une femme adulte en raison de l'infertilité.

2. En plus des signes physiques visibles, quels autres symptômes les femmes atteintes de ST présentent-elles?

Lorsqu'elles atteignent l'adolescence, elles peuvent présenter un infantilisme sexuel, ne pas développer de seins et avoir des menstruations absentes ou très légères. Souffrez également de la sécheresse vaginale, de la douleur pendant les rapports sexuels et de la stérilité.

En général, les patients atteints de TS ont une intelligence normale, bien que dans certains cas, ils présentent parfois une déficience intellectuelle et un déficit d'apprentissage.

3. La ST a-t-elle aussi d'autres conséquences sur la santé?

Les femmes atteintes du syndrome de Turner sont plus sensibles aux problèmes cardiaques, rénaux, thyroïdiens et de fertilité. En outre, ils peuvent avoir un développement neurocognitif particulier et une incidence plus élevée de maladies auto-immunes.

D'autre part, ils sont plus sujets à la perte auditive, à l'hypertension, au diabète, à l'ostéoporose, à la cataracte, au strabisme, à l'obésité et à la dépression.

4. Quel est le traitement de ST?

L'hormone de croissance peut aider une fille atteinte du syndrome de Turner à augmenter sa taille. À leur tour, les œstrogènes et d'autres hormones stimulent également le développement des poils du sein et du pubis, ainsi que d'autres caractéristiques sexuelles.

Son utilisation améliore également l'activité motrice fine, la mémoire verbale et de travail, la capacité d'attention, la visualisation, la perception de soi et la mémoire. En bref, chez ces patientes, une hormonothérapie substitutive est essentielle pour garantir une féminisation commode et une adaptation sociale, améliorer la fonction cognitive et éviter le syndrome métabolique dérivé d'une insuffisance ovarienne précoce.

5. Les femmes atteintes de TS peuvent-elles avoir des enfants et mener une vie normale?

Il existe des techniques de reproduction qui peuvent leur permettre de tomber enceintes. Dans tous les cas, la grossesse doit être discutée avec le médecin traitant, en raison de la fréquence élevée de malformations fœtales et de cas de mortalité maternelle.

Cependant, grâce à des techniques spéciales de fertilité assistée et à l'utilisation d'un œuf donné, il est déjà possible pour elles de mener une grossesse dans leur propre utérus.

D'autre part, avec les bons contrôles, les femmes atteintes du syndrome de Turner peuvent mener une vie complètement normale.

Chapitre 162 . Hyperhidrose et transpiration excessive

L'hyperhidrose est une affection pour laquelle une personne transpire excessivement, même lorsque la température est basse et qu'il ne fait aucune activité physique.

La transpiration est la façon dont le corps régule la température corporelle. Grâce à cela, nous éliminons l'eau, les sels minéraux et les toxines. La transpiration se produit principalement sous les bras, les pieds et les paumes. Lorsqu'il est mélangé aux bactéries présentes à la surface de la peau, il peut générer une mauvaise odeur.

Les gens transpirent davantage lorsqu'il fait chaud, lorsqu'ils font de l'exercice, lorsqu'ils font de la fièvre ou qu'ils réagissent à des situations qui les rendent nerveux, en colère, anxieux, gêné ou effrayé. Cependant, si vous transpirez beaucoup, cela peut être dû à un trouble de la thyroïde ou du système nerveux, à une diminution du taux de sucre dans le sang ou à un autre problème de santé.

Pour en savoir plus sur ce sujet, nous avons consulté le Dr Mario Vega Carbó, spécialiste en endocrinologie, avec plus de 20 ans d'expérience .

Docteur Mario,

1. Quelle est la cause de cette maladie?

L'hyperhidrose est une transpiration exagérée qui se produit sans raison apparente. Quand il affecte les mains, les pieds et les aisselles, il est appelé hyperhidrose primaire et, dans la plupart des cas, sa cause est inconnue, ce qui semble être héréditaire. Si la transpiration est une conséquence d'autres maladies, on parle alors d'hyperhidrose secondaire. Elle peut survenir dans tout le corps ou uniquement dans une zone donnée.

2. Quels autres maux peuvent causer ce trouble?

Acromégalie, anxiété, cancer, syndrome carcinoïde, abus de certains médicaments et substances, consommation d'alcool, diabète, problèmes de thyroïde, ménopause, maladie de Parkinson, tuberculose, infections et certaines maladies pulmonaires, nerveuses ou cardiaques peuvent provoquer une hyperhidrose.

3. Quels sont vos principaux symptômes?

En plus de la transpiration excessive, le patient peut présenter une forte odeur corporelle, une perte de poids ou d'appétit, des douleurs à la poitrine, des battements de coeur rapides et très intenses, des nausées, un essoufflement, des vertiges, des infections cutanées et de la fièvre.

4. Comment distingue-t-on la transpiration normale de la transpiration excessive?

En cas d'hyperhidrose, une transpiration excessive se produit même à des températures modérées et sans aucune activité physique. La personne a habituellement des halos de transpiration sous les bras, des taches d'humidité sur les vêtements et des gouttes de transpiration coulent le long de son visage, affectant ainsi sa vie normale. Les mains deviennent collantes, froides et humides, et les pieds et les chaussures sont également mouillés et sentent mauvais. Pour ceux qui souffrent de cette maladie, cela se produit au moins une fois par semaine.

5. Comment cette maladie est-elle diagnostiquée?

Pour corroborer les signes de sueur visible, des tests à l'amidon et à l'iode ou des tests sur papier peuvent être effectués pour confirmer le diagnostic. Des analyses de sang et d'urine ainsi que d'autres études peuvent également être effectuées pour analyser le fonctionnement de la glande thyroïde et rechercher des tumeurs et d'autres affections pouvant être à l'origine de ce problème.

6. Quel est le traitement de l'hyperhidrose?

S'il existe une condition préexistante, cette maladie doit être traitée. L à la transpiration excessive peut être contrôlée avec antitranspirants puissants, qui bouchent les canaux sudoripares. Ces produits doivent contenir de fortes doses de chlorure d'aluminium, qui est appliqué sur les zones touchées et peut irriter la peau.

Certains médicaments empêchant la stimulation des glandes responsables de la transpiration peuvent également être prescrits. Ceux-ci ont généralement des effets secondaires, tels que sécheresse, vision trouble, problèmes de vessie, et ne conviennent pas à tout le monde. Certaines crèmes au glycopyrrolate peuvent aider à contrôler la transpiration du visage et de la tête.

Une autre thérapie disponible est l'iontophorèse, qui utilise l'électricité pour désactiver temporairement les glandes sudoripares.

Pour sa part, les injections de Botox sont utilisées pour le traitement des aisselles, des pieds et des mains, bloquant les nerfs qui stimulent la transpiration.

Dans les cas graves, il est possible de pratiquer une intervention chirurgicale pour enlever les glandes des aisselles ou une sympathectomie pour déconnecter les nerfs responsables de la surproduction de sueur.

7. Quelles autres recommandations sont fournies pour ces cas?

L'hyperhidrose intense peut perturber les activités normales du patient et provoquer une détresse émotionnelle, une dépression, une anxiété et un retrait social. Par conséquent, il peut être nécessaire d'accompagner la thérapie d'un traitement psychologique.

En plus de l'utilisation régulière d'antisudorifiques et de bains, il est également recommandé de porter des vêtements légers en matériaux naturels, tels que le coton, la laine et la soie, et des chaussures en cuir, qui permettent à la peau de respirer.

Il est important de ventiler les pieds, de changer fréquemment de chaussettes, d'éviter les aliments épicés, l'exposition au soleil, la consommation d'alcool et de café. De plus, des patchs axillaires absorbant la transpiration et protégeant les vêtements peuvent être utilisés.

Enfin, il est conseillé de pratiquer des techniques de relaxation, telles que le yoga ou la méditation, permettant de contrôler le stress causé par la transpiration.

Chapitre 163 . Diabète de type 1 ou diabète juvénile

Le diabète de type 1, également appelé diabète juvénile, est un trouble chronique dans lequel le pancréas ne produit pas suffisamment d'insuline. Cette hormone est responsable de la régulation du sucre dans le corps et de son utilisation comme source d'énergie dans les muscles et les autres tissus.

Son absence entraîne la présence d'un excès de glucose dans le sang, ce qui peut entraîner de graves problèmes au cœur, aux yeux, aux reins, aux nerfs et aux pieds.

Le diabète de type 1 apparaît généralement pendant l'enfance, bien qu'il puisse également survenir à l'adolescence et à l'âge adulte. Bien qu'il n'ait pas de remède, il peut être contrôlé avec un traitement, une alimentation appropriée, des exercices réguliers, une perte de poids et des médicaments.

Pour en savoir plus sur ce sujet, nous interrogeons Mario Vega Carbó, endocrinologue, avec plus de 20 ans d'expérience.

Docteur Mario,

1. Quelles sont les causes du diabète de type 1?

Les raisons qui la causent ne sont pas connues exactement. Dans la plupart des cas, le système immunitaire attaque par erreur le pancréas et détruit les cellules qui produisent l'insuline. La maladie peut être due à l'exposition à certains virus et à des facteurs génétiques et environnementaux.

2. Quels sont vos principaux symptômes?

Ses principaux signes sont une augmentation de la faim, de la soif et du besoin d'uriner. Les autres symptômes courants sont la sensation permanente de fatigue, la perte de poids sans raison apparente, la présence de plaies qui mettent du temps à guérir, une peau sèche, une vision floue, des démangeaisons, des picotements dans les pieds, de l'irritabilité et d'autres changements d'humeur.

3. Comment cette maladie est-elle détectée?

Au vu de ses symptômes, une analyse des antécédents médicaux du patient, un examen physique et des taux de glycémie, d'hémoglobine et de lipides sont généralement effectués. Il est également possible que l'urine, l'osmolarité, la fréquence cardiaque, la pression artérielle et d'autres tests permettant de confirmer le diagnostic soient effectués.

4. Quel est le traitement du diabète de type 1?

La thérapie implique l'application de trois injections quotidiennes d'insuline ou plus afin de maintenir un taux de sucre sanguin normal. Une autre option est l'utilisation d'une pompe à insuline, un appareil de la taille d'un téléphone portable qui administre l'hormone en continu pendant 24 heures. Pour ce faire, un tube relie le réservoir d'insuline à un cathéter, qui est inséré sous la peau de l'abdomen.

E l patient doit apprendre à mesurer leur taux de sucre dans le sang et procéder à des contrôles périodiques. Sur la base de ces résultats, le traitement sera ajusté en fonction des besoins afin de maintenir une plage appropriée.

Si nécessaire, des médicaments pour l'hypertension artérielle et la réduction du cholestérol, ainsi que l'utilisation d'aspirine quotidienne pour protéger le cœur, peuvent également être prescrits .

Il est important que le patient adopte un mode de vie sain. En ce sens, vous devriez contrôler votre poids et avoir une alimentation équilibrée, avec moins de calories, des glucides raffinés et des graisses saturées, ainsi que plus de fruits, de légumes et de fibres. Faites également de l'activité physique régulièrement et évitez de fumer et de consommer de l'alcool en excès. Ce traitement doit être suivi tout au long de la vie.

5. Quelles autres complications cette maladie peut-elle entraîner?

Les personnes atteintes de diabète de type 1 ont un risque plus élevé de maladie circulatoire et cardiaque; lésions nerveuses; dommages aux reins, aux yeux et aux pieds; infections de la peau et de la bouche; et complications pendant la grossesse.

6. Quels autres aspects ces patients devraient-ils prendre en compte?

Il est recommandé aux personnes atteintes de diabète de type 1 de mesurer leur glycémie avant de conduire ou d'utiliser une machine. En outre, ils doivent porter un bracelet ou une carte spéciale indiquant leur état afin d'informer les autres en cas d'urgence.

De même, il est bon d'alerter la famille, les amis et les collègues de travail et de leur dire comment agir en cas de crise. Enfin, vivre avec le diabète peut être très stressant et provoquer une dépression et une détresse. C'est pourquoi il est également important de prendre soin de votre santé émotionnelle.

Dans ce sens, il leur est conseillé de pratiquer la méditation pour libérer l'esprit des soucis, de faire du yoga et d'autres activités de détente. Si nécessaire, un soutien psychologique et thérapeutique est également recommandé.

Chapitre 164 . L'obésité chez les enfants

L'obésité est une maladie chronique caractérisée par une accumulation excessive de graisse dans le corps, ce qui entraîne une nette augmentation des risques pour la santé. Ce trouble est de plus en plus fréquent chez les enfants et les adolescents et leur fait acquérir des maladies qui étaient auparavant considérées comme exclusives aux adultes, telles que le diabète.

Le surpoids est lié au syndrome métabolique, une série d'affections qui se manifestent conjointement et qui incluent une hypertension artérielle, une glycémie élevée, un excès de graisse corporelle autour de la taille et des taux de cholestérol et de triglycérides anormaux.

La prévention, l'éducation et l'acquisition d'habitudes de vie saines sont essentielles pour traiter l'obésité chez les enfants.

Pour en savoir plus sur ce sujet, nous interrogeons le Dr Mario Vega Carbó, spécialiste en endocrinologie, avec plus de 20 ans d'expérience.

Docteur Mario,

1. Quelles sont les principales causes de l'obésité chez les enfants?

Ce trouble peut être dû à de nombreuses raisons, notamment génétiques, hormonales, nutritionnelles, sociales, culturelles et héréditaires. Cependant, la principale cause d'obésité chez les enfants est liée au mode de vie.

Au cours des dernières décennies, la consommation d'aliments et de boissons riches en calories, une activité physique médiocre et un temps excessif investi dans les téléphones portables, les ordinateurs, les téléviseurs et les consoles de vidéo ont entraîné une augmentation de cette affection chez les enfants et les adolescents.

D'autre part, certaines maladies, la consommation de certains médicaments et des troubles émotionnels sont également certaines des causes possibles de l'obésité.

2. Qui a plus de risques de souffrir de cette maladie?

Les enfants qui ne font pas d'activité physique quotidienne, qui mangent des aliments rapides, surgelés ou très caloriques, et qui consomment des bonbons, des sodas et d'autres boissons sucrées ont un risque plus élevé d'être obèses.

Il en va de même pour ceux qui mènent une vie sédentaire, ceux qui viennent d'une famille de personnes en surpoids et ceux qui souffrent de problèmes émotionnels et psychologiques.

3. Quel est le rôle de l'environnement dans ces cas?

L'environnement entourant l'enfant est très important. Il est essentiel que vous ayez la possibilité de suivre un modèle de vie sain, avec un accès à une nourriture adéquate et à des lieux avec des espaces pour la récréation et l'exercice. L'une des meilleures stratégies pour réduire l'obésité chez les enfants consiste à améliorer les habitudes de tout le groupe familial.

À ce stade de la vie, la prévention et l'éducation sont fondamentales, car les pratiques acquises dans l'enfance sont souvent maintenues tout au long de la vie.

L comme des habitudes saines qui commencent dès l'enfance réduire les risques d'ostéoporose, le surpoids, l' obésité et d' autres troubles à l' âge adulte. En revanche, un enfant obèse est plus susceptible de l'être aussi lorsqu'il grandit.

4. Comment l'obésité est-elle diagnostiquée?

Habituellement, le médecin procède à un examen physique de l'enfant et compare ses valeurs à l'indice de masse corporelle (IMC) afin de déterminer si son poids est dépassé en fonction de sa taille et de son âge. Il analyse également vos antécédents médicaux, vos antécédents familiaux, vos habitudes alimentaires et votre niveau d'activité physique.

Par ailleurs, une analyse de sang peut s'avérer nécessaire pour mesurer le cholestérol, le sucre, la vitamine D et les taux hormonaux.

5. Quel est votre traitement?

La thérapie indique généralement l'adaptation de saines habitudes de vie. La première chose à faire est de suivre un régime équilibré dans lequel les boissons gazeuses et la malbouffe telles que les frites, les hamburgers, les saucisses, les biscuits et les glaces sont réduites et la consommation de fruits, de légumes, de légumineuses et de céréales est augmentée. Grains entiers et noix.

Il est également important que vous pratiquiez une activité physique quotidienne, pour laquelle les parents devraient l'encourager à jouer, courir, nager, faire du vélo et faire du sport pendant son temps libre. Si l'obésité est une conséquence d'une autre maladie, elle doit être traitée.

Dans les cas graves, la chirurgie peut être une option pour les adolescents qui ne maigrissent pas avec un changement de mode de vie. Généralement, les médicaments de perte de poids ne sont pas recommandés pour les enfants.

6. Quelles autres complications l'obésité infantile peut-elle entraîner?

Les enfants atteints de ce trouble sont plus susceptibles de souffrir de diabète. l'hypertension; cholestérol anormal et triglycérides; maladies du coeur, du foie et des reins; problèmes osseux et articulaires; L'asthme et l'apnée du sommeil.

D'autre part, l'obésité engendre généralement une faible estime de soi, une dépression et des problèmes sociaux et comportementaux. Si nécessaire, il est recommandé de rechercher un soutien psychologique.

7. Quels autres aspects peuvent être pris en compte pour améliorer ce trouble?

Pour assurer le succès du traitement, le soutien de la famille est important et implique que tout le monde participe à la thérapie et à l'adoption d'habitudes saines.

Partie XI Endocrinologie en obstétrique

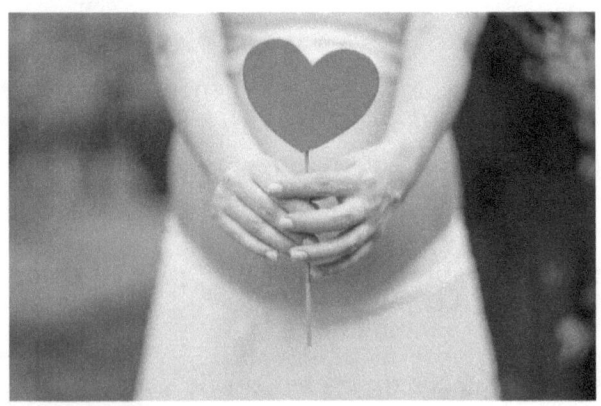

Chapitre 165 . Nutrition et grossesse

La grossesse nécessite une série de soins spéciaux parmi lesquels la nécessité d'une alimentation saine. Tout ce que la mère mange a un impact sur le bébé et sur son développement normal, car les nutriments dont il a besoin atteignent le placenta.

Une alimentation inadéquate augmente les risques d'accouchement prématuré, de faible poids à la naissance et de malformations congénitales . Au contraire, une alimentation adéquate est l'un des piliers fondamentaux du bien-être de la mère et du bébé.

Pour en savoir plus sur ce sujet, nous interrogeons le Dr Mario Vega Carbó, spécialiste en endocrinologie , responsable du bureau Vega & Vado.

Docteur Mario,

1. Pourquoi la nutrition est-elle si importante pendant la grossesse?

Une alimentation saine et équilibrée permet au corps de recevoir les nutriments nécessaires à son fonctionnement et à sa croissance. Cela inclut les protéines, les glucides, les lipides, les vitamines, les minéraux et l'eau . Pendant la grossesse, l'alimentation est plus importante que jamais car les besoins en nutriments augmentent.

Les carences en calcium, en fer, en vitamine A ou en iode peuvent mettre en danger la mère et le bébé. Au contraire, une alimentation saine favorise son développement normal.

2. Comment la nutrition change-t-elle pendant la grossesse?

À ce stade, la femme doit consommer plus d'acide folique, de fer, de calcium et de vitamine D qu'avant la grossesse. L'acide folique aide à prévenir certaines anomalies congénitales; le fer est essentiel à la croissance et au développement du cerveau de l'enfant; Le calcium réduit le risque d'hypertension artérielle soudaine et, avec la vitamine D, joue un rôle important dans la formation des os et des dents.

D'autre part, pendant la grossesse, les besoins en protéines et en eau augmentent également, il est donc essentiel de rester bien hydraté.

3. Combien de kilos faut-il gagner pendant la grossesse?

Cela dépendra de la santé et de l'état de la mère avant de devenir enceinte. Si vous aviez un poids normal, on estime généralement que vous devriez gagner entre 11 et 14 kilos. Si elle était très maigre, elle devrait grimper davantage. Si vous étiez en surpoids, vous devriez monter moins.

La prise de poids devrait se faire progressivement tout au long de la grossesse.

4. Quels aliments sont recommandés pendant la grossesse?

Bien manger pendant la grossesse ne signifie pas simplement manger trop. Il est important de faire attention à ce que vous mangez, en recherchant toujours des aliments sains.

Le pain enrichi et les grains entiers sont importants pour obtenir suffisamment d'acide folique. Également des épinards, de la laitue, de l'orange, du citron, de la mangue, de la tomate, du kiwi et des légumineuses, dont certaines fournissent également de la vitamine C.

Les fruits et les légumes contiennent différentes vitamines et minéraux essentiels, ainsi que des fibres facilitant la digestion.

Pendant ce temps, les viandes, les poissons, les fruits de mer et les œufs fournissent des protéines, de la vitamine B et du fer, tandis que le lait et les produits laitiers fournissent du calcium.

De même, le poisson, les noix, les graines et les avocats fournissent des graisses saines telles que les oméga-3 . D'autre part, il est conseillé de boire 3 litres d'eau par jour.

5. Quels aliments devraient être évités?

À ce stade, il est important d'éviter l'alcool, les poissons à forte teneur en mercure, les viandes transformées telles que les saucisses et les saucisses, le lait et les fromages non pasteurisés, les œufs crus et la caféine.

6. Des compléments nutritionnels sont-ils recommandés?

Dans la plupart des cas, ils sont recommandés pour garantir que les besoins nutritionnels pendant la grossesse sont bien satisfaits. Cependant, ces suppléments ne remplacent pas une alimentation saine, mais la complètent.

Chapitre 166 . Obésité et grossesse

L'obésité pendant la grossesse peut nuire gravement à la santé de la mère et du bébé. En plus d'altérer la fertilité, une accumulation excessive de graisse dans le corps augmente les risques d'hypertension, de diabète gestationnel et de fausses couches.

D'autre part, les enfants de mères obèses peuvent naître avec un excès de poids, des anomalies congénitales et subir des blessures lors de l'accouchement. Une bonne alimentation, de l'exercice physique et des examens médicaux réguliers peuvent aider à éviter ces troubles.

Pour en savoir plus sur ce sujet, nous interrogeons le Dr Mario Vega Carbó, spécialiste en endocrinologie, avec plus de 20 ans d'expérience.

Docteur Mario,

1. Quand une personne est-elle considérée comme obèse?

L'obésité est une maladie chronique caractérisée par une accumulation excessive de graisse dans le corps. Une personne est considérée comme obèse lorsque le pourcentage de graisse dépasse 25% du poids corporel chez les hommes et 33% chez les femmes.

L'obésité peut également être classée en fonction de l'indice de masse corporelle (IMC).

2. Comment l'obésité affecte-t-elle la fertilité?

Ce trouble peut contribuer à l'apparition de problèmes d'ovulation, de menstruations irrégulières et d'avortements spontanés. L que les femmes obèses ont une réponse plus faible aux traitements de l' infertilité, comme la fécondation in vitro.

D'autre part, le syndrome des ovaires polykystiques est également lié au surpoids et à la stérilité.

3. Comment ce trouble affecte-t-il la grossesse?

Pendant la grossesse, l'obésité augmente les risques de fausses couches et de naissances de foetus morts. M présage de ce trouble ont plus de chances de développer le diabète gestationnel, une condition dans laquelle les niveaux de sucre dans le sang sont élevés et augmente les chances de développer un diabète sucré plus tard.

La prééclampsie, un type d'hypertension associé à la grossesse, affecte d'importants organes tels que le foie et les reins et entraîne une perte de protéines; dysfonctionnement cardiaque et apnée du sommeil.

D'autre part, l'obésité rend l'accouchement vaginal difficile et augmente le besoin d'une césarienne.

4. Comment l'obésité affecte-t-elle le bébé?

Les enfants des femmes atteintes de ce trouble naissent généralement avec plus de graisse corporelle que la normale, ce qui augmente les risques de syndrome métabolique et d'obésité chez les enfants.

Ils peuvent également présenter des anomalies du tube neural, dans lesquelles le cerveau ou la colonne vertébrale ne se forment pas correctement aux premiers stades du développement; problèmes cardiaques ou des blessures lors de l'accouchement en raison de sa plus grande taille.

5. Combien de kilos faut-il gagner pendant la grossesse?

Cela dépendra de la santé et de l'état de la mère avant de devenir enceinte. Dans le cas des femmes obèses, la prise de poids recommandée est comprise entre 5 et 9 kilos.

6. Qu'est-ce qui est recommandé à une femme obèse avant de devenir enceinte?

Il est généralement conseillé d'effectuer une vérification avant la conception afin que votre médecin puisse lui recommander un traitement spécial comprenant des aliments sains et un exercice physique spécifique. De cette façon, vous pouvez perdre du poids avant de devenir enceinte.

7. Que recommande-t-on à une femme obèse pendant la grossesse?

Dans ces cas, il est important que des contrôles réguliers soient effectués dès le début de la grossesse. Parmi les autres études, le médecin pourrait recommander de réaliser des tests de dépistage précoce du diabète gestationnel et de l'apnée obstructive du sommeil.

D'autre part, avoir une bonne nutrition, rester actif et augmenter le poids adéquat sont des moyens importants de promouvoir une grossesse en santé.

Au cours de cette étape, il est déconseillé aux régimes de maigrir, car ils peuvent réduire les nutriments dont le bébé a besoin pour se développer normalement. Par conséquent, il est essentiel de parler à un nutritionniste pour suivre un régime de repas approprié.

À son tour, il est conseillé de suivre une routine d'exercices physiques sécuritaires, tels que la marche, la natation, le cyclisme stationnaire ou le yoga.

Chapitre 167 . Diabète et grossesse

La grossesse est une période de la vie où il faut être particulièrement prudent avec la glycémie. Un diabète non contrôlé peut entraîner de graves problèmes de santé pendant la grossesse et l'accouchement, tant pour la mère que pour le bébé.

En plus de la maladie conventionnelle, il existe une autre variante de celle-ci qui apparaît à ce stade, connue sous le nom de diabète gestationnel. Cette maladie commence lorsque le corps ne peut pas produire ou utiliser toute l'insuline dont il a besoin pendant la grossesse.

Pour en savoir plus sur ce sujet, nous interrogeons Mario Vega Carbó, endocrinologue, avec plus de 20 ans d'expérience.

Docteur Mario,

1. Qu'est-ce que le diabète gestationnel et quelle en est la cause?

C'est une maladie dans laquelle une femme qui n'a jamais eu de diabète commence à avoir un taux de glucose sanguin élevé pendant la grossesse.

On ne sait pas avec certitude ce qui le cause, mais on sait que les hormones placentaires, qui contribuent au développement du bébé, bloquent également l'action de l'insuline, permettant ainsi au sucre de s'accumuler plus facilement dans le sang. Le diabète gestationnel survient généralement au dernier stade de la grossesse.

2. Quels sont les symptômes du diabète gestationnel?

Il ne présente généralement aucun symptôme, mais est détecté lors des bilans prénataux.

3. Qui a plus de risques de l'avoir?

Les femmes qui ont eu un diabète gestationnel lors d'une précédente grossesse; ceux qui ont donné naissance à des bébés de plus de 4 kilos; ceux qui souffrent de maladie cardiovasculaire, d'hypertension ou d'obésité; Ceux qui ont des parents diabétiques ou qui ont plus de 30 ans sont plus susceptibles d'en souffrir.

Également ceux souffrant de troubles associés à la résistance à l'insuline, tels que le syndrome des ovaires polykystiques ou Acanthosis Nigricans.

4. Que devrait faire une personne diabétique avant sa grossesse?

Si la personne souffre déjà de diabète, il est important qu'elle contrôle la maladie avant de devenir enceinte. En revanche, pendant la grossesse, des bilans de santé réguliers et un régime alimentaire sain, une activité physique sûre et un traitement établi par un médecin spécialiste doivent être pratiqués. Il est possible que les médicaments antidiabétiques changent pendant la grossesse.

5. Quels troubles le diabète peut-il générer pendant la grossesse?

Un diabète antérieur peut augmenter les risques d'avortements, de malformations congénitales et de prééclampsie, un type d'hypertension artérielle qui endommage les reins et entraîne une perte de protéines

Dans le cas du diabète gestationnel, tel qu'il apparaît en fin de grossesse, lorsque le corps du bébé est déjà formé, les dommages sont mineurs. Cependant, dans les deux cas, l'enfant peut être excessivement grand (macrosomie) et présenter une hypertrophie des organes, une dystocie des épaules, une hypoglycémie, des problèmes respiratoires et des complications métaboliques.

En outre, les très gros bébés courent davantage de risques de rester coincés dans le canal utérin, de subir des blessures à la naissance ou d'avoir besoin d'une césarienne. L au diabète peut conduire à une naissance prématurée.

6. Quel est le traitement du diabète pendant la grossesse?

Généralement, la première chose à faire est de mettre en place un plan nutritionnel adéquat et une routine d'exercices physiques sécuritaires, tels que la marche, la natation, le cyclisme à l'arrêt ou le yoga.

La répartition des calories est très importante et vous devez éviter les glucides ayant un indice glycémique élevé et stimulant la consommation de grains entiers, de fruits et de légumes. Il est conseillé de distribuer la nourriture tout au long de la journée. En outre, la patiente doit apprendre à mesurer son taux de sucre dans le sang et à effectuer des contrôles permanents.

Si nécessaire, de l'insuline sera appliquée ou des médicaments contribuant à réduire le taux de sucre dans le sang, tels que la metformine et le glibenclamide, seront recommandés. Toutefois, les preuves scientifiques permettant de garantir la sécurité de ces médicaments pendant la grossesse sont insuffisantes.

7. Quelles autres complications cette maladie peut-elle apporter?

En cas de diabète gestationnel, la glycémie revient généralement à des valeurs normales après l'accouchement. Cependant, ces femmes ont plus de risques de contracter le diabète sucré à l'avenir, elles devraient donc poursuivre les soins.

D urant la grossesse augmente généralement la production de cétones, acides présents dans un sang. Dans les cas graves, cela peut entraîner une accumulation de liquide dans le cerveau, une crise cardiaque et une insuffisance rénale; il doit donc être surveillé.

Enfin, les bébés de mères atteintes de diabète gestationnel sont également plus susceptibles de souffrir d'obésité et de diabète sucré plus tard.

Chapitre 168 . Avortements récurrents

Il est défini comme un avortement récurrent lorsque 3 fausses couches consécutives ou plus se produisent avant 20 semaines de gestation. On estime qu'entre 1 et 3 % des couples en âge de procréer souffrent de ce trouble.

Dans la plupart des cas, les avortements naturels sont dus à des problèmes chromosomiques, qui empêchent le fœtus de se développer normalement. Ils peuvent également être une conséquence de maladies systémiques incontrôlées, telles que le diabète ou l'hypothyroïdie.

Pour en savoir plus sur le sujet, nous interrogeons le Dr Mario Vega Carbó, spécialiste en endocrinologie, avec plus de 20 ans d'expérience.

Docteur Mario,

1. Qu'est-ce qui cause les avortements récurrents?

Dans de nombreux cas, ils se produisent sans cause apparente, puis le couple parvient à concevoir normalement sans traitement. Dans d'autres cas, elles peuvent être causées par une anomalie congénitale du fœtus ou par des problèmes chromosomiques liés aux gènes du père ou de la mère, l'exposition à certaines toxines environnementales, des blessures graves, des infections ou des anomalies structurelles des organes de la reproduction.

D'autres causes possibles sont le surpoids; le diabète, l'hypothyroïdie, la maladie coeliaque ou une maladie rénale chronique non contrôlée; problèmes hormonaux ou immunitaires; fumer; et l'usage de drogues ou d'alcool.

2. Quel est le pourcentage d'avortements spontanés?

On estime qu'environ 50% des œufs fécondés meurent spontanément, généralement avant que la femme ne découvre qu'elle est enceinte . Dans le cas des personnes reconnues, le pourcentage est compris entre 10 et 15%.

La plupart des avortements naturels se produisent au cours des 12 premières semaines de gestation.

3. Qui a plus de risques de les souffrir?

Femmes de plus de 35 ans; ceux qui ont subi des fausses couches précédentes; les personnes présentant des anomalies de l'utérus, des affections chroniques non contrôlées ou un excès de poids; et ceux qui fument, boivent de l'alcool ou consomment des drogues risquent davantage d'en souffrir.

4. Quels sont vos principaux symptômes?

Certains des signes les plus courants sont des douleurs ou des crampes abdominales et des hémorragies, notamment des saignements et des fuites de liquide ou de tissus du vagin.

5. Comment est-il détecté?

Grâce à un examen pelvien, je peux voir si le col de l'utérus s'est dilaté ou est devenu plus mince. À son tour, une échographie peut vérifier le développement du bébé et son rythme cardiaque.

6. Quel est votre traitement?

Après une fausse couche, le tissu qui quitte le vagin est généralement examiné pour rechercher les anomalies. Il est également important de détecter s'il reste encore des restes de placenta et d'embryon dans l'utérus. Si elles ne sont pas éliminées naturellement du corps, un traitement médical ou chirurgical peut être nécessaire pour les éliminer.

Généralement, les femmes peuvent tomber à nouveau enceintes au cours du cycle menstruel suivant un avortement spontané. Cependant, il leur est conseillé d'évaluer avec leurs partenaires s'ils sont physiquement et émotionnellement prêts à y faire face.

7. Quelles autres complications ce trouble peut-il entraîner?

Dans certains cas, l'avortement septique, une infection intra-utérine grave, peut survenir. La fièvre, les frissons, les pertes vaginales odorantes et la péritonite figurent parmi ses signes habituels.

D'autre part, après un avortement spontané, certaines femmes ressentent habituellement de la tristesse, de l'anxiété, de la culpabilité et de la dépression. Si nécessaire, un soutien thérapeutique est recommandé.

8. Que conseille-t-on en cas d'avortement récurrent?

Face à deux ou trois avortements spontanés consécutifs, il est important de mener des études pour tenter de trouver les causes qui le provoquent, telles que des problèmes chromosomiques ou des anomalies utérines.

S'ils résultent d'une maladie systémique, celle-ci doit être contrôlée et traitée avant de redevenir enceinte. Par ailleurs, dans ces cas, il est conseillé d'éviter tout type de facteur de risque, tel que la consommation d'alcool et de drogues, la caféine, le tabagisme et l'exposition aux rayons X.

Dans la plupart des cas où il n'y a pas de cause apparente, l'avortement spontané ne se reproduit pas et les prochaines grossesses se concrétisent.

Chapitre 169 . Hypothyroïdie et grossesse

L'hypothyroïdie est une maladie dans laquelle la glande thyroïde ne produit pas assez d'hormones thyroïdiennes. Ce trouble peut survenir pendant la grossesse. Il est donc important d'être attentif à ses symptômes. En l'absence de traitement, il peut provoquer des infections, des problèmes cardiaques, la stérilité, un avortement spontané, une naissance prématurée et des bébés présentant des anomalies congénitales, entre autres complications.

Les affections thyroïdiennes sont particulièrement courantes chez les femmes en âge de procréer. Comme ses signes sont similaires à ceux d'autres pathologies, l'hypothyroïdie peut parfois passer inaperçue.

Pour parler de ce sujet, nous avons interviewé le Dr Mario Vega Carbó, spécialiste en endocrinologie, responsable du bureau Vega & Vado.

Docteur Mario,

1. Quels sont les principaux symptômes de l'hypothyroïdie?

Les signes les plus courants sont la constipation, une difficulté de concentration, une peau pâle et sèche, un gonflement au niveau de la gorge, de la fatigue, des cheveux et des ongles cassants, des règles irrégulières, une sensibilité accrue au froid, une prise de poids, des dépressions, des douleurs articulaires. et faiblesse musculaire.

En l'absence de traitement, dans les cas les plus graves, le sens du goût et de l'odorat peut diminuer, l'enrouement, l'épaississement de la peau, un ralentissement du rythme cardiaque et un gonflement du visage, des mains et des pieds.

2. Comment ce trouble peut-il affecter avant et pendant la grossesse?

Avant la grossesse, l'hypothyroïdie peut être la cause de la stérilité, dans la mesure où elle empêche la production d'ovules, provoque des irrégularités dans le cycle menstruel et augmente les niveaux de prolactine.

Après la conception, les risques d'avortement spontané, d'accouchement prématuré et de péclampsie, un type d'hypertension artérielle qui endommage les reins et entraîne la perte de protéines, augmentent

3. Comment l'hypothyroïdie peut-elle affecter le bébé?

Au cours des premiers mois de la grossesse, le bébé dépend de la mère pour recevoir les hormones thyroïdiennes. Celles-ci jouent un rôle très important dans le développement normal du cerveau et la croissance du fœtus. Par conséquent, le manque de ces hormones peut causer des anomalies congénitales et, avec le temps, les enfants ont un faible indice d'intelligence et d'autres difficultés d'apprentissage.

4. Comment l'hypothyroïdie est-elle détectée?

Un examen physique et diverses études sont généralement effectués pour mesurer les niveaux d'hormone thyroïdienne, d'hormone stimulant la thyroïde, de cholestérol et de glucose, et un test d'anticorps. D'autres tests spécialisés de la glande peuvent également être nécessaires.

5. Quel est votre traitement pendant la grossesse?

La thérapie est similaire à celle utilisée chez les personnes non enceintes et consiste à remplacer l'hormone thyroïdienne qui manque dans le corps par la lévothyroxine. Ce médicament par voie orale rétablit des niveaux adéquats et inverse les signes et les symptômes de la maladie.

D'autre part, des contrôles périodiques sont essentiels pendant le traitement, car à la dose appropriée, ce médicament n'a pas d'effets secondaires.

À son tour, les besoins en lévothyroxine augmentent généralement pendant la grossesse, parfois de 25 à 50%.

6. Les vitamines prénatales peuvent-elles influencer l'hypothyroïdie?

Oui, les vitamines prénatales, les suppléments de fer et certains aliments interfèrent avec l'absorption des hormones thyroïdiennes. Par conséquent, il est recommandé de prendre la lévothyroxine l'estomac vide, une heure avant les repas, puis d'attendre deux heures pour ingérer des vitamines ou des suppléments.

7. Les bébés de mères atteintes d'hypothyroïdie naîtront-ils aussi avec la maladie?

Ce trouble est très rare chez les bébés et les enfants. Si elle est transmise génétiquement, elle ne se manifeste généralement pas avant que la personne ne devienne adulte.

Chapitre 170 . Hyperthyroïdie et grossesse

L'hyperthyroïdie, ou hyperactivité de la thyroïde, est une affection dans laquelle la glande thyroïde produit trop d'hormones thyroïdiennes. Lorsque cela se produit pendant la grossesse, il peut entraîner un travail prématuré et d'autres complications. Il est donc important de le traiter correctement.

Comme ses symptômes initiaux peuvent être confondus avec les changements physiologiques caractéristiques de la conception, il passe parfois inaperçu ou est diagnostiqué tardivement.

L'hyperthyroïdie pendant la grossesse est principalement causée par la maladie de Graves, une affection dans laquelle le système immunitaire produit des anticorps qui attaquent et endommagent la thyroïde.

Pour parler de ce sujet, nous avons interviewé le Dr Mario Vega Carbó, spécialiste en endocrinologie, responsable du bureau Vega & Vado.

Docteur Mario,

1. Quels sont les principaux symptômes de l'hyperthyroïdie?

Ses signes les plus courants sont l'anxiété, la nervosité, la fatigue, une difficulté à se concentrer, la diarrhée, des cheveux fins et fragiles, des tremblements des mains, une intolérance à la chaleur, une augmentation de l'appétit, une transpiration, des palpitations, des problèmes de sommeil et une perte de poids. D'autres symptômes incluent un gonflement ou une croissance thyroïdiens anormaux, une pression artérielle élevée, une irritation des yeux, des nausées, des vomissements, une peau brûlante et des rougeurs, des modifications des ongles, une dépression et des éruptions cutanées.

2. Comment ce trouble affecte-t-il la fertilité?

L'hyperthyroïdie peut affecter vos règles, les rendant ainsi irrégulières, peu abondantes ou directement présentes. L que les femmes atteintes de cette maladie prennent plus de temps pour devenir enceinte et ont plus de risques, de sorte que l'idéal est qu'il est contrôlé avant la conception.

3. Comment l'hyperthyroïdie affecte-t-elle la grossesse?

Si la maladie n'est pas traitée correctement, cela peut augmenter les risques de fausse couche, d'accouchement prématuré, de tachycardie fœtale et d'insuffisance pondérale à la naissance.

En outre, il peut entraîner d'autres complications chez la mère, telles que la prééclampsie et, dans les cas graves, une tempête thyroïdienne, entraînant une augmentation aiguë des symptômes d'hyperthyroïdie.

Ces derniers peuvent apparaître à la suite d'une situation de stress, d'infection, de chirurgie ou de travail et nécessitent une attention immédiate, car ils peuvent provoquer une forte fièvre, une diarrhée, une tachycardie, un choc et la mort.

4. Comment traite-t-on l'hyperthyroïdie pendant la grossesse?

Le traitement dépendra de la cause et de la gravité de vos symptômes. Si la maladie est bénigne, aucun traitement n'est nécessaire. Les cas modérés sont généralement traités avec des médicaments antithyroïdiens, en cherchant à utiliser la dose minimale possible, afin de ne pas causer d'hypothyroïdie chez le bébé. D'autre part, les bêta-bloquants peuvent aider à améliorer les troubles du rythme cardiaque, les tremblements et l'anxiété, bien qu'ils devraient être interrompus quelques semaines avant la fin de la grossesse. Pendant la conception, l'utilisation d'iode radioactif ou un traitement chirurgical n'est pas recommandée. Dans tous les cas, une surveillance permanente des taux de thyroïde est essentielle.

5. La thérapie peut-elle affecter le bébé?

À doses serrées et contrôlées, les médicaments antithyroïdiens n'affectent pas le bébé, ou de manière transitoire, sans nuire à son développement.

6. Comment l'hyperthyroïdie affecte-t-elle le nouveau-né?

La mère souffrant d'hyperthyroïdie pendant la grossesse peut le transmettre à son enfant. Cependant, les symptômes disparaissent généralement en quelques mois. Un bébé atteint de cette maladie peut avoir une irritabilité, une accélération du rythme cardiaque, une fermeture prématurée des fontanelles, une prise de poids réduite, une fièvre, des vomissements, une diarrhée, un goitre et une hypertension intracrânienne

Chapitre 171 . Prolactinome et grossesse

Un prolactinome est une tumeur hypophysaire non cancéreuse (bénigne) qui provoque généralement un taux plus élevé de prolactine dans le sang. Cette hormone est responsable de la stimulation de la production de lait maternel après la naissance.

Ces tumeurs apparaissent plus fréquemment chez les personnes de moins de 40 ans et sont plus courantes chez les femmes, pouvant présenter: galactorrhée, sensibilité des seins, diminution de l'intérêt sexuel, maux de tête, infertilité et modifications du cycle menstruel et de la vision

Pendant la grossesse, la production d'œstrogène augmente. Cela peut entraîner une augmentation du prolactinome et de ses symptômes associés.

Pour en savoir plus sur ce sujet, nous avons interrogé le médecin cubain Mario Vega Carbó, spécialiste en endocrinologie clinique .

Docteur Mario,

1. Quel est le traitement de l'hyperprolactinémie?

Si la maladie est causée par un prolactinome, certains médicaments tels que la bromocriptine ou la cabergoline diminuent la production de cette hormone et aident à réduire la taille de la tumeur. Cependant, ces médicaments peuvent provoquer des nausées, des vomissements, une congestion nasale, des maux de tête et une somnolence, parmi d'autres effets indésirables.

Celles-ci peuvent diminuer si un traitement à faible dose est instauré et que les comprimés sont pris pendant la nuit avec de la nourriture. Dans les cas où la tumeur doit être retirée en raison de sa croissance progressive, une chirurgie ou un traitement par radiothérapie peut être effectué.

2. Les femmes atteintes de prolactinome peuvent-elles tomber enceintes?

Oui, les médicaments pour le traitement de ces tumeurs sont très efficaces pour restaurer la fertilité. Cependant, il est important de planifier la conception avec des soins médicaux. Dans le cas des macroprolactinomes, la grossesse ne doit pas être autorisée avant un contrôle strict de la prolactinémie et du développement de la tumeur.

3. Comment se passe le traitement des prolactinomes pendant la grossesse?

Dans les cas où la tumeur hypophysaire mesure moins de 10 millimètres, le traitement médicamenteux doit être interrompu pendant la grossesse, le risque de croissance du prolactinome étant minime.

Si vous êtes plus âgé, il est recommandé de poursuivre le traitement par bromocriptine, dont l'utilisation n'est pas associée à des malformations fœtales ni à une fréquence accrue d'avortements ou de grossesses multiples.

À l'heure actuelle, rien n'indique qu'il ait des effets nocifs sur la cabergoline, mais comme il a beaucoup moins d'expérience, il est conseillé de passer à la bromocriptine au cours de cette période.

En cas de très grande tumeur, certains spécialistes recommandent une intervention chirurgicale avant la grossesse.

4. Est-il possible de pratiquer une excision pendant la grossesse?

Oui, dans les cas où l'utilisation de la bromocriptine ne fonctionne pas et que la tumeur continue à se développer, une résection transsphénoïdale est possible.

Les études menées jusqu'à présent n'indiquent pas une augmentation significative du risque pour la mère et le fœtus pendant la chirurgie.

5. Qu'advient-il de l'hypophyse pendant la grossesse?

Cette glande augmente de taille pendant la grossesse, mais il est normal que cela ne cause aucun inconvénient. Dans les mois qui suivent l'accouchement, l'hypophyse s'intègre rapidement et reprend sa taille initiale.

6. Quels autres aspects faut-il prendre en compte dans le traitement du prolactinome dans ces cas?

Les femmes atteintes d'un macroadénome sécrétant de la prolactine doivent être soumises à un contrôle strict tout au long de la grossesse, en effectuant des campimétries périodiques pour évaluer les altérations du champ de vision et confirmer tout élargissement de la tumeur par imagerie par résonance magnétique.

Chapitre 172 . Syndrome de Cushing et grossesse

Le syndrome de Cushing est un trouble causé par une exposition prolongée à un excès de cortisol, une hormone produite par les glandes surrénales. Parmi d'autres pathologies, cette maladie provoque généralement une stérilité et des menstruations irrégulières ou inexistantes chez la femme. Il est donc rare qu'elle se produise pendant la grossesse.

Cependant, quand il apparaît dangereusement augmente les risques de mortalité, à la fois de la mère et du bébé, il est donc important de le détecter à temps et de le contrôler correctement.

Pour en savoir plus sur ce sujet, nous interrogeons Mario Vega Carbó, spécialiste en endocrinologie avec plus de 20 ans d'expérience.

Docteur Mario,

1. Qu'est-ce qui cause le syndrome de Cushing?

La cause de cette affection est généralement due à une tumeur bénigne de l'hypophyse ou à l'utilisation chronique de glucocorticoïdes et d'autres médicaments pour traiter les maladies inflammatoires , telles que l'asthme et la polyarthrite rhumatoïde . Une autre cause est des anomalies des glandes surrénales.

2. Quels sont vos principaux symptômes?

Les signes habituels de ce trouble sont l'obésité au milieu et au haut du corps et le visage arrondi et rouge. Les autres symptômes sont des bras et des jambes maigres, des traînées violettes , une peau mince et fragile, une récupération lente des coupures et des ecchymoses faciles.

3. Comment cette affection est-elle détectée pendant la grossesse?

Son diagnostic est parfois difficile car beaucoup de ses caractéristiques cliniques telles que l'hypertension, le diabète gestationnel et l'œdème sont confondues avec les changements intervenus pendant la grossesse.

Dans ce contexte, il est important de porter une attention particulière aux manifestations dermatologiques, telles que les stries violettes épaisses, l'acné, l'hirsutisme, l'alopécie et les problèmes de guérison qui sont liés au syndrome de Cushing, mais moins à la grossesse.

4. Comment cette maladie affecte-t-elle la fertilité?

Le syndrome de Cushing peut entraîner une stérilité chez les deux partenaires. Chez les femmes, des taux élevés de cortisol interfèrent avec le fonctionnement des ovaires et peuvent provoquer l'interruption ou l'irrégularité des menstruations. Par conséquent , les patientes atteintes de ce trouble ont souvent des difficultés à tomber enceintes.

5. Comment le syndrome de Cushing affecte-t-il la grossesse?

Cette maladie augmente dangereusement les risques pour la mère et le bébé. Dans ces cas, les possibilités d'avortement spontané et de naissance prématurée sont plus nombreuses.

En outre, les risques de prééclampsie, de diabète gestationnel, d'œdème pulmonaire, d'insuffisance cardiaque et d'infections avec un processus de cicatrisation plus lent augmentent chez la mère. Chez le bébé, il peut y avoir une restriction de croissance intra-utérine et une infection post-natale.

6. Quel est le traitement pendant la grossesse ?

Le traitement dépendra de la cause de l'excès de cortisol dans le corps. Si la cause est une tumeur, dans les cas bénins, il est recommandé de différer la chirurgie de retrait après l'accouchement. Si nécessaire, il sera effectué dès que possible pour réduire les risques.

Si le syndrome est causé par un médicament, la dose peut être réduite ou remplacée par une dose similaire ne produisant pas ces symptômes.

Il existe différents médicaments pour contrôler la production excessive de cortisol, qui seraient sans danger pour la mère et le fœtus.

7. Si la mère est atteinte du syndrome de Cushing pendant la grossesse, le bébé le sera-t-il aussi?

Très rarement, les personnes héritent d'une tendance à souffrir de tumeurs dans leurs glandes endocrines, ce qui affecte les niveaux de cortisol et provoque cette maladie.

Partie XII Endocrinologie en gériatrie

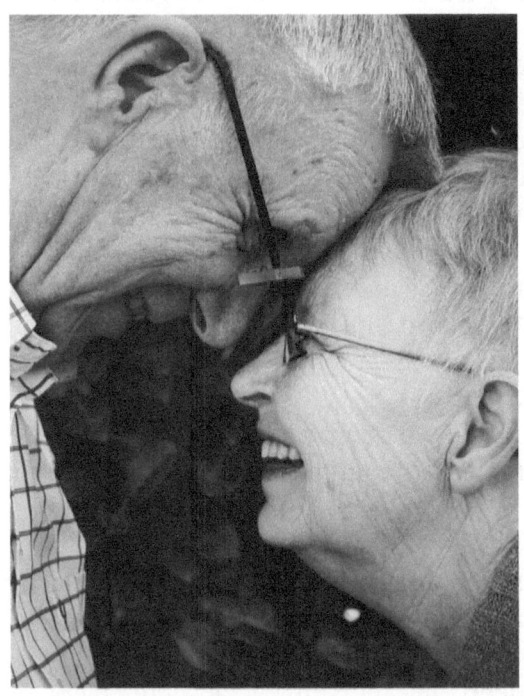

Chapitre 173 . Endocrinopathies chez les personnes âgées

Le vieillissement est un processus progressif, hétérogène et irréversible qui implique une diminution des capacités des différents organes et systèmes du corps et un déclin physiologique général. Cela implique une série de modifications morphologiques, fonctionnelles, biochimiques et psychologiques qui affectent également les glandes endocrines et leurs performances normales.

Au fil des ans, les organes deviennent moins sensibles aux hormones et la quantité de substances produites peut varier. Cela peut entraîner l'apparition de maladies chroniques telles que le diabète, l'hypothyroïdie, l'hyperthyroïdie, l'hypogonadisme, la sarcopénie et l'obésité, susceptibles de nuire gravement à la santé.

Pour en savoir plus sur ce sujet, nous interrogeons Mario Ve ga Carbó, endocrinologue et maître en longévité satisfaisante avec plus de 20 ans d'expérience.

Docteur Mario,

1. Quels changements naturels se produisent avec le vieillissement?

En vieillissant, il y a plusieurs changements progressifs, parmi lesquels la diminution de la synthèse des protéines; la perte de masse musculaire et de puissance entraînant une diminution de la force musculaire ; diminution de la densité osseuse et sclérose progressive des artères et du tissu conjonctif.

659

Cela provoque une plus grande fragilité du corps, ce qui peut entraîner une immobilité, l'apparition de maladies et une augmentation de la vulnérabilité générale.

2. Comment le système endocrinien change-t-il avec l'âge?

Avec le vieillissement, les glandes endocrines et leur production hormonale subissent d'importantes variations. La glande pituitaire, par exemple, devient plus petite et diminue légèrement la libération de l'hormone de croissance et de la prolactine.

En ce qui concerne la thyroïde, le métabolisme diminue avec le temps, alors que dans l'hypothalamus, l'hormone anti-diuétique a tendance à augmenter, ce qui prédispose à l'hyponatrémie.

En ce qui concerne le pancréas, il y a une diminution de la sensibilité à l'action de l'insuline. D'autre part, les glandes surrénales réduisent la production d'aldostérone, de cortisol et de glucocorticoïdes, entraînant des vertiges et une perte de la capacité de tolérer le stress.

Parallèlement, les niveaux d'hormones parathyroïdiennes ont tendance à augmenter, contribuant à la perte de masse osseuse et augmentant les risques d'ostéoporose.

Enfin, les glandes sexuelles réduisent les niveaux d'œstrogène et de testostérone, entraînant l'arrêt définitif de la menstruation, de l'infertilité et d'une diminution de la capacité érectile chez l'homme.

3. Quels sont les troubles endocriniens les plus fréquents chez les personnes âgées?

Les plus courants sont ceux liés au pancréas et à la thyroïde. On estime que plus de 50% des personnes de plus de 80 ans présentent une intolérance au glucose. Outre la diminution progressive de la sécrétion d'insuline, l'augmentation de la résistance périphérique due à l'inactivité physique, l'augmentation de la graisse abdominale et la diminution de la masse maigre contribuent à la détérioration de votre métabolisme.

D'autre part, le dysfonctionnement de la thyroïde est commun avec l'âge. En outre, de nombreuses personnes âgées ne consomment pas assez de calcium et présentent une carence en vitamine D, ce qui entraîne une hyperparathyroïdie secondaire associée à une faiblesse musculaire, ce qui augmente le risque de chute.

4. Quelles maladies du système endocrinien méritent une attention particulière chez les personnes âgées?

Certaines conditions à prendre en compte sont le diabète, l'hypothyroïdie, l'hyperthyroïdie, l'hypogonadisme, le cancer de la thyroïde, l'obésité, l'hyperparathyroïdie, la sarcopénie et l'ostéoporose, entre autres.

5. Quels autres aspects interfèrent avec la survenue de maladies chroniques chez les personnes âgées?

Outre les facteurs génétiques et liés à l'âge, d'autres aspects externes importants à prendre en compte, tels que la nutrition, le manque d'activité physique, la consommation d'alcool et le tabagisme, favorisent l'apparition de pathologies.

Chapitre 174 . Nutrition chez les personnes âgées

Bien manger et faire de l'exercice régulièrement est important à toutes les étapes de la vie, mais il devient encore plus essentiel pendant la vieillesse de rester en bonne santé et actif. Une alimentation saine et équilibrée est essentielle pour que le corps obtienne les nutriments dont il a besoin pour fonctionner.

En outre, cela aide également à contrôler le poids et à prévenir des maladies telles que l'ostéoporose, l'hypertension artérielle, les problèmes cardiaques, le diabète et certains types de cancer. Cependant, les besoins nutritionnels ne sont pas les mêmes pour tous les âges.

Pour savoir ce que les personnes âgées doivent consommer, nous interrogeons le Dr Mario Vega Carbó, spécialiste en endocrinologie clinique .

Docteur Mario,

1. Comment les besoins alimentaires évoluent-ils avec l'âge?

Les personnes âgées ont besoin de moins de calories que les années précédentes, mais elles ont besoin de beaucoup de nutriments. Par conséquent, les aliments qu'ils consomment devraient être riches en vitamines, en minéraux, en protéines et en fibres, l'accent étant mis sur la variété. Par exemple, à ce stade, il est très important de consommer du calcium et de la vitamine D pour soigner les os et des fibres pour prévenir les problèmes d'estomac et de l'intestin.

Également en fer, car sa carence est très fréquente chez les personnes âgées et provoque une anémie et d'autres troubles.

2. Quels types d'aliments sont recommandés pour les personnes âgées?

Dans le régime alimentaire, il est conseillé d'inclure des fruits et légumes; les grains entiers tels que l'avoine, le pain et le riz; lait écrémé et produits laitiers; fromage hypocalorique; poissons, crustacés, viandes maigres, volaille et œufs; et les noix, les haricots et les graines.

D'autre part, il est important qu'ils consomment des aliments faibles en gras saturés, en acides gras trans, en cholestérol, en sel (sodium) et en sucres ajoutés; et boire suffisamment de liquide.

3. Combien de calories en moyenne une personne âgée a-t-elle besoin de manger par jour?

La quantité de calories dépend de l'âge, du sexe et du niveau d'activité de la personne. Pour une femme de plus de 50 ans, on estime qu'elle devrait consommer en moyenne entre 1 600 et 2 000 calories par jour, alors qu'elle varie entre 2 000 et 2 800 chez l'homme. Plus vous êtes actif, plus vous avez besoin de calories.

4. Que peut-on faire avec les personnes âgées qui ont du mal à manger?

Si le patient a des problèmes de mastication, il est important qu'il soit examiné par un dentiste. Si vous portez une prothèse dentaire, celle-ci risque de ne pas être bien ajustée ou vous aurez peut-être des blessures aux gencives.

Si vous avez du mal à avaler, vous pouvez essayer de boire beaucoup de liquide avec de la nourriture. On peut également leur proposer des purées, des jus de fruits, des crèmes, de la viande hachée et des aliments mous en général.

Si vous avez perdu votre goût et votre odeur, vous pouvez ajouter de la couleur et de la texture à vos plats et utiliser des épices, des herbes ou du jus de citron supplémentaires pour donner plus de saveur .

Si vous n'avez pas faim, vous pouvez essayer d'exercer votre appétit.

5. Quelles boissons sont recommandées aux personnes âgées?

Les personnes âgées sont plus vulnérables à la déshydratation. Par conséquent, il est important qu'ils boivent beaucoup d'eau et de jus de fruits, de préférence en dehors des repas et en petite quantité. En outre, boire du lait et du yaourt. Il est conseillé d'éviter la consommation de thé et de café, car ils altèrent le sommeil et sont diurétiques.

En cas de consommation d'alcool, un seul verre de vin rouge par jour est recommandé si aucun médicament n'est pris.

6. Comment une mauvaise alimentation affecte-t-elle les personnes âgées?

Une mauvaise alimentation affaiblit le système immunitaire et augmente le risque d'infections. provoque une cicatrisation retardée; et génère la perte de masse musculaire et osseuse, augmentant les risques de chutes et de fractures, entre autres problèmes.

7. Quelles autres recommandations sont importantes à ce stade?

Il est conseillé aux personnes âgées de manger lentement et de bien mastiquer les aliments. Aussi, si possible, manger au moins 5 fois par jour.

En outre, il est important qu'ils restent actifs et effectuent au moins 150 minutes d'exercice au cours de la semaine. L'activité peut être divisée en sessions de 10 minutes, plusieurs fois par jour.

Chapitre 175 . Sarcopénie et faiblesse musculaire

La sarcopénie est une perte de masse musculaire et de la puissance progressive et généralisée qui se produit au cours du vieillissement. Bien que la faiblesse et l'épuisement de la force physique soient une conséquence normale du passage des années, quand elles surviennent de manière accélérée, elles peuvent être dues à d'autres facteurs.

Cette maladie concerne principalement les personnes physiquement inactives, bien qu'elle puisse également se produire chez les personnes âgées qui font de l'exercice régulièrement.

Parmi les autres troubles, la sarcopénie peut entraver l'exécution des tâches quotidiennes, ralentir les mouvements et augmenter les risques de chute et de blessure.

Pour en savoir plus sur ce sujet, nous interrogeons Mario Ve ga Carbó, endocrinologue et maître en longévité satisfaisante avec plus de 20 ans d'expérience.

Docteur Mario,

1. Comment la masse musculaire est-elle affectée au fil des ans?

La masse musculaire diminue progressivement entre 3 et 8% toutes les décennies après 30 ans, et le processus s'accélère après 60 ans. Il en résulte une perte de force progressive et naturelle. E processus de ste souvent accompagnée d'autres changements physiques tels que l' augmentation du tissu adipeux, ce qui augmente le risque de développer l' hypertension, le diabète, l' obésité et les problèmes cardiovasculaires.

2. Quelles sont les causes de la sarcopénie et qui en est affecté?

Les raisons qui la causent sont variées. Outre le vieillissement, d'autres causes possibles sont l'apport alimentaire limité ou déséquilibré, un mode de vie sédentaire, le manque d'exercice physique et un repos excessif. Cela peut également être une conséquence de facteurs génétiques, de problèmes hormonaux, de perte de poids, d'autres maladies ou de la consommation de certains médicaments.

On estime que la sarcopénie affecte 30% des personnes de plus de 60 ans et 50% de celles de plus de 80 ans.

3. Comment ce trouble est-il détecté?

Face à ses symptômes, la masse musculaire est généralement mesurée à l'aide d'une évaluation du poids, de la taille et du périmètre, puis d'une bioimpédanciométrie permettant d'évaluer la quantité d'eau, de graisse et de muscle contenue dans une personne. De plus, des tests de force et de performance physique sont effectués.

4. Quel est votre traitement?

Habituellement, la thérapie indique des changements dans le mode de vie du patient. Cela inclut une nutrition appropriée et des exercices de résistance programmés.

Le régime recommandé pour une personne atteinte de sarcopénie doit être équilibré, mais il doit également contenir une bonne quantité de protéines, notamment des produits laitiers, de la viande, des œufs et du poisson. L'exercice, quant à lui, doit être progressif et personnalisé, dans le but de renforcer principalement les membres inférieurs.

D'autre part, des traitements à la testostérone, à la déhydroépiandrostérone et à l'hormone de croissance sont à l'étude, même si leurs résultats ne sont pas encore tout à fait clairs chez le bleuet et peuvent entraîner certains effets secondaires indésirables.

5. Quelles autres complications cette maladie peut-elle entraîner?

Les personnes atteintes de sarcopénie ont souvent des difficultés à se déplacer, à se lever d'une chaise, à monter des escaliers ou à marcher à un rythme lent, ce qui augmente le risque de chute et de fracture .

Les complications résultant d'une chute constituent la sixième cause de décès chez les personnes de plus de 65 ans. Des soins appropriés doivent donc être pris.

D'autre part, cette condition augmente généralement les risques de souffrir d'autres maladies chroniques, telles que l'ostéoporose et le diabète.

En outre, la sarcopénie peut entraîner une incapacité, une indépendance fonctionnelle et une incidence profonde sur la qualité de vie d'une personne. Il est donc important de la prévenir et de la détecter rapidement.

6. Quels autres aspects ces patients devraient-ils prendre en compte?

Une alimentation adéquate et une activité physique régulière, y compris des exercices pour renforcer les muscles, sont essentielles pour prévenir la sarcopénie, maintenir une bonne forme et rester actif. Cela donne aux personnes âgées plus d'indépendance et leur permet de mieux faire face aux maladies chroniques, si elles en souffrent.

Au contraire, le manque d'activité physique fait que la masse musculaire continue à diminuer, aggravant les symptômes.

Chapitre 176 . L'ostéoporose chez les personnes âgées

L'ostéoporose est une maladie qui affine et affaiblit les os, les rendant fragiles et se cassant facilement. Chez les personnes âgées, cette maladie peut réduire la qualité de vie en entravant l'exécution des tâches quotidiennes, en ralentissant les mouvements et en augmentant les risques de chute et de blessure.

Il peut également causer une courbure anormale de la colonne vertébrale, une perte de taille et un abdomen proéminent, en plus de générer une douleur aiguë et chronique, une détresse respiratoire, une dépression et une baisse de l'estime de soi. L'ostéoporose affecte particulièrement les os de la hanche, de la colonne vertébrale et du poignet.

Pour en savoir plus sur ce sujet, nous avons consulté le Dr Mario Vega Carbó, spécialiste en endocrinologie et médecine familiale, responsable du bureau Vega & Vado.

Docteur Mario,

1. Qui a plus de risques de contracter l'ostéoporose?

Cette condition est plus fréquente chez les femmes âgées qui font peu d'activité physique, consomment peu de produits laitiers, sont fumeurs et qui ont des antécédents familiaux liés à cette maladie. Les personnes qui consomment certains médicaments, tels que les corticostéroïdes, l'héparine, le lithium ou les diurétiques, ainsi que les personnes souffrant d'insuffisance rénale et de maladies inflammatoires, rhumatismales, hépatiques et endocriniennes.

2. Comment la masse musculaire est-elle évaluée chez les personnes âgées?

Il est analysé par des examens cliniques et physiques, ainsi que par des tests de vitesse de marche, d'équilibre, de levage d'une chaise et de montée d'escaliers, entre autres.

3. Quels aspects augmentent le risque de fractures?

Les chances augmentent si le corps ne consomme pas assez de calcium et de vitamine D ou si l'organisme ne les absorbe pas correctement. Les risques augmentent également avec les années et avec la consommation d'alcool, le tabagisme, le manque d'exercice et de poids corporel, la malnutrition, certains médicaments tels que la prednisone et la cortisone et les troubles de l'alimentation.

4. Quelles sont les conséquences des fractures dues à l'ostéoporose?

Ces fractures ont une prévalence élevée chez les personnes âgées et augmentent le risque de décès par maladie, entraînent une perte d'autonomie, une dégradation de la qualité de la vie et un coût élevé en ressources.

En outre, une fracture due à l'ostéoporose augmente les risques d'en subir une autre au cours de la prochaine année, en particulier de la hanche.

5. Quelle est l'importance de la vitamine D dans la prévention de l'ostéoporose?

La vitamine D améliore la fonction musculaire et prévient le risque de nouvelles chutes et fractures.

6. Quelles sont les causes de votre déficit chez les personnes âgées?

Chez les personnes âgées cela peut être causé par une pigmentation et vieillissement de la peau, car après 60 ans diminue à 70 pour cent de la production de vitamine D. T LSO peut être due à une faible consommation, le syndrome de malabsorption , maladie cœliaque, pancréatite chronique, gastrectomie, anticonvulsivants et glucocorticoïdes.

7. Quel est le traitement de l'ostéoporose chez les personnes âgées?

Dans un premier temps, il est recommandé de maintenir des habitudes de vie saines, telles qu'une alimentation équilibrée riche en calcium et des exercices quotidiens, tout en contrôlant les mouvements afin d'éviter les chocs et les chutes. En outre, il est conseillé d'éviter le tabac et la consommation excessive d'alcool.

D'autre part, les personnes âgées peuvent avoir besoin de suppléments de calcium et de vitamine D et de médicaments pour renforcer les os. Parmi ces derniers figurent les bisphosphonates, les modulateurs des récepteurs aux œstrogènes et aux œstrogènes, qui empêchent la perte osseuse. En revanche, la tériparatide stimule la formation de nouveaux tissus.

S'il y a un problème endocrinien, hépatique ou autre qui cause l'ostéoporose, il faut également le traiter.

8. Quelle est l'importance de la prévention des chutes chez les personnes âgées?

La prévention est essentielle. On estime que 35 % des personnes âgées chutent chaque année, ce qui engendre un engourdissement des articulations, une fragilité, une perte d'autonomie et de meilleures chances de se retrouver dans un asile.

9. Quels facteurs augmentent le risque de chute?

Les facteurs qui augmentent les risques sont la faiblesse musculaire, les antécédents de chutes, les troubles de la démarche, l'instabilité, les problèmes visuels ou cognitifs, la dépression, l'utilisation de certains médicaments et l'âge de plus de 80 ans.

10. Quelles mesures préventives peuvent être prises pour prévenir les chutes?

En cas de risque, il est important d'apporter des modifications de sécurité à domicile, en éliminant les obstacles éventuels et en améliorant l'éclairage des environnements; et porter des chaussures appropriées. Faites de l'exercice en toute sécurité, mangez sainement, évitez le tabac et l'alcool, dormez bien et consommez une quantité suffisante de vitamine D.

D'autre part, la polypharmacie et l'utilisation de médicaments psychotropes devraient être réduites et des protecteurs de la hanche devraient être utilisés.

Chapitre 177 . L'obésité chez les personnes âgées

L'obésité est un trouble croissant, présent à tout âge, qui provoque de graves problèmes de santé. Chez les adultes plus âgés, l'excès de graisse corporelle réduit la fonction physique et peut les affaiblir et les fragiliser, en plus d'accroître le risque de maladie et de décès prématuré.

On estime que l'espérance de vie chez les personnes atteintes de ce trouble est comprise entre 8 et 13 ans, par rapport à celles dont le poids est normal. Dans la plupart des cas, l'obésité chez les personnes âgées est davantage due à une diminution de l'activité physique qu'à une augmentation de la quantité de calories consommées.

Pour en savoir plus sur ce sujet, nous interrogeons le Dr Mario Vega Carbó, spécialiste en endocrinologie et en médecine familiale avec plus de 20 ans d'expérience.

Docteur Mario,

1. Comment l'obésité survient-elle chez les personnes âgées?

Parmi les personnes âgées obèses se trouvent ceux qui étaient également jeunes et ont survécu, et ceux qui ont développé ce trouble à l'âge adulte. Dans la vieillesse, certains changements dans le métabolisme et la composition corporelle favorisent la prise de poids. Par exemple, les personnes âgées ont moins de capacité à oxyder les graisses et à faire moins d'activité physique, ce qui facilite l'accumulation de graisse.

Le mode de vie sédentaire rend les personnes âgées plus vulnérables à cette pathologie.

2. Quels problèmes ce trouble provoque-t-il chez les personnes âgées?

L'obésité entraîne une augmentation des maladies cardiovasculaires, en particulier des maladies cardiaques et des accidents vasculaires cérébraux, ainsi qu'une détérioration de la fonction cognitive. Cela augmente également les risques de problèmes respiratoires; hypertension; Le diabète; troubles musculo-squelettiques, en particulier l'arthrose; et certains types de cancer, tels que les cancers du sein et du côlon.

D'autre part, il peut causer de l'ostéoporose et une perte progressive de masse musculaire et de puissance, ainsi que des problèmes d'œdème veineux, lymphatique et cutané. Les conséquences de l'obésité deviennent plus graves avec l'âge.

3. Comment cela les affecte-t-il au quotidien?

L'obésité peut leur causer des problèmes de mobilité et de tâches quotidiennes. De plus, les personnes âgées ont tendance à se fatiguer plus vite et peuvent se sentir essoufflées.

D'autre part, ce trouble peut générer un isolement social, une faible estime de soi et une dépression.

4. Quel est le traitement de l'obésité chez les personnes âgées?

La thérapie consiste principalement en une alimentation appropriée et en un exercice physique. Le régime alimentaire doit être riche en vitamines, minéraux, protéines et fibres, avec un accent particulier sur la variété. Au contraire, les graisses saturées, les graisses trans, le cholestérol, le sel et les sucres raffinés doivent être évités.

Quant à l'exercice, il doit être progressif et effectué en toute sécurité. Il est important qu'ils atteignent au moins 150 minutes d'activité au cours de la semaine et puissent la diviser en sessions de 10 minutes, plusieurs fois par jour.

D'autre part, il n'est pas prouvé que les médicaments pour traiter l'obésité, tels que l'orlistat et la sibutramine, soient sans danger pour les personnes âgées. En ce qui concerne la chirurgie bariatrique, elle n'est pas recommandée chez les personnes de plus de 65 ans.

5. Quels autres aspects faut-il prendre en compte dans le cas des personnes âgées?

Chez les personnes âgées, une perte de poids excessive peut être dangereuse et entraîner une détérioration de la santé lorsque le corps ne reçoit pas les nutriments dont il a besoin pour fonctionner.

Une mauvaise alimentation affaiblit le système immunitaire et augmente le risque d'infections. et engendre la perte de masse musculaire et osseuse, augmentant les risques de chutes et de fractures. Par conséquent, la diminution de la quantité de calories consommées doit être effectuée après un régime équilibré.

Chapitre 178 . Diabète chez les adultes plus âgés

On estime qu'entre 20 et 25% des personnes de plus de 65 ans sont atteintes de diabète et ce pourcentage devrait augmenter au cours des prochaines décennies. Cette affection chronique réduit la possibilité d'un vieillissement en douceur en diminuant la capacité fonctionnelle de la personne et en augmentant les risques d'hypertension, de maladie coronarienne et d'accident vasculaire cérébral.

Par ailleurs, ces patients sont également plus susceptibles de souffrir de polypharmacie, de troubles cognitifs, de dépression, d'incontinence urinaire et de chutes.

Pour en savoir plus sur ce sujet, nous interrogeons Mario Ve ga Carbó, endocrinologue et maître en longévité satisfaisante avec plus de 20 ans d'expérience.

Docteur Mario,

1. Comment l'approche du diabète change-t-elle chez les personnes âgées?

Dans ces cas, le traitement est beaucoup plus complexe car il nécessite l'évaluation des aspects physique, mental, fonctionnel, familial, social et du bien-être. Il est très important d'être attentif aux complications susceptibles d'altérer la capacité de mouvement de la personne, telles que les troubles visuels et les membres inférieurs, et d'accélérer les troubles cognitifs.

2. Pourquoi les personnes âgées ont-elles plus de risques de souffrir de cette maladie?

Ceci est dû à un effet combiné d'augmentation de la résistance à l'insuline et d'une réduction de la fonction pancréatique endocrine. La diminution de la sensibilité à l'action de l'insuline est probablement une conséquence de l'augmentation du tissu adipeux et de la diminution de la masse musculaire, qui sont associées à une mauvaise alimentation et à une activité physique modérée due à l'âge.

3. Comment le diabète est-il détecté chez les personnes âgées?

Les patients peuvent montrer une augmentation de la faim, de la soif et du besoin d'uriner; les infections; nausée guérison et maux de tête inadéquats.

E n la maladie des personnes âgées peuvent également se produire comme l' incontinence urinaire atypiquement et polyurie hyperglycémie; et chutes associées à une neuropathie, à des altérations cognitives ou comportementales.

Par conséquent, pour le diagnostic, il est nécessaire de réaliser une évaluation complète qui mesure et analyse la fonctionnalité, la fragilité et la sarcopénie, la dépression, les troubles cognitifs, les comorbités, le soutien socioéconomique, le statut nutritionnel, les complications vasculaires, les antécédents d'hypoglycémie et d'altérations neurosensorielles.

4. Comment le diabète affecte-t-il les problèmes typiques de la vieillesse?

Les complications associées au diabète peuvent accélérer la détérioration de la mobilité, générant instabilité, troubles de la marche, chutes et fractures. En outre, les personnes âgées atteintes de cette maladie peuvent présenter plus de risques de polypharmacie, de faiblesse musculaire, d'accident vasculaire cérébral, de neuropathie motrice et sensorielle, de mauvais contrôle de la glycémie, d'hypoglycémie, d'hypotension orthostatique et de troubles de la vision.

D'autre part, le diabète est lié à des modifications du cortex cérébral des personnes âgées, pouvant générer une plus grande lenteur mentale et motrice et une déficience cognitive croissante.

Il accélère également le processus de vieillissement général, entraînant l'apparition d'incontinence urinaire, de sarcopénie et d'une fragilité accrue, qui stimulent en même temps la manifestation du diabète, provoquant ainsi un cercle vicieux.

5. Quel est le traitement du diabète chez les personnes âgées?

Lors de l'évaluation d'une thérapie pour une personne âgée, certains facteurs doivent être pris en compte, tels que leur capacité cognitive et de prise en charge de soi, la présence d'autres maladies, leur vulnérabilité à l'hypoglycémie et leur espérance de vie.

Dans les cas où l'aîné conserve ses capacités cognitives et fonctionnelles intactes, avec une survie attendue significative, il doit être traité de la même manière qu'un jeune.

Sinon, la thérapie devrait être plus détendue et viser les soins familiaux, en mettant un accent particulier sur la sécurité et en évitant les épisodes d'hyperglycémie symptomatique.

Enfin, chez les personnes en fin de vie, le traitement doit viser à calmer la douleur, à éviter la déshydratation et l'hypoglycémie.

En ce qui concerne l'utilisation des médicaments, il est recommandé d'être prudent avec ceux qui génèrent une hypoglycémie, une intolérance digestive et une perte de poids. Il est également conseillé d'opter pour un schéma thérapeutique simple, en évitant la polypharmacie et en évaluant les interactions.

6. Quels autres aspects faut-il prendre en compte pendant la maladie?

Étant donné que la consommation excessive de nourriture et le style de vie sédentaire augmentent les risques, vous devez également suivre un régime alimentaire particulier et adapter votre mode de vie.

En ce sens, le régime alimentaire devrait être riche en vitamines, minéraux, protéines et fibres, avec un accent particulier sur la variété. Au contraire, les graisses saturées, les graisses trans, le cholestérol, le sel et les sucres raffinés doivent être évités.

Quant à l'exercice, il doit être progressif et effectué en toute sécurité. L'activité physique est essentielle pour préserver la masse musculaire et maintenir la force et l'équilibre. En outre, il contribue au contrôle glycémique, améliore la mobilité et prévient les chutes.

Enfin, la consommation de quantités adéquates de liquides doit être encouragée pour éviter la déshydratation.

Chapitre 1 79 . Neuropathie périphérique et engourdissement des mains et des pieds

La neuropathie périphérique est une affection dans laquelle les nerfs périphériques, responsables de la jonction du cerveau et de la moelle épinière avec le reste du corps, ne fonctionnent pas correctement.

Cela peut être dû à des lésions d'un ou plusieurs nerfs, que ce soit pour des raisons héréditaires, d'étirement, de pression ou à la suite d'autres maladies. La neuropathie est assez courante et peut être légère ou grave, selon l'ampleur de la blessure.

Il provoque généralement des engourdissements, des picotements, des brûlures ou des douleurs, principalement au niveau des mains et des pieds, bien que cela puisse se produire n'importe où dans le corps.

Pour en savoir plus sur ce sujet, nous interrogeons Mario Vega Carbó, spécialiste en endocrinologie et en médecine familiale comptant plus de 20 ans d'expérience.

Docteur Mario,

1. Quelles maladies peuvent causer une neuropathie périphérique?

Les nerfs périphériques sont fragiles et facilement blessés. La cause la plus courante est le diabète, en raison des taux élevés de sucre dans le sang qui les endommagent. D'autres maladies pouvant le causer sont auto-immunes, telles que les syndromes de Sjögren et de Guillain-Barré; des infections telles que le VIH, l'herpès ou l'hépatite C; carences de certaines vitamines; une intoxication; les tumeurs; problèmes métaboliques, rénaux ou hépatiques; et des troubles de la moelle épinière.

2. Sinon, des lésions neurologiques peuvent-elles survenir?

Les nerfs peuvent être endommagés dans un accident ou en faisant du sport. Également en raison d'une consommation excessive d'alcool, de l'utilisation de certains médicaments ou de l'exposition à des températures froides ou de certaines toxines.

Les autres causes courantes sont la pression excessive, comme dans le cas du syndrome du canal carpien, et les neuropathies héréditaires.

3. Quels sont les principaux symptômes de cette maladie?

Les signes dépendront du nerf endommagé et de la gravité de la blessure. Les plus fréquents sont des picotements et des engourdissements, une douleur accrue ou un engourdissement, une perte de la capacité à détecter les changements de température, un manque de coordination et d'équilibre, une faiblesse, des spasmes et des crampes musculaires, une infection et des ulcères des pieds et des jambes.

Par ailleurs, la neuropathie périphérique peut provoquer une transpiration excessive, des problèmes d'ingestion et de digestion des aliments, des brûlures d'estomac, des vertiges, des vertiges, des évanouissements et une modification de la pression artérielle.

En outre, comme dans tout état de douleur chronique, la dépression, l'anxiété et les problèmes de sommeil associés sont fréquents.

4. Comment est-il diagnostiqué?

Compte tenu de leurs symptômes, les antécédents du patient seront analysés et une série de tests neurologiques sera effectuée pour déterminer le degré de lésion nerveuse. Cela peut comprendre des analyses de sang et de liquide céphalo-rachidien, des électromyographes pour vérifier l'activité musculaire et des études de conduction nerveuse pour voir comment les signaux circulent dans le corps. Il est également possible d'effectuer une biopsie nerveuse et cutanée.

5. Quel est le traitement?

La première chose à faire est de s'attaquer à la cause sous-jacente des dommages neurologiques et de soulager ses symptômes. Par exemple, si la neuropathie est une conséquence du diabète, le taux de sucre dans le sang doit être contrôlé. Si cela est dû à la consommation d'alcool ou à l'utilisation d'un certain médicament, il convient de les éviter. Si la cause est une infection, une maladie auto-immune ou une déficience hormonale, ils doivent être traités.

Si un nerf est soumis à une pression, une intervention chirurgicale peut être nécessaire pour le retirer. Pendant ce temps, pour la faiblesse musculaire, il est possible d'améliorer les mouvements avec la physiothérapie.

D'autre part, une stimulation nerveuse électrique transcutanée ou un échange plasmatique et une immunoglobuline intraveineuse peuvent également être réalisés pour améliorer certaines infections. Quant à la douleur, si elle est légère, elle peut être traitée avec des analgésiques, tels que des anti-inflammatoires non stéroïdiens, et des anticonvulsivants. En outre, certains antidépresseurs sont également efficaces pour réduire l'inconfort.

Si la douleur est sévère, un spécialiste devrait être consulté. P ueden être attelles nécessaires pour les mains ou les pieds, une canne ou un fauteuil roulant. Cependant, un traitement rapide peut prévenir des dommages permanents. En contrôlant généralement la cause, les blessures s'améliorent.

6. Que peut-on faire de plus pour améliorer les prévisions?

Mener une vie saine, faire de l'exercice, boire beaucoup de liquide et bien manger peut aider à réduire les effets de la neuropathie. Il est également recommandé de corriger les carences en vitamines, d'éviter l'alcool et d'arrêter de fumer, car la cigarette peut aggraver les symptômes.

D'autre part, certains patients se sentent également soulagés par la pratique de médecines alternatives, telles que l'acupuncture et l'utilisation de certaines herbes.

Chapitre 180 . Démences réversibles

La démence est un syndrome caractérisé par une déficience cognitive qui affecte la mémoire, la capacité de penser, la langue, le développement social et le comportement. Parfois, vos symptômes peuvent être résolus avec un traitement approprié, en récupérant le niveau intellectuel précédent. Dans d'autres, une amélioration partielle peut être obtenue ou sa progression stoppée.

Certaines conditions potentiellement réversibles sont la dépression, les effets indésirables liés à la drogue ou à l'alcool, l'hydrocéphalie à pression normale, des lésions cérébrales ou des tumeurs, l'hypothyroïdie et une carence en vitamine B12.

Aussi, les cas dans lesquels la maladie est causée par certains médicaments et celui ayant une origine métabolique lié aux niveaux de sucre, de calcium et de sodium dans le sang.

La démence survient généralement chez les personnes de plus de 60 ans, de sorte que les risques augmentent avec l'âge.

Pour parler de ce sujet, nous interrogeons Mario Vega Carbó, endocrinologue et maître en longévité satisfaisante avec plus de 20 ans d'expérience.

Docteur Mario,

1. Dans quels cas la démence est-elle réversible et dans quels cas non?

Lorsque les changements qui se produisent dans le cerveau sont dégénératifs et progressifs, ils ne peuvent généralement pas être inversés. C'est le cas de maladies telles que la maladie d'Alzheimer, la démence vasculaire et les corps de Lewy, la maladie de Huntington et la maladie de Parkinson, entre autres.

Au contraire, quand il est une conséquence d'infections et de troubles immunitaires, de problèmes métaboliques et d'anomalies endocriniennes, de carences nutritionnelles, de réactions aux médicaments, d'hématomes sous-duraux, d'intoxication, d'hypoxie, de tumeurs au cerveau, d'hydrocéphalie à pression normale ou de maladies psychiatriques, il peut être traité. guéri

2. Comment la démence est-elle détectée?

En général, pour effectuer un diagnostic, un examen physique complet et des tests cognitifs et neuropsychologiques sont effectués pour évaluer la mémoire, le raisonnement, le langage, les mouvements, les sens et l'attention, entre autres facteurs.

Un scanner ou une IRM du cerveau, des analyses de sang et d'urine permettant de détecter des problèmes physiques, ainsi qu'un examen psychiatrique peuvent également être nécessaires.

3. Comment cette maladie peut-elle être évitée?

Certains facteurs ne sont pas gérables, tels que le vieillissement et les antécédents familiaux. Cependant, il est possible de contribuer à la prévention de la démence en évitant la consommation abusive d'alcool et de drogues, en contrôlant les maladies cardiovasculaires et endocriniennes, en évitant de fumer et en traitant la dépression et l'apnée du sommeil.

Aussi bien manger, prendre suffisamment de vitamine D, garder l'esprit actif et faire de l'exercice régulièrement.

4. Quel type de drogues et de drogues peuvent causer la démence?

Certains médicaments liés à ce trouble sont les benzodiazépines, les anticholinergiques, les antidépresseurs tricycliques, les neuroleptiques, les antiépileptiques, les antirythmiques, les antihistaminiques, les stéroïdes et les antiparkinsoniens. L polypharmacie peut augmenter le risque de déficience cognitive.

5. Dans quels cas la démence peut-elle être due à des troubles métaboliques et endocriniens?

Des maladies telles que l'hypothyroïdie, le diabète, l'hyponatrémie, l'hypoglycémie, l'hypopituitarisme et l'hyperparathyroïdie peuvent entraîner des manifestations neurologiques liées à la démence.

La désorientation, l'apathie, la dépression, la lenteur de la pensée, la difficulté à résoudre les problèmes, les problèmes de mémoire, les hallucinations, les états catatoniques et les convulsions sont des symptômes possibles associés à ces troubles .

6. Comment traite-t-on la démence?

La thérapie dépendra de ce qui en est la cause. Un traitement aux antidépresseurs peut améliorer vos symptômes. Dans les cas où la démence résulte d'une autre maladie ou d'un autre trouble, lorsque ses signes sont contrôlés, ils peuvent disparaître ou s'arrêter.

Chapitre 181 . Hypothyroïdie chez les personnes âgées

L'hypothyroïdie est une affection dans laquelle la thyroïde ne produit pas suffisamment d'hormone thyroïdienne. On estime qu'entre 5 et 7% des personnes de plus de 65 ans en souffrent, ce qui est un peu plus fréquent chez les femmes.

La cause la plus courante chez les personnes âgées est la maladie de Hashimoto ou thyroïdite auto-immune. Cela peut également être le résultat d'opérations antérieures sur des glandes, de la radiothérapie et de traitements à l'iode radioactif.

Ses manifestations cliniques chez les personnes âgées sont généralement très variées et, dans certains cas, différentes de celles des jeunes, ce qui rend parfois le diagnostic difficile. En général, l'hypothyroïdie chez les personnes âgées est accompagnée de dépression, la raison pour laquelle cela se produit n'est pas tout à fait claire.

Pour parler de ce sujet, nous avons interviewé le Dr Mario Vega Carbó, spécialiste en endocrinologie et médecine de famille, endocrinologue au centre médical de Santa Fe et au bureau Vega & Vado.

Docteur Mario,

1. Quels sont les symptômes les plus fréquents de l'hypothyroïdie chez les personnes âgées?

Les signes les plus courants chez les personnes âgées sont la fatigue et la faiblesse, bien qu'un large éventail de manifestations puisse apparaître. Certains d'entre eux sont l'intolérance à la chaleur, douleur, nausée, constipation, difficulté à avaler, diminution de la libido, troubles de la marche, dysfonctionnement sexuel, perte de cheveux, raideur articulaire et voix grave.

Aussi changements de personnalité, perte de mémoire, irritabilité, psychose et dépression.

2. En quoi sont-ils différents de ceux présentés par les jeunes?

En comparaison, les personnes âgées prennent moins de poids, ont moins de crampes musculaires, d'intolérance au froid et de paresthésies.

3. Comment cette maladie est-elle détectée chez les personnes âgées?

En raison de la diversité des symptômes, le diagnostic d'hypothyroïdie chez les personnes âgées est souvent compliqué. Faiblesse, fatigue, constipation, troubles de la marche, dépression et perte de mémoire sont souvent confondus avec d'autres maladies.

4. Quelles conséquences l'hypothyroïdie peut-elle entraîner chez les personnes âgées?

Cette affection peut entraîner des problèmes cardiaques, une neuropathie périphérique, une dépression et une infertilité. Toujours chez les personnes âgées, Comme Mixedematous, une complication grave de l'hypothyroïdisme met la vie du patient en danger.

Elle peut être provoquée par une situation stressante, telle qu'une septicémie, des intoxications, des médicaments ou des températures extrêmes. Ses symptômes sont une intolérance intense au froid et à la somnolence, suivie d'une profonde léthargie et d'une perte de conscience.

5. Comment se passe le traitement de l'hypothyroïdie chez les personnes âgées?

La lévothyroxine est également recommandée chez les personnes âgées. Les doses utilisées sont généralement plus faibles que chez les patients jeunes, en raison d'une dégradation moindre.

Il est important de réguler et de contrôler les niveaux prescrits, car un surdosage peut aggraver les maladies cardiaques, l'anxiété et l'ostéoporose.

Chapitre 182 . Hyperthyroïdie chez les personnes âgées

L'hyperthyroïdie est une affection dans laquelle la thyroïde produit trop d'hormones thyroïdiennes. Ce trouble est rare chez les personnes âgées, étant plus fréquent chez les femmes que chez les hommes.

Les causes qui en sont la cause chez les personnes âgées sont similaires à celles des jeunes, bien que chez les personnes âgées, le goitre multinodulaire toxique soit plus répandu que la maladie de Basedow. De plus, dans ce groupe d'âge, il est également courant de consommer de grandes quantités d'hormones thyroïdiennes synthétiques, qui peuvent résulter d'une erreur d'approvisionnement, d'une indication insuffisante ou de la confusion du patient.

Une autre cause possible d'hyperthyroïdie chez les personnes âgées est l'inflammation de la glande causée par des infections virales, un adénome hyperactif et une consommation exagérée d'iode.

Pour parler de ce sujet, nous interrogeons le Dr Mario Vega Carbó, spécialiste en endocrinologie et médecine familiale, responsable du bureau Vega & Vado.

Docteur Mario,

1. Quels sont les symptômes les plus courants d'hyperthyroïdie chez les personnes âgées?

Chez une bonne partie des personnes âgées, les signes de cette maladie sont généralement vagues et moins précis que chez les jeunes. Ils présentent des taux de fatigue, faiblesse, nervosité, transpiration, intolérance à la chaleur, augmentation de l'appétit et des diarrhées plus faibles.

Au contraire, la confusion mentale et les manifestations cardiaques telles que les arythmies, l'insuffisance cardiaque congestive et l'angine de poitrine sont plus courantes chez les personnes âgées.

2. Quels problèmes votre diagnostic présente-t-il chez les personnes âgées?

En tant que symptôme le plus diffus, son diagnostic est souvent confondu avec d'autres affections médicales, telles que des maladies cardiaques, la démence ou des problèmes gastro-intestinaux, ou avec les changements de la vieillesse.

3. Quelles conséquences l'hyperthyroïdie peut-elle avoir sur les personnes âgées?

Chez les personnes âgées, cette maladie peut causer des problèmes cardiaques et de l'ostéoporose. E 1 excès d'hormones thyroïdiennes génère un faible niveau d'hormone stimulant la thyroïde, ce qui augmente les risques de défibrillation auriculaire, les fractures de la hanche et des problèmes neuropsychiatriques.

D'autre part, il peut également provoquer une tempête thyroïdienne , une augmentation aiguë des symptômes d'hyperthyroïdie mettant en danger le fonctionnement des organes et la vie du patient. Il peut être déclenché par une situation de stress, d'infections systémiques, de chirurgie, d'induction d'anesthésie et de septicémie, et peut entraîner une forte fièvre, un délire, une hypotension, une diarrhée, une tachycardie, un choc et la mort.

4. Comment cette maladie est-elle traitée chez les personnes âgées?

Le traitement dépendra de la cause de l'hyperthyroïdie, de la gravité de ses symptômes et de l'état de santé général du patient. Chez les personnes âgées, il est conseillé de traiter les patients atteints de la maladie de Graves et du goitre multinodulaire toxique avec de l'iode radioactif plutôt qu'avec des médicaments antithyroïdiens.

Par contre, si le goitre provoque une compression, la chirurgie est recommandée. Dans le reste des cas, le méthimazole peut être associé à des bêta-bloquants, qui aident à améliorer les troubles du rythme cardiaque, les tremblements et l'anxiété.

Chapitre 183 . Cancer de la thyroïde chez les personnes âgées

Le cancer de la thyroïde est une maladie dont l'incidence a augmenté ces dernières années chez les personnes âgées. On estime que 90 % des femmes de plus de 60 ans et 60 % des hommes de plus de 80 ans ont des nodules thyroïdiens. Bien que plus fréquente chez les femmes, la probabilité de cancer est plus élevée chez les hommes.

Au sein de ce groupe, son évolution est généralement lente et ses symptômes sont rares, souvent confondus avec des changements spécifiques à l'âge.

Pour en savoir plus sur ce sujet, nous interrogeons Mario Vega Carbó, spécialiste en endocrinologie avec plus de 20 ans d'expérience.

Docteur Mario,

1. Quels sont les symptômes du cancer de la thyroïde?

Vos signes peuvent varier en fonction du type de cancer. Parmi les plus courantes, citons: gonflement ou gonflement du cou, toux, difficulté à avaler, élargissement de la glande thyroïde, modification de la voix avec enrouement accru, maux de gorge, problèmes de respiration et ganglions lymphatiques enflés.

2. Quels sont les types de cancer de la thyroïde les plus courants chez les personnes âgées?

Le plus fréquent est le carcinome papillaire. Bien qu'il soit généralement bénin, il est généralement plus agressif chez les personnes âgées. Par contre, le folliculaire est plus fréquent chez les personnes âgées et augmente les risques de métastases.

Anaplastic, quant à lui, est un type de cancer rare, mais sa fréquence augmente après 60 ans. Il est envahissant et se développe très rapidement.

Enfin, les cancers de la colonne vertébrale et les lymphomes thyroïdiens sont moins fréquents, mais la plupart apparaissent au cours de la vieillesse.

3. Quel est votre traitement?

Le traitement dépend du type de cancer de la thyroïde. Avant un carcinome papillaire, la chirurgie consiste généralement à retirer la totalité ou la quasi-totalité de la glande. Ensuite , le traitement à l'iode radioactif est poursuivi pour réduire le risque de récidive et, après l'opération, l'hormone thyroïdienne synthétique doit être prise à vie.

L'iode radioactif est le traitement choisi pour les métastases distantes contre le cancer folliculaire. Si la tumeur ne se concentre pas correctement, le rayonnement externe doit être évalué.

En cas de carcinome anaplasique, la radiothérapie et la chimiothérapie doivent être incluses, en plus de la chirurgie radicale du cou. P ara chirurgie de carcinome médullaire est recommandé, alors que pour est conseillé radiothérapie et la chimiothérapie externe lymphome de la thyroïde.

4. Quelles autres complications cette maladie peut-elle entraîner?

Cette condition peut provoquer des lésions du larynx, des lésions des cordes vocales et un enrouement après une intervention chirurgicale, de faibles niveaux de calcium en raison du retrait accidentel des glandes parathyroïdes et la propagation du cancer vers d'autres parties du corps.

Chapitre 184 . Myélome multiple et ses troubles

Le myélome multiple est un cancer du sang qui commence dans les cellules plasmatiques de la moelle osseuse. Ces cellules font partie du système immunitaire et sont responsables de la sécrétion de grandes quantités d'anticorps pour lutter contre les infections et autres maladies.

Lorsque cette condition est générée, les cellules cancéreuses se développent rapidement et forment des tumeurs dans les zones d'os solides, les fragilisant. Ils remplacent également les cellules saines et produisent des protéines anormales pouvant entraîner différents types de complications dans le corps.

Pour en savoir plus sur ce sujet, nous interrogeons Mario Vega Carbó, spécialiste en endocrinologie et médecine de famille avec plus de 20 ans d'expérience.

Docteur Mario,

1. Pourquoi le myélome multiple se produit-il et qui est-il affecté?

La cause de cette maladie est inconnue, mais il est connu que le traitement par radiothérapie et l'exposition à des toxines industrielles ou agricoles peuvent augmenter le risque d'en souffrir. En général, il touche les adultes de plus de 60 ans et est plus fréquent chez les hommes. Ceux qui ont des antécédents familiaux avec cette maladie ont également plus de prédisposition à en souffrir.

2. Quels sont ses principaux signes?

Les cellules cancéreuses du myélome, lorsqu'elles se multiplient, déplacent les globules blancs et rouges sains. Cela provoque chez le patient une sensation de fatigue et d'essoufflement, un risque accru d'infection et des saignements anormaux.

La maladie peut également causer des douleurs osseuses, principalement au niveau de la colonne vertébrale, de la hanche et du thorax; nausée constipation, perte d'appétit; amincissement et soif excessive.

D'autre part, lorsque les os sont affaiblis, les risques de fractures et d'engourdissement des jambes sont plus grands.

3. Comment le myélome multiple est-il détecté?

Face à ses symptômes, un examen physique et des analyses de sang et d'urine sont généralement effectués. Parmi d'autres aspects, les taux d'albumine, de calcium et de protéines totales sont analysés et des tests de la fonction rénale sont effectués.

Par contre, la radiographie des os peut indiquer s'il ya des problèmes osseux.

En cas de suspicion de myélome multiple, une biopsie de la moelle osseuse sera réalisée et, si elle est confirmée, d'autres tests seront effectués pour déterminer s'il s'est propagé.

4. Quel est votre traitement?

Le traitement dépendra du degré de progression de la maladie. Dans certains cas, il se développe lentement et prend des années pour présenter les symptômes. Si tel est le cas, il n'est pas nécessaire d'engager une procédure, mais simplement d'effectuer des contrôles permanents.

S'il y a déjà des signes, le traitement cherchera à soulager la douleur, à contrôler les complications de la maladie et à en ralentir la progression. Certains médicaments ciblés combattent les cellules de myélome et leurs actions et améliorent le système immunitaire. D'autre part, pour atténuer l'inconfort osseux ou réduire la tumeur, une radiothérapie et une chimiothérapie combinées à des stéroïdes peuvent être utilisées.

Chez les patients relativement jeunes présentant un état de santé adéquat, une greffe de moelle osseuse peut être réalisée, avec des cellules souches propres ou de cellules tierces. Le traitement implique généralement une combinaison de toutes ces procédures.

5. Quel est le pronostic de ce traitement?

Leurs résultats dépendront de l'âge du patient et du stade de la maladie. Dans certains cas, il progresse très rapidement et dans d'autres, il faut des années pour apparaître.

6. Quelles autres complications cette maladie peut-elle apporter?

Cette maladie interfère avec le fonctionnement normal de la moelle osseuse, du système immunitaire et des mécanismes de renouvellement osseux. C'est pourquoi il peut provoquer une anémie, un risque accru d'infections, davantage de problèmes osseux et une insuffisance rénale.

D'autres complications liées au myélome multiple sont des doses élevées de calcium dans le sang et une perte de mobilité due à la pression tumorale sur la moelle épinière.

Son traitement envisage également le traitement de ces symptômes.

7. Quels autres aspects faut-il prendre en compte pour faire face au myélome multiple?

En raison du stress et des préoccupations que cette maladie peut causer, un soutien psychologique et la participation à des groupes thérapeutiques avec des personnes atteintes de la même maladie sont recommandés.

Chapitre 185 . La pratique de l'exercice chez les personnes âgées

Une alimentation adéquate et une activité physique régulière sont essentielles pour les personnes âgées afin de prévenir les maladies et de rester en forme.

Les personnes âgées qui effectuent des exercices pour renforcer les muscles, la force et l'équilibre, ont plus d'indépendance et de meilleures maladies chroniques, si elles souffrent.

L'entraînement chez les personnes âgées doit être progressif et effectué en toute sécurité, avec un contrôle pour éviter les coups et les chutes.

Pour en savoir plus sur ce sujet, nous interrogeons Mario Vega Carbó, spécialiste en endocrinologie possédant plus de 20 ans d'expérience professionnelle.

Docteur Mario,

1. Quels sont les principaux avantages de l'exercice physique pour les personnes âgées?

La pratique de l'activité physique contribue à améliorer la santé globale, la qualité de vie et le sommeil. En outre, il permet de maintenir un poids adéquat, collabore à la gestion du stress et réduit les risques de contracter certaines maladies, telles que le diabète de type 2, les problèmes cardiovasculaires, l'obésité, l'ostéoporose, les douleurs articulaires et les cancers du sein et du côlon.

E 1 d'exercice contribue au contrôle de la glycémie, amélioration de la mobilité; prévient les chutes, les troubles mentaux et la dépression; et stimule la capacité fonctionnelle et la vie sociale. Cela aide également à stimuler l'appétit chez les personnes âgées qui ont du mal à manger.

2. A quel âge commence le déclin naturel du corps?

La diminution de la masse musculaire et de la densité osseuse commence généralement vers 50 ans. Cependant, la pratique de l'activité physique contribue à retarder ce déclin naturel.

Dans ce sens, il est recommandé que les adultes plus âgés effectuent des tâches de renforcement musculaire au moins deux fois par semaine, ainsi que des exercices d'aérobic qui leur permettent de rester actifs plus longtemps.

3. Quels sont les avantages de chaque type d'activité?

Les activités d'aérobic ou de résistance, telles que la marche, la course, la danse, la natation ou le cyclisme, augmentent les fréquences cardiaque et respiratoire et renforcent le cœur, les poumons et les vaisseaux sanguins. Ils retardent ou préviennent également de nombreuses maladies courantes chez les personnes âgées.

D'autre part, des exercices de musculation, tels que soulever des poids, aident à renforcer les muscles, tandis que des exercices d'équilibre, tels que descendre et monter des escaliers et du tai-chi, vous permettent d'éviter les chutes.

Enfin, la souplesse, comme le yoga, permet de s'étirer, de rester agile et de garder le corps détendu.

4. Quelle quantité d'activité physique est recommandée pour les personnes âgées?

Il est important que les personnes de plus de 60 ans effectuent au moins 150 minutes d'exercices pendant la semaine, qui peuvent être divisés en sessions de 10 minutes, plusieurs fois par jour. L'objectif est de réaliser au moins 30 minutes d'activités de résistance d'intensité modérée, chaque jour.

5. Qu'advient-il des personnes qui atteignent un âge avancé sans avoir exercé?

Il n'est jamais trop tard pour commencer à faire de l'exercice et, même minime, toute activité physique est préférable à ne rien faire. Il est conseillé aux patients inactifs depuis de nombreuses années de commencer avec un faible effort et d'augmenter progressivement l'intensité. Pour commencer, par exemple, la marche et la natation sont recommandées à un rythme confortable.

6. Les personnes souffrant de problèmes cardiaques, d'arthrite ou d'autres maladies peuvent-elles faire de l'exercice en toute sécurité?

La grande majorité des gens peuvent pratiquer une activité physique contrôlée sans risque. Contrairement à ce que l'on pense, sa pratique peut aider au traitement de ces maladies et d'autres.

Par exemple, les personnes qui ont subi une crise cardiaque courent moins de risques d'en subir une autre si elles font de l'exercice régulièrement.

7. Dans quels cas la pratique de l'activité physique est-elle contre-indiquée chez les personnes âgées?

Les contre-indications pour ce groupe sont similaires à celles des jeunes. Par exemple, chez les patients souffrant de maladies aiguës, telles que symptômes fébriles, douleurs thoraciques, diabète non maîtrisé, hypertension, asthme ou insuffisance cardiaque, il est d'abord nécessaire de résoudre ces situations avant de commencer avec un plan de formation.

De même, en cas de chirurgie, de hernie, de cataracte ou de lésion musculaire ou articulaire, certaines pratiques doivent être évitées jusqu'à ce que le problème soit corrigé. Si vous ressentez des douleurs ou des vertiges pendant l'exercice, il est important d'arrêter la routine jusqu'à ce que vous consultiez votre médecin.

Cependant, il est généralement toujours possible de pratiquer un type d'activité physique de faible intensité qui contribue à améliorer la qualité de vie des patients.

8. Quelles mesures peuvent être prises pour prévenir les blessures?

Comme nous l'avons mentionné précédemment, lors du démarrage d'un programme d'exercices, il est important de commencer lentement, avec un niveau d'effort faible, et d'augmenter progressivement l'intensité au fil du temps.

Il est conseillé d'attendre au moins deux heures avant de commencer les activités, de porter des chaussures et des vêtements appropriés, de s'échauffer avant de commencer la séance d'entraînement, d'étirer et de refroidir à la fin et de boire de l'eau avant, pendant et Après chaque pratique De plus, les mouvements brusques et anormaux doivent toujours être évités.

Enfin, la variété des exercices aide à réduire la monotonie et le risque de blessure.

Épilogue

Dans «Je réponds à 1 500 questions sur les hormones, le métabolisme et la nutrition», le Dr Mario Vega Carbó, spécialiste en endocrinologie, avec plus de 20 ans d'expérience dans le domaine, aborde les principales questions que le public a à propos des diverses maladies et affections que Ils affectent les mécanismes hormonaux complexes qui contrôlent le métabolisme et sont influencés par la nutrition.

Dans ce livre, 185 chapitres sont présentés sous forme de questions et réponses, ce qui offre au lecteur la possibilité de trouver l'explication qu'il recherche concernant une maladie, ses causes, ses symptômes et ses options de traitement.

Il se présente dans une structure de questions liées à des sujets spécifiques, qui sont regroupés ro n en chapitres. À leur tour, les chapitres sur un sujet spécifique (diabète, hypophyse, endocrinologie pédiatrique, par exemple) se sont réunis à des endroits représentant des domaines de connaissance en endocrinologie. pièces connexes ensemble, est organisé ro n dans les sections sur des sujets spécifiques, le métabolisme, l' endocrinologie, la reproduction et le cycle de vie

Dans la première partie du métabolisme , nous clarifions les principaux doutes concernant la diététique, en connaissant les différents types de menus disponibles ainsi que les mythes et les réalités qui les entourent; également présente ro questions de nutrition n où les questions les plus importantes sont discutées par rapport au poids corporel et les écarts. En clôturant cette section, nous avons parlé du diabète, en expliquant, à l'aide de questions simples, en quoi consiste cette maladie, ses symptômes, ses types, ses causes et surtout le traitement et le contrôle correspondants.

La deuxième section, l' endocrinologie , traitait de questions plus spécifiques liées aux maladies endocriniennes complexes. Nous étudions la glande thyroïde, ses maladies, ses causes, ses méthodes de diagnostic et ses traitements. Très lié à cette glande, le métabolisme du calcium, son importance dans le corps et les processus qui le régulent ont été exposés .

Dans cette section ENCO NTRA ro n des questions pour aider à comprendre les maladies qui affectent les glandes surrénales et les syndromes (Addison 's maladie, Cushing est le syndrome); et aussi, il approfondit les questions sur l'hypophyse, qui peut être considéré comme le centre hormonal du corps.

La troisième section explique les problèmes de métabolisme et les hormones liés à la reproduction et au cycle de vie . Des maladies telles que le syndrome des ovaires polykystiques, les troubles de l'identité sexuelle féminine, la stérilité, seront abordées dans un chapitre sur les ovaires. Pour les hommes, des questions sur l'hypogonadisme, les altérations morphologiques des organes sexuels, les traitements hormonaux, seront également développées.

Dans cette dernière section, les sujets de l'endocrinologie sont inclus dans les étapes spéciales de la vie, les questions correspondantes sont clarifiées dans les parties de l'endocrinologie en obstétrique, pédiatrie et gériatrie.

Le livre entier est une synthèse des questions les plus fréquemment posées par la population sur les hormones, le métabolisme et l'endocrinologie.

Nous espérons que le contenu de ces pages vous a plu et que vos doutes ont été clarifiés. Le but est d'offrir un contenu de qualité afin que le public puisse mieux comprendre les maladies endocrinologiques.

Merci d' avoir acheté et lu le livre *"Je réponds à 1 500 questions sur les hormones, le métabolisme et la nutrition"* !

Mario Vega Carbó

M decin Cuba, avec plus de 20 ans d'expérience professionnelle, endocrinologie et spécialiste en médecine familiale.

Il a été reçu en 1994 à l'Institut des sciences médicales de La Havane (ISCMH), puis a poursuivi sa formation en complétant une maîtrise en longévité satisfaisante et en échographie diagnostique, ainsi que différentes spécialisations en enseignement médical supérieur, et a finalement obtenu son diplôme de l'Institut d'endocrinologie.

Sa carrière a débuté au département municipal de la santé de La Lisa, puis à l'école latino-américaine de médecine et à l'institut national d'endocrinologie.De SDE 2014 , il est au service de endocrinologue à la clinique Vega et Vado, à Managua, au Nicaragua.

Il est également professeur de pathophysiologie médicale et amoureux du bien, de la famille et de la nature.

Auteur de plusieurs ouvrages académiques et pédagogiques liés à sa spécialité, disponibles en 10 langues.

Réseaux sociaux:

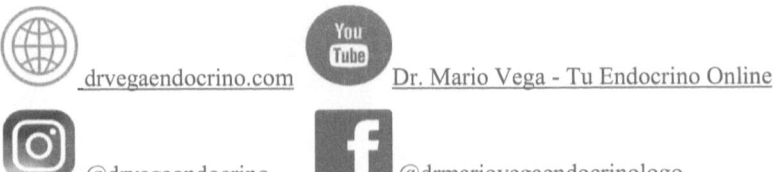

drvegaendocrino.com   Dr. Mario Vega - Tu Endocrino Online

@drvegaendocrino   @drmariovegaendocrinologo

Autres livres de l'auteur

1. Une approche de l'endocrinologie naturelle

2. Alertes au système endocrinien: sauver des vies

3. ABC du Endocrinólog ou à e l non spécialiste

4. Recettes de votre système endocrinien

5. Where hormone queen ... nouvelles

6. Mythes de l'alimentation, vision du logo Endocrine

7. SOS Toxines hormonales, vérités nues

8. La vitamine D: ¿ Une hormone omniprésente?

9. Hormones, exercices et fitness

10. Obésité, diabète, thyroïde et SOPK

Disponible en 10 langues!

Entretien réalisé par :

Mario Enrique Vega Beltran

Étudiant P eriodismo

Université de la Havane

Synopsis

La nutrition, l' obésité, le diabète, l' ostéoporose, une petite taille chez les enfants, le développement sexuel précoce, troubles du cycle menstruel, l' infertilité, le dysfonctionnement érectile, le cholestérol et les triglycérides anormaux, hypothyroïdie, haute pression artérielle, les tumeurs régimes glandulaires, spéciaux ... et bien plus encore!

Dans «Je réponds à 1 500 questions sur les hormones, le métabolisme et la nutrition» , le Dr Mario Vega Carbó explique, dans un langage simple et simple , à tous les publics , les causes des principales maladies endocriniennes, leurs symptômes les plus courants, leurs risques et les options de traitement

En outre, le livre contient des sections spéciales sur les troubles hormonaux les plus importants chez les enfants, les femmes enceintes et les personnes âgées, ainsi qu'un chapitre spécial sur les régimes alimentaires et les conseils nutritionnels pour prévenir et contrôler différentes conditions.

Nous vous invitons à lire ces pages et à entrer dans le monde du système endocrinien et de ses glandes, responsables de la production naturelle d'hormones qui régulent notre corps.

www.ingramcontent.com/pod-product-compliance
Lightning Source LLC
Chambersburg PA
CBHW030942240526
45463CB00016B/1154